全国高等学校本科教材

供医学检验技术专业使用

临床输血检验技术

（第2版）

主　编　龚道元　孙晓春　曾　涛

副主编　桂　嵘　黄远帅　胡志坚　闫海润

　　　　乔凤伶　陈秉宇　李晓非

人民卫生出版社

图书在版编目（CIP）数据

临床输血检验技术 / 龚道元, 孙晓春, 曾涛主编
. —2 版. —北京：人民卫生出版社, 2020
ISBN 978-7-117-29962-6

Ⅰ. ①临…　Ⅱ. ①龚…②孙…③曾…　Ⅲ. ①输血－
血液检查－医学院校－教材　Ⅳ. ①R446.11

中国版本图书馆 CIP 数据核字（2020）第 075362 号

人卫智网	www.ipmph.com	医学教育、学术、考试、健康，
		购书智慧智能综合服务平台
人卫官网	www.pmph.com	人卫官方资讯发布平台

临床输血检验技术
第 2 版

主　　编：龚道元　孙晓春　曾　涛
出版发行：人民卫生出版社（中继线 010-59780011）
地　　址：北京市朝阳区潘家园南里 19 号
邮　　编：100021
E - mail：pmph @ pmph.com
购书热线：010-59787592　010-59787584　010-65264830
印　　刷：北京盛通印刷股份有限公司
经　　销：新华书店
开　　本：889 × 1194　1/16　印张：15
字　　数：465 千字
版　　次：2014 年 7 月第 1 版　2020 年 12 月第 2 版
　　　　　2024 年 7 月第 2 版第 4 次印刷（总第 5 次印刷）
标准书号：ISBN 978-7-117-29962-6
定　　价：76.00 元
打击盗版举报电话：010-59787491　E-mail：WQ @ pmph.com
质量问题联系电话：010-59787234　E-mail：zhiliang @ pmph.com

编　委

主编简介

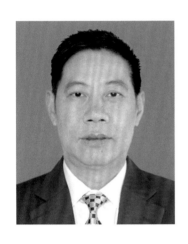

龚道元

  湖南澧县梦溪人，硕士，教授，1985 年毕业于湖南师范大学医学院，1985—1990 年在中南大学湘雅二医院检验科工作，1993 年至今在佛山科学技术学院医学院工作，任检验系主任。主持、参与国家及省级科教研项目 10 余项，发表科教研论文 30 余篇；主编、副主编医学检验本专科全国规划教材 20 多部；2013—2018 连续两届被聘为全国高等职业教育医学检验专业教材建设评审委员会委员；2018 年被华中科技大学出版社聘为全国高等医药院校医学检验本科"十三五"规划教材建设委员会副主任委员；2017—2020 年连续 4 年被聘为"泽众杯"全国医学检验技术专业大学生形态学技能大赛专家组成员。

  在国内率先开设《医学检验导论》课程并主编目前唯一该课程全国规划教材，填补国内空白。创新建立"校 - 院（企）协同，志向趣结合，实施医学检验专业特色拓展方向分类人才"培养模式，设立"形态学检验""体外诊断产业"及"科研与创新"三个特色拓展方向并开设相应特色课程模块，主编相应特色教材。在全国推广使用。

主编简介

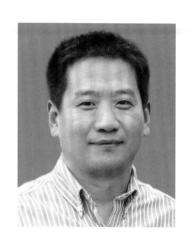

孙晓春

　　江苏沭阳人，博士，教授，硕士生导师。2011年美国德州理工大学高级访问学者。现任江苏大学医学院临床技能中心主任。曾主编检验专业全国教材2部，副主编1部，参编规划教材10余部；是国家精品课程《临床基础检验学技术》和江苏省精品课程《临床血液学检验》的主要建设者之一。2009年获得江苏省教学成果奖一等奖1项，2007年和2011年获得江苏省教学成果奖二等奖各1项。近十余年来一直从事间充质干细胞基础与应用研究、肿瘤的分子诊断和发病机制的相关研究工作。主持或主要参与了9项国家和省部级以上的课题研究工作，先后发表了相关科学研究论文50余篇，其中作为第一作者或通讯作者发表SCI论文15篇，是10余家SCI杂志的特约审稿人。2008年获教育部自然科学奖二等奖1项、2003年和2008年获江苏省科学技术进步奖三等奖各1项。

主编简介

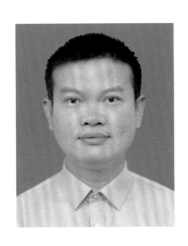

曾涛

　　博士,副教授,副主任技师,硕士生导师,现任广东医科大学附属医院检验科学科带头人,于2018—2020年间曾经担任南方医科大学医学检验系副主任(主持工作)。兼任白求恩精神研究会检验医学分会常务理事、中国医检整合联盟理事、广东省医疗安全协会常务委员等。一直从事医学检验的医、教、研工作,承担国家自然科学基金等科研项目8项,发表研究论文30余篇,获国家发明专利2项,主编或参编检验专业本科教材6部,荣获广州珠江科技新星、广东省教学成果奖一等奖(主要完成人)等。

前　言

　　《临床输血检验技术》是医学检验技术专业的专业课程之一。为了适应我国医学教育改革和发展需要，培养新时代医疗卫生发展需要的医学检验技术人才，5 年前，人民卫生出版社组织全国高校医学检验领域专家编写了《临床输血检验技术》教材，该教材在本课程的教学实践中受到欢迎，反响很好，几经印刷。当今，临床输血工作日益受到重视，2016 年，输血医学已归类为临床医学二级学科，为适应本学科最新发展和医学检验技术专业教学质量的新要求，重新修订了本教材。

　　本教材修订以医学检验技术专业教学质量国家标准为依据，以《血站实验室质量管理规范》《全血及成分血质量要求》《医疗机构临床用血管理办法》及《临床输血技术规范》等文件为指南，结合医学检验技术专业特点、采供血与临床输血的实际，力求反映新时期输血医学发展的现状和趋势，充分体现"三基"（基本理论、基本知识和基本技能），突出"五性"（思想性、科学性、先进性、启发性和实用性），注重基本操作技能培养，力求与临床岗位无缝接轨，达到"教师好教，学生好学"的目的。

　　本教材在吸取国内现有相关本科教材经验的基础上，继承了第 1 版教材优点并加以完善，具有以下特点：

　　1. 增加了配套实验指导教材　理论教材与实验指导的部分内容有交叉，但各有侧重，有机结合，相辅相成。理论教材全面介绍临床输血检验技术的完整内容，尤其是质量保证及管理，而实验指导侧重于详细介绍具体操作步骤及每个操作环节注意事项、生物安全等问题，主要作为学生的实验操作指南。

　　2. 调整了全书章节内容的排序　为了使章节名称及内容更加符合临床实际与知识逻辑顺序，全书分为绪论，红细胞血型系统，红细胞血型及相关项目检验，白细胞抗原系统与检验，血小板血型系统与检验，献血者招募、血液采集与检验，成分血制备与采供血管理，临床输血与输血管理，患者血液管理与自体输血，治疗性血液成分置换术与细胞治疗，输血不良反应，以及免疫性溶血性疾病。

　　3. 力求全书内容全面、系统、知识连贯　全书包含血型系统理论与检验技术、血液采集与检验、成分血制品与供应、临床输血及管理等内容模块，不但涵盖临床上重要的输血前相容性检验项目，还将红细胞血型检验、白细胞血型检验、血小板血型检验、献血者传染病标志物检查、白细胞过滤、血液辐照、血浆灭活等技术，以及采供血机构及管理和输血科管理等有针对性地有机整合到相应内容模块中，达到知识连贯、融为一体。

　　4. 增加或更新了部分内容　本教材根据最新的国际标准修订了红细胞血型系统、血型集合、高频和低频抗原组成及分类等内容，新增了患者血液管理、血液预警等内容，体现了输血医学新进展。相关学科新技术、新进展及经典事件以知识拓展形式展示，还增加了案例分析，以提高学生分析问题和临床思维能力。

　　本书主要供全国高等医学院校医学检验技术专业的本科学生使用,同时也可作为医院检验科、输血科及中心血站检验人员及广大临床工作者的参考书。为了进一步提高本书的质量,以供再版时修改,因而诚恳地希望各位读者、专家提出宝贵意见,我们在此表达深深的谢意。

龚道元　孙晓春　曾　涛

2020 年 4 月

目　录

第一章

绪 论

通过本章学习,你应能回答下列问题:

1. 什么是输血医学？输血医学是哪年批准为临床医学二级学科的？
2. 输血医学研究内容有哪些？
3. 简述输血医学国内外的重大事件。
4. 输血医学未来发展前景有哪些？将面临哪些挑战？

  输血作为临床救治伤病员的重要治疗手段已有近一个多世纪的历史,近 30 多年来,由于与输血相关的学科发展及各种高新技术不断向输血领域渗透使之飞速发展,输血成为临床医学重要分支学科,称之为输血医学(transfusion medicine)。2016 年 7 月 30 日,中国国家标准化委员会批准"临床医学(320)"下设"输血医学(32032)"二级学科,在输血医学下设立基础输血学、献血服务学、输血技术学、临床输血学和输血管理学等三级学科。输血医学是围绕将献血者血液输注给患者进行救治这一中心,进行研究、开发、应用,从而保障临床输血安全、有效的一门学科。输血医学不仅成为一门独立的学科,而且与相关的生物学科、基础医学和临床医学学科,如免疫学、血液学、病毒学、分子生物学、遗传学、细胞生物学、生物医学工程学、低温生物学等学科相互交叉、渗透和融合,输血医学的发展为这些学科的发展提供了新的动力,而这些学科的发展又使输血医学不断开拓新的领域。《临床输血检验技术》这本教材融合基础输血学、输血技术学、临床输血学及输血管理学等内容于一体,是医学检验技术专业一门重要的专业课程。

一、输血医学发展简史

(一)国外输血发展史

  从古代开始,血液的重要性就大众所广为认可,他们认为血液可以维持人的生命,甚至是治疗疾病。国外输血医学发展史上重要的事件包括血液循环系统的发现、动物血输给人、人血输给人、抗凝剂的发现和应用、血型的发现、输血科(血库)的建立、输血器材的应用等,促进了输血医学的发展,其中较为主要的事件见表 1-1。

表 1-1 国外输血医学发展主要事件

时间	主要事件
1492 年	罗马教皇 Innocent 八世口服男童鲜血以试图治疗自己的疾病
15 世纪后期	通过放血试图治疗精神错乱、抑郁和癫狂等
1616—1628 年	英国医学家 Harvey 发现了血液循环系统
1665 年	英国生理学家兼医生 Lower 完成了首例动物间输血试验。将一条放血后濒于死亡的狗静脉与另一条健康狗的动脉用鹅毛管连接起来,受血狗得以恢复活力,这一试验证实输血可以救命
1667 年	法国医生 Denis 将羊血输入一名有病的男孩静脉内,该男孩安然无恙。同年 Denis 为一名梅毒患者输了小牛动脉血后出现严重的输血反应并死亡,此严重事件发展成法律诉讼,最终使得法国与英国议会均下令禁止输血,此后输血研究停滞了 150 多年

时间	主要事件
1818 年	英国妇产科医生 Blundell 首次进行了人 - 人输血。认为以往输血失败的主要原因是患者输入了异种血,提出必须用人的血进行输注。他将健康人的血输给大出血的产妇,一共输了 10 例,尽管仅有 4 例获得成功,其在 1818 年底的伦敦内科学大会上所作的输血报告还是引起了医学界的轰动。目前公认 Blundell 开创了直接输血法,是第一个实施人 - 人输血的先驱者
1900 年	奥地利维也纳大学助教卡尔•兰德斯坦纳(Karl Landsteiner)首先发现人类红细胞 ABO 血型,为此,他获得了 1930 年的诺贝尔奖,并赢得"血型之父"的美誉
1907 年	Ottenberg 开始输血前配合试验,并于 1913 年证实输血前配合试验对于预防输血反应的重要性
1914 年	1890 年,瑞士生理学家发现血液中加入草酸盐或枸橼酸盐可以和钙离子结合而使血液不凝固;1914 年,比利时人 Hustin 也发现枸橼酸盐有抗凝作用,并首次提出将枸橼酸盐与葡萄糖混合,以稀释血液
1915 年	美国病理学家 Well 把枸橼酸盐抗凝血置冷藏箱内保存后再输血,并首次提出交叉配血,从而成为血库工作的奠基人
1921 年	伦敦有了输血服务所和区域性输血服务中心,对输血器具、采血及输血方法实行标准化和规范化的管理,以保证输血安全
1937 年	Fantus 在芝加哥库克郡医院建立了第一个医院血库
1939 年	Landsteiner 和 Wiener 发现了 Rh 血型系统
1943 年	Loutit 和 Mollison 研制了 ACD(枸橼酸 - 枸橼酸钠 - 葡萄糖)配方,可使血液在血库保存 3 周。同年 Cohn 成功地建立了低温乙醇法分离血浆蛋白组分的方法,开创了白蛋白及其他血浆蛋白成分等血液制品开发的新纪元
1947 年	美国红十字会建立区域性血液中心
1948 年	美国成立了血库协会(American Association of Blood Bank, AABB)
1952 年	Walter 和 Murphy 报告用聚乙烯树脂塑料制备密闭输血器材应用于输血医学;同年 Adams 等尝试用血浆置换术治疗高黏滞血症,同年第一台初级血细胞分离机问世
1959 年	Gibson 首先提出成分输血概念,但是直到 20 世纪 60 年代末和 70 年代初,成分输血才真正发展起来
1965 年	美国研制出第一台连续流动离心式血细胞分离机。Cohen 成功地进行了 ACD 保存的血小板输血

(二)国内输血发展史

我国古代就有"滴血验亲"方法的记载,但是按现代法医学理论分析,都缺乏科学依据。在真正意义的输血方面,国内起步比较晚。国内输血方面发生的主要事件见表 1-2。

表 1-2　国内输血医学发展主要事件

时间	主要事件
1918 年	刘瑞恒与 Kilgore 等在上海首先报告中国人的血型
1921 年	北京协和医院采用直接输血法开展了临床输血
1947 年	南京中央医院血库成立,并开始用 4℃保存全血
1948 年	易见龙和周衍椒报告了 782 名中国人 Rh 血型的检测结果,阴性率为 1.9%
1951 年	萧星甫编著《输血与血库》
1953 年	我国第一所大型血库建立,定名为军委后勤卫生部沈阳中心血库
1957 年	在天津成立了军事医学科学院输血及血液学研究所(血研所)
1958 年	卫生部在天津市召开了全国输血工作现场会议,到会代表 96 人,此后我国一些大城市相继建立血站
1963 年	由《天津医药杂志》出版发行的《输血及血液学附刊》,成为我国第一份输血杂志
1964 年	我国首次派代表参加第 10 届国际输血大会
1977 年	《输血及血液学》杂志创刊
1978 年	国务院发文在全国实行公民义务献血制度
1988 年	上海市血液中心被确定为世界卫生组织输血服务和研究合作中心。同年中国输血协会成立,《中国输血杂志》创刊

时间	主要事件
1997 年	首次颁布《中国输血技术操作规程（血站部分）》
1998 年	我国正式实施《中华人民共和国献血法》
1999 年	首次颁布《医疗机构临床用血管理办法（试行）》
2000 年	首次颁布《临床输血技术规范》
2012 年	正式颁布《血站技术操作规程》
2016 年	中国国家标准化委员会批准"临床医学（320）"下设"输血医学（32032）"二级学科

二、输血医学研究的主要内容、任务及发展趋势

（一）主要内容

输血医学所涉及的领域主要有基础输血学、献血服务学、输血技术学、临床输血学和输血管理学等学科。

1. 基础输血学 包括免疫血液学、血型群体遗传学、人类白细胞抗原、经输血传播性疾病、血液替代品等。其中免疫血液学是现代输血医学的重要领域之一。新的红细胞血型抗原和血型系统不断被发现，同时，对人类白细胞抗原系统、血小板抗原系统、血清蛋白型和红细胞酶型的研究和认识也越来越深入，这些进展促使临床输血的配合水平不断提高并保证了输血疗效，同时减少了免疫性输血不良反应的发生。随着免疫血液学的研究方法从原来的血清学方法发展到应用分子生物学技术，从细胞水平发展到分子水平，免疫学的理论与技术也被广泛应用于临床移植、法医学和遗传学的研究和实践中。

2. 献血服务学 包括无偿献血宣传，献血者招募、建立稀有血型血液供者库、咨询、管理、护理和服务等，以及后续相关配套的各项服务工作等。

3. 输血技术学 包括血液采集、分离与制备技术（含单采技术和造血干细胞制备技术）、输血传播性疾病检测技术、白细胞去除技术、血液辐照技术、病毒灭活技术、血液低温冻存技术、血液冻干技术、输血相容性检测技术、血小板配型技术、组织配型技术、输血相关血栓与止血检测技术、血液保存与运输技术等。

4. 临床输血学 包括全血、成分血与血液制品应用，临床输血适应证与禁忌证、输血前评估与输血后疗效评价、输血护理、输血不良反应与防治，输血相关细胞治疗、输血相关基因工程产品应用、血浆置换与单采治疗，胎儿/新生儿溶血病、自体输血等。

5. 输血管理学 包括血站管理和临床输血管理，其中血站管理包括一般血站和特殊血站管理、血站质量管理、血站实验室质量管理（含组织管理、资源管理、业务管理和程序管理）和血站信息化管理等；临床输血管理包括临床用血管理和输血科（血库）管理，主要内容有组织管理、资源管理、输血治疗全程质量管理、输血实验室管理、临床实验室质量管理、血液管理、教学培训和科研管理、输血伦理学管理和信息化管理等。

输血医学涉及内容除了以上领域外，还包括输血医学其他学科内容。

（二）主要任务

输血医学最主要的任务是提供安全有效的血液和合理用血。世界卫生组织（World Health Organization，WHO）为输血安全提出三大战略：无偿献血、严格筛查献血者和临床合理用血。输血可能传播疾病，为了从"源头"解决血液安全问题，要大力提倡无偿献血，尤其是固定献血者献血，这是保证安全输血的前提和基础。其次，要对血液进行严格检测，不断提高病毒标志物检查方法灵敏度，缩短窗口期，降低输血传播疾病的危险性。

输血不良反应的发生是不可预期的，严重者可危及患者生命。其中免疫性输血不良反应始终是输血安全的一个重要研究领域。随着免疫血液学的发展，对白细胞、血小板、血清型等血型抗原所导致的免疫性不良反应有了充分的认识，如同种异体抗体的存在可引起发热性非溶血性输血不良反应、输血

后紫癜、输血后呼吸衰竭等，此外，异体淋巴细胞的植入可引起输血相关移植物抗宿主反应，异体白细胞的输入可能增加病毒感染的发生机会。因此，白细胞滤器的应用，滤去血液中绝大部分白细胞，可有效地减少输血后粒细胞引起的输血不良反应。同时采用无菌技术制备成分血，对血液进行病毒灭活和血液辐照等，确保输血安全。

临床合理用血就是要严格掌握输血适应证，只为确实有输血适应证患者选择合适的时间、输注合适的血液成分和恰当的剂量。

（三）发展趋势

1. 输血新技术的应用

（1）分子生物学技术的应用：分子生物学技术已经被广泛应用于输血医学的研究和实践中，如人类白细胞抗原的分型、红细胞基因分型、血小板分型和病毒检测等。目前国内正逐步开展核酸技术直接检测血液中的病原体核酸，缩短窗口期，从而降低输血传播性疾病的发生率。

（2）新的输血器材的应用：输血器材也在不停地更新换代，如白细胞滤器、辐照仪、血液单采机、自体血回输机都在逐步普及应用，既提高了输血疗效、节约了血液资源，又保障了输血安全。

（3）新一代血液成分制品研发和技术更新：许多新的生物技术和制品已经被广泛应用于新血液成分制品的开发和应用，如干细胞培养、细胞因子的研究和应用、细胞疗法、基因工程技术等。其中比较突出的技术有将造血干细胞与间质干细胞联合移植可显著提高移植的成功率，将淋巴细胞体外过继免疫后可具有良好的抗肿瘤效应等。尽管这一领域仍存在许多有待解决的问题，但前景可观。

2. 血液代用品的开发和应用

（1）代血浆：目前，在代血浆的开发与应用方面已经取得了重要的进展，在许多情况下可以用晶体和人工合成的胶体液代替血浆输注以维持血容量。

（2）人造血细胞：在红细胞方面已经取得了许多重要的研究成果，一些较成熟的红细胞代用品已作为具备携氧能力的制品进入临床研究阶段。2004年詹姆斯·伯特伦与同事开发了一种血小板替代品。他们的设计包含一种直径相当于血小板 1/10 的球粒，其用生物降解聚酯制作，与可吸收缝线中的材料相似。球粒携带着聚乙二醇分子，表面覆盖着 RGD（氨基酸序列）或稍长些的氨基酸链。该研究的理念是，这些球粒会跟血小板黏合在一起，帮助血小板形成凝块。后来的动物实验中证实其可以起到一定的止血作用。

3. 临床输血规范化、信息化管理 据统计，因医院输血流程和技术管理水平产生的输血反应和致死率危险性远远大于输血传播性疾病，因此，加强临床输血规范化、信息化管理非常重要。各级医疗机构要不断加强输血科建设和管理，规范执业行为，建立全面质量管理体系并进行持续改进，加强输血前相容性试验质量管理和临床输血全过程质量控制，全面保障临床用血的质量和安全。

由于输血信息量大，要求资料记录严格、准确，要求信息可溯源性等特点，因此，计算机化管理是输血管理现代化的重要标志之一。按照输血科工作流程设计和开发的信息管理系统可显著提高输血的安全性，保证输血文案的有效管理，使输血管理系统化和可溯源。目前，血站如何与医院临床输血系统相互联网共享信息资源将是今后需要解决的重要问题。

4. 循证输血医学 将循证医学的基本方法运用在临床输血工作中即为循证输血医学（evidence based transfusion medicine，EBTM），其对无偿献血者招募、输血安全保障、血液采集、血液成分制备和输血治疗等都具有重要的影响。将循证医学的理念引入到临床输血实践后，可以让医师用最科学有效、有文献支持的方法对患者进行个体化输血治疗。

5. 血液安全监测系统 血液安全监测系统是一套对整个输血过程，即从血液及其成分的捐献到受血者输注的全过程进行监控的系统，是由一系列通过共同认可的程序，来完成对临床输血的指导与应用以及输血不良反应的报告、追踪、鉴定与处理的血液监控与管理系统。目的是为了预防输血后不良反应的发生和再发生，是安全输血不可缺少的一部分。建立血液安全监测系统，可加强输血规范化管理，合理利用血液资源。

6. 患者血液管理 患者血液管理（patient blood management，PBM）是基于循证医学，以患者为中心,采用多学科的技术方法,以达到减少或避免异体输血,以改善患者预后、获得最佳病情转归的目的。患者血液管理主要内容包括:严格控制出血和失血,促进造血,纠正贫血,促进机体对贫血的生理代偿,提高患者对失血耐受力;优先考虑自身输血和血液替代治疗;科学合理用血,实施限制性输血,尽量减少不必要输血等。

一百多年来,输血已经取得了引人注目的发展,并发展成为一门独立学科,已成为现代医学不可缺少的部分。随着人们生活质量和生活水平的不断提高,输血和血液安全在医学科学中的地位也日趋重要。同时输血医学的发展正面临许多严峻的挑战,输血医学的进一步发展必将为医学科学的发展作出贡献,造福于患者以至于整个人类。

(龚道元　孙晓春　王俊利)

本 章 小 结

2016 年 7 月 30 日,中国国家标准化委员会批准"临床医学(320)"下设"输血医学(32032)"二级学科,输血医学研究的主要内容有基础输血学、献血服务学、输血技术学、临床输血学和输血管理学血医学等其他学科。主要工作是安全合理输血,加强患者信息管理等。未来输血医学将在输血应用新技术、血液代用品开发和应用、规范化和信息化管理等方面有巨大的发展前景。

第二章
红细胞血型系统

通过本章学习,你应能回答下列问题:

1. 目前红细胞有多少血型系统?总共有多少个抗原?

2. 红细胞抗体有哪些类别?有何区别?

3. ABO 和 Rh 血型系统的抗原分布和表达各有何特点?

4. 红细胞 ABO 血型抗体和 RhD 血型抗体的产生各有何特点?

5. Rh 血型系统临床意义比较重要的抗原有哪些?RhD 抗原有哪些表型?

6. 何谓血型物质?有什么临床意义?

7. 何谓孟买和类孟买血型?其抗原、抗体有何特点?

8. 常见的 A 和 B 亚型有哪几种?其鉴别要点有哪些?

9. ABO、Rh、人类白细胞抗原(HLA)血型系统基因位点及 HLA 复合体分别在几号染色体上?ABO 血型系统抗原结构特点是什么?

1900 年,卡尔·兰德斯坦纳(Karl Landsteiner)首次发现人类红细胞 ABO 血型,并用免疫学的方法检出红细胞抗原,奠定了免疫血液学的基础。100 多年来,随着研究工作深入和系统的开展,尤其是分子生物学技术的应用,到 2018 年 6 月止,国际输血协会(International Society of Blood Transfusion,ISBT)已确认红细胞表面的血型抗原共 360 个,血型研究的基础理论、技术、方法和产品为安全有效的输血发挥了重要作用。

第一节 概 述

一、血型和血型系统定义

狭义来说,血型(blood groups)专指红细胞抗原在个体间的差异。广义血型是指由遗传物质控制表达,在血细胞、血浆及其他组织细胞表面的遗传标志。

血型系统是指明确了抗原基因和遗传方式,由单一基因位点或多个紧密连锁的基因位点上的等位基因编码的一个或多个抗原组成,血型系统描述了不同血型抗原之间的关系,是等位基因的产物,而且血型系统基因是独立遗传的。如 ABO 血型与 MNS 血型在遗传上是独立的,是不同的血型系统;而 *GYPA* 与 *GYPB* 是紧密连锁的等位基因,所以是一个血型系统。假如某一血型抗原频率在另一血型系统中各抗原间呈均匀分布,则说明这两种抗原在遗传上是独立的。例如 Rh 血型系统抗原的分布频率在 A 型、B 型、O 型和 AB 型间是相同的,说明这两种血型抗原独立遗传,分别属于两个血型系统。控制这两种血型系统抗原的等位基因可以在不同的染色体,也可以在同一染色体,但位点不同,在遗传时符合自由组合规律,即独立遗传。

根据人体血液中细胞、血浆、各种组织细胞表面以及人体体液和分泌液中抗原或抗体的差异,将人体血型分为红细胞血型系统、白细胞血型系统及血小板血型系统和血清型等。与血细胞有血型一样,血清也有型的差别，血清型是指血清蛋白的遗传多态性或遗传标记。血清蛋白分为免疫球蛋白、血清酶、清蛋白和补体等，其中研究较为深入的是免疫球蛋白的血清型，已发现了几百种血清型。目前认为多种疾病与免疫球蛋白的血清型有关，如重症肌无力、慢性活动性肝炎等；同时发现免疫球蛋白能引起发热、过敏性休克等输血反应，研究免疫球蛋白的同种异型，对诊断疾病和治疗等都有重要的意义。

二、红细胞主要血型系统发现过程简介

知识拓展

ABO 血型发现过程

1900 年，奥地利维也纳大学病理研究所的 Karl Landsteiner 博士在一次研究中发现，不同人之间的血液混合时，血细胞有时会发生凝聚现象。他设计了经典的"四格表"统计分析图进行实验。抽取自己和 6 位助手的血液，静置分离血浆和红细胞，然后分别将血浆和其他所有人的红细胞混合，随后观察结果。Karl Landsteiner 发现实验结果分三种情况：A 组的血浆可以引起 B 组的红细胞凝聚；B 组血浆可引起 A 组的红细胞凝聚；但 Karl Landsteiner 的红细胞与 A 组或 B 组的血浆混合后都不凝聚，他的血浆却可以与 A 组或 B 组的红细胞都凝聚，起初称第三种类型为"C"，后改称为"O"。2 年后，Karl Landsteiner 的同事在大样本的交叉配型实验中发现了 AB 型，人类 ABO 血型系统由此"磅礴出世"。Karl Landsteiner 博士因为发现 ABO 血型而获得 1930 年的诺贝尔生理学或医学奖。此贡献被评价为 20 世纪改变人类生活的重大发现之一。

红细胞血型研究的历史大致可分为 3 个阶段。①1900—1959 年：使用血型血清学方法发现和检测各种血型抗原，阐明它们的遗传特点；②1960—1979 年：研究血型抗原的生物化学本质；③1980 年以后：以分子生物学为基础，逐步集中阐明血型抗原的成分、遗传多态性的分子基础、血型基因的结构和组织特异性表达，以及生物功能和演化等方面。红细胞主要血型系统发现过程见表 2-1。

表 2-1　红细胞主要血型系统发现过程

血型	时间	发现者	发现过程
ABO	1900 年	Landsteiner	Landsteiner 用他本人与其他同事的血浆、红细胞相互混合，发现了 ABO 血型
MNS	1927 年	Landsteiner 和 Levine	用人红细胞免疫家兔产生的抗体，发现 M 和 N 抗原（第二个被发现的血型），M、N 来自免疫（immune）英文字母
P1PK	1927 年	Landsteiner 和 Levine	用人红细胞免疫家兔，得到了抗 -P 血清，发现了 P 抗原（第三个被发现的血型）
Rh	1939 年	Levine 和 Stetson	在一个患有新生儿溶血病的胎儿母体血清中发现了 Rh 血型抗体，该抗体能凝集 80% ABO 血型相同的红细胞
Lutheran	1945 年	Callender	在一个红斑狼疮患者第二次输血后的血清中发现了抗 -Lu^a，检出 Lu^a 抗原；1945 年发现 Lu^b 抗体
Kell	1946 年	Coombs	用抗球蛋白试验在一位姓 Kell 产妇中发现抗 -K（用抗球蛋白试验检出的第一个血型抗体）；1949 发现对偶抗 -k
Lewis	1946 年	Mourant	从 Lewis 女士血清中发现 Le^a 抗体，该抗体能凝集带有 Le^a 抗原红细胞；1948 年 Andresen 发现对偶 Le^b 抗原
Duffy	1950 年	Cutbush	在多次输血的血友病患者 Duffy 血清中发现抗 -Fy^a
Kidd	1951 年	Allen	产妇 Kidd 产下一名男婴，该男婴患新生儿溶血病，在新生儿体内检出的血型抗体与任何已知的血型系统都没有任何关系，将此抗体检出的抗原称为 Jk^a；1953 年在一位输血患者血清中发现抗 -Jk^b，确定了对应抗原 Jk^b
Diego	1965 年	Layrisse 和 Arends	在委内瑞拉一名新生儿溶血病患儿母亲的血清中发现抗 -Di^a；1967 年 Thompson 等发现了对偶的抗 -Di^b
Dombrock	1965 年	Swargon	在一个因输血而被免疫的妇女血清中，发现抗 -Do^a

三、红细胞血型抗原

（一）红细胞血型抗原分布

根据红细胞血型抗原分布不同，把红细胞血型抗原分为组织血型抗原和器官血型抗原，前者不仅分布在人红细胞和其他血细胞表面，而且广泛分布于除中枢神经系统外的人体各种组织细胞、体液及分泌液中，因此，把 ABO 血型及其结构相关的血型如 H、P1PK、Lewis、I 等称为组织血型，相关抗原称为组织血型抗原。

有些红细胞血型抗原只分布在人体红细胞或骨髓造血干细胞来源的血细胞细胞膜上，不存在于各种组织细胞、体液和分泌液中，因此称之为器官血型，如 Rh、Kell、Kidd、Duffy 等血型，相应抗原称器官血型抗原，如 Rh（抗原仅存在于红细胞表面）、Kidd（抗原仅存在于红细胞和淋巴细胞表面）。

（二）红细胞血型抗原结构

血型抗原主要包括糖蛋白、脂蛋白、糖脂和蛋白质四种物质。

1. 组织血型抗原结构 抗原特异性由抗原表位（epitope）或抗原决定簇决定，抗原表位是呈立体排列的特殊化学基团，每个抗原可以有多个表位。ABO、H、Lewis、I 等组织血型抗原的抗原表位由单糖或寡糖分子结构决定，它们的结构存在相关性，其主要表现为这些血型抗原表位可以分别位于同一条糖链分子中的不同部位。抗原表位与载体糖链结合，糖链载体再与蛋白质或脂类（类脂）结合，构成糖蛋白或糖脂组织血型抗原分子。

2. 器官血型抗原结构 器官血型抗原表位由蛋白多肽（5～6 个多肽）分子结构决定，如 Rh、Lutheran、Duffy、Kidd 血型系统抗原。

（三）红细胞血型抗原分类及命名

人类红细胞血型及抗原分类方法主要有三种：器官和组织血型分类、传统分类及 ISBT 分类。

1. 传统分类和命名 传统分类和命名有的是以简单的方式记述，如 ABO 血型；有的是以发现同种异体抗体患者姓氏缩写等来表示。主要有以下几种方式：

（1）无规律：血型抗原命名和记述方法不统一，一些以大写英文字母表示，如 ABO 血型的 A、B 抗原；另外一些抗原是以大写、小写字母表示，如 MNS 血型系统的 M、N、S、s 抗原；还有一些对偶抗原用大、小写字母及小写字母上标表示，如 Lewis 血型的 Le^a、Le^b 抗原；也有用字母加数字或几种方法混合来表示，如 Duffy 抗原用 Fy^a、Fy^b、Fy3、Fy4、Fy5 表示等。

（2）抗体首次被发现患者的姓氏：1951 年 Allen 在产妇 Kidd 夫人产下的患有新生儿溶血病的男婴 John 体内检出了新的血型抗体（抗 -Jk^a），相对应的抗原被命名为 Jk^a，而这种血型系统被命名为 Kidd 血型；Kell 血型是从 Kell 的产妇血清中发现了相应抗体，命名为 Kell 血型，抗原命名为 K、k 等。

（3）抗原首次被发现动物的名称字母缩写：将恒河猴（Rhesus monkeys）的血液免疫豚鼠和家兔得到抗血清，因该抗血清能凝集 85% 白种人红细胞而发现该血型，命名为 Rh 血型。

（4）发现者姓氏或研究方法字母缩写：如 Rh 血型抗原开始命名为 LW 抗原（后来证实 Rh 血型抗原与 LW 抗原为不同的抗原），主要是纪念 LW 抗原发现者 Landsteiner 和 Wiener；MNS 血型的抗原是用免疫（immune）的血清检出的，取 M 和 N 两个字母，后来发现了抗 S 抗体，故命名为 MNS 血型，抗原分别命名为 M、N、S 抗原。

2. 国际输血协会分类和命名 20 世纪 80 年代，国际输血协会（ISBT）红细胞表面抗原命名专业组开始对人类红细胞血型分类、命名进行了统一和规范，截至 2019 年 9 月，ISBT 已确认的红细胞表面的血型抗原共 367 个，根据红细胞血型抗原的生化特性、遗传学特性、血清学表现等特点将所发现的人类红细胞血型分为血型系统、血型集合、高频抗原组和低频抗原组。其中 330 个抗原被归类于 39 个血型系统，14 个抗原归类于 5 个血型集合，6 个抗原归类于高频抗原组，17 个抗原归类于低频抗原组。

1996 年 ISBT 公布了该命名专业组确定的红细胞血型抗原、表型、基因和基因型命名和表述（记述）方法，其中血型抗原采用 6 位数字和字母 / 数字方式，前者适于计算机语言，后者更适于一般阅读、书写和印刷。ISBT 还规定，已有的命名不改变，新发现的抗原必须按"字母＋数字"符号系统标记。

（1）ISBT 分类

1）血型系统：至 2019 年 9 月止，ISBT 已确认红细胞血型抗原分为 ABO、Rh、P1PK 等共 39 个血型系统，共 330 个抗原，见表 2-2。

表 2-2　ISBT 确认红细胞血型系统、抗原数及基因（2019 年 9 月止）

编号	系统名称	系统符号	基因	染色体位置	抗原数
001	ABO	ABO	*ABO*	9q34.2	4
002	MNS	MNS	*GYPA, GYPB,（GYPE)*	4q31.21	49
003	P1PK	P1PK	*A4GALT*	22q13.2	3
004	Rh	RH	*RHD, RHCE*	1p36.11	55
005	Lutheran	LU	*BCAM*	19q13.2	27
006	Kell	KEL	*KEL*	7q33	36
007	Lewis	LE	*FUT3*	19p13.3	6
008	Duffy	FY	*DARC*	1q21-q22	5
009	Kidd	JK	*SLC14A1*	18q11-q12	3
010	Diego	DI	*SLC4A1*	17q21.31	22
011	Yt	YT	*ACHE*	7q22	5
012	Xg	XG	*XG, MIC2*	Xp22.32	2
013	Scianna	SC	*ERMAP*	1p34.2	7
014	Dombrock	DO	*ART4*	12p13-p12	10
015	Colton	CO	*AQP1*	7p14	4
016	Landsteiner-Wiener	LW	*ICAM4*	19p13.2	3
017	Chido/Rodgers	CH/RG	*C4A, C4B*	6p21.3	9
018	H	H	*FUT1*	19q13.33	1
019	Kx	XK	*XK*	Xp21.1	1
020	Gerbich	GE	*GYPC*	2q14-q21	11
021	Cromer	CROM	*CD55*	1q32	20
022	Knops	KN	*CR1*	1q32.2	10
023	Indian	IN	*CD44*	11p13	6
024	Ok	OK	*BSG*	19p13.3	3
025	Raph	RAPH	*CD151*	11p15.5	1
026	John Milton Hagen	JMH	*SEMA7A*	15q22.3-q23	7
027	I	I	*GCNT2*	6p24.2	1
028	Globoside	GLOB	*B3GALT3*	3q25	2
029	Gill	GIL	*AQP3*	9p13	1
030	RHAG	RHAG	*RHAG*	6p12.3	3
031	Forssman	FORS	*GBGT1*	9q34.13-q34.3	1
032	JR	JR	*ABCG2*	4q22.1	1
033	Langereis	LAN	*ABCG6*	2q36	1
034	Vel	VEL	*SMIM1*	1p36.32	1
035	CD59	CD59	*CD59*	11p13	1
036	Augustine	AUG	*SLC29A1*	6p21.1	4
037	KANNO	KANNO	*PNRP*	20p13	1
038	Sid	SID	*B4GALNT2*	17q21.32	1
039	CTL2	CTL2	*SLC44A2*	19p13.2	2

DARC：Duffy 抗原趋化因子受体；*SLC*：溶质载体家庭；*ERMAP*：红细胞膜相关蛋白；*AQP*：水通道蛋白；*ICAM*：细胞间黏附分子；*SEMA7A*：信号素 7A；*ABCG*：三磷酸腺苷结合盒转运体 G；*B4GALNT2*：β-1，4-N- 乙酰氨基半乳糖转移酶 2

2）红细胞血型集合：血型集合（blood group collection）是指在血清学、生物化学、遗传学特征方面有相关性，但达不到血型系统命名标准且与血型系统无关的血型抗原。到 2019 年 9 月止，ISBT 已确认红细胞血型集合包括 Cost、Ii、Er 等共 5 个，含 14 个抗原，见表 2-3。红细胞血型集合的抗原、表型、基因和基因型的写法与红细胞血型系统基本相似。

表 2-3 血型集合及其抗原

集合名称			抗原		
编号	名称△	符号	编号	符号	频率/%
205	Cost	COST	205001	Cs^a	95
			205002	Cs^b	34
207	Ii	I	207002	i	*
208	Er	ER	208001	Er^a	>99
	—		208002	Er^b	<1
	—		208003	Er3	>99
210	—		210001	Le^c	1
	—		210002	Le^d	6
213		MN CHO	213001	Hu	
			213002	M$_1$	
			213003	Tm	
			213004	Can	
			213005	Sext	
			213006	Sj	

△：已有集合名称的为 3 个；* 表示经血清学检测，检出率低

3）红细胞高频、低频抗原组：是指尚不能归为血型系统和血型集合的抗原。根据一般人群中出现频率分为高频抗原组 901 系列（共 6 个抗原）和低频抗原组 700 系列（含 17 个抗原）。低频率抗原在一般人群中出现的频率小于 1%，而高频率抗原出现的频率大于 99%，表 2-4 为高频抗原组，表 2-5 为低频抗原组。红细胞血型高频、低频抗原组命名和表述 ISBT 数字法与血型系统相同，ISBT 字母命名及表述尚未完全使用大写字母表示。

表 2-4 高频率 901 系列抗原

编号	符号	名称
901008	Emm	
901009	AnWj	Anton
901014	PEL	
901015	ABTI	
901016	MAM	
901017	LKE	

表 2-5 低频率 700 系列抗原

编号	符号	名称
700002	By	Batty
700003	Chr^a	Christiansen
700005	Bi	Biles
700006	Bx^a	Box
700017	To^a	Torkildsen
700018	Pt^a	Peters

续表

编号	符号	名称
700019	Re^a	Reid
700021	Je^a	Jensen
700028	Li^a	Livesay
700039		Milne
700040	RASM	Rasmussen
700044	JFV	
700045	Kg	Katagiri
700047	JONES	Jones
700049	HJK	
700050	HOFM	
700054	REIT	

（2）ISBT 命名和表述

1）6 位数字命名法：6 位数字的前 3 位数字表示某一血型系统（001～039），后 3 位数字表示抗原的特异性，如 001001、001002、001003 分别表示为 ABO 血型 A、B 及 AB 抗原。

2）字母/数字命名法：血型系统符号用"2～4 个大写字母"表示（ISBT），与传统命名相比，没有一定的规律，但基本保留了传统命名和表述的痕迹。主要有：①血型与传统命名和表述完全相同，均为大写字母，如血型 ABO（传统）与 ABO（ISBT），血型 H（传统）与 H（ISBT）；②把血型传统命名和表述的小写字母全部改成大写字母，如血型 Rh（传统）与 RH（ISBT），血型 Yt（传统）与 YT（ISBT）；③取传统命名和表述的前 1～4 个字母，且字母大写，此种情况较多，如血型 Lutheran（传统）与 LU（ISBT），Lewis（传统）与 LE（ISBT），血型 Kell（传统）与 KEL（ISBT）等；④取复合名字每个名字的第一个字母，如血型 Landsteiner-Wiener（传统）与 LW（ISBT）；⑤取传统血型后 2 位字母，如血型 Duffy（传统）与 FY；⑥部分相同：如血型 Kidd（传统）与 JK（ISBT）等。

血型抗原用大写字母/数值表示，其中大写字母与相应血型 ISBT 表述方法完全一样，但抗原 3 位数字长，用起来不方便，去掉抗原编码的"0"。如 Rh 血型系统 D 抗原命名为 RH1（ISBT 数字表述：004001），Rh 血型系统 C 抗原命名为 RH2（ISBT 数字表述：004002）等。血型系统命名和表述详细情况见表 2-2。

（3）红细胞血型表型表述：在血型系统符号后加一个冒号，再一一列出表示抗原特性数字，各抗原编码号用逗号隔开，抗原阴性（缺失的）则在该抗原编号前加一个减号（"-"）。如 Lu（a-b+）表示为 LU：-1，2，KEL（K-k+）表示为 KEL：-1，2；传统 Rh（CcDee 或 D+C+E-c+e+）表型使用 ISBT 表述方式可写为 RH：1，2，-3，4，5。

（4）红细胞血型基因和基因型表述：基因和基因型用斜体的大写字母和数字表示，大写字母表示血型系统，数字表示基因所编码的抗原，字母与数字间留一空格或将空格改为星号，两个等位基因之间加一斜杠。如 *Lu^a* 基因可写成 *LU 1* 或 *LU*1*，*Lu^a/Lu^b* 基因型可写成 *LU 1/2* 或 *LU*1/2*。无效等位基因或无效基因用 *O* 表示，如 *KEL 2，3/O*。

以 Kell 和 Kidd 血型系统为例，血型系统命名和表述见表 2-6。

表 2-6 红细胞 Kell 和 Kidd 血型系统命名和表述

项目	传统	ISBT
血型	Kell	KEL（006）
	Kidd	JK（009）
抗原	K，k，Kp^a，Kp^b	KEL1（006001），KEL2（006002），KEL3（006003），KEL4（006004）
表型	K-k+Kp（a-b+）	KEL：-1，2，-3，4
	Jk（a-b+）	JK：-1，2

续表

项目	传统	ISBT
基因	K, κ, Kp^a, Kp^b	KEL*1, KEL*2, KEL*3, KEL*4
	Fy^a, Fy^b	FY*1, FY*2
基因型/单倍型	kKp^b/kKp^b	KEL*2, 4/2, 4
	MS/Ms	MNS*1, 3/1, 4

由于红细胞血型系统和抗原系统的命名及记述已被熟知和习惯，故目前对红细胞血型系统及其抗原传统和 ISBT 分类、命名及记述方式在临床血型血清学常规工作和文献中同时都在应用。

四、红细胞血型抗体

（一）免疫球蛋白特性

血型抗体是免疫球蛋白（immunoglobulin, Ig）的一部分，根据 Ig 重链 C 区抗原性不同，重链分为 γ、μ、α、δ 和 ε 五种，由此，Ig 分为 IgG、IgM、IgA、IgD 和 IgE 五类。它们的特性见表 2-7。

表 2-7 免疫球蛋白分类及特性

类别	重链	分子量/万	亚类	占血清总Ig 的比例	其他
IgG	γ	15	IgG1～IgG5	80%	①出生后 3 个月开始合成；②全部以单体形式存在，抗原结合价是 2；③可以激活补体，以 IgG3 激活能力最强；④除 IgG2 外，其他 IgG 都可以通过胎盘，此类抗体可以引起新生儿溶血病
IgM	μ	90	IgM1、IgM2	5%～6%	①胚胎末期开始合成；②5 聚体，5 个单体之间由 J 链连接，含有巯基的试剂如 2- 巯基乙醇（2-ME）或二硫苏糖醇（DTT）可破坏 J 链，从而破坏 IgM 抗体；③激活补体的能力强于 IgG，抗原结合价是 10，故 ABO 血型不合输血能够导致严重的溶血性输血反应；④不能通过胎盘
IgA	α	16～50	IgA1、IgA2	15%	①出生后 4～6 个月开始合成；②以单体或双聚体等形式存在；③缺乏 IgA 的患者血液中可能存在抗 -IgA 抗体，输入含有 IgA 的血液后，会产生严重的过敏反应；④IgA 还能增强 IgG 诱导的溶血
IgE	ε	19.6	无	0.002%	以单体形式存在，不参与溶血反应，参与过敏反应，不能通过胎盘
IgD	δ	18	无	<2%	以单体形式存在，与输血关系不大，不能通过胎盘

（二）红细胞血型抗体分类

1. 天然抗体与免疫抗体 天然抗体与免疫抗体的区分主要是根据其产生是否有明确的抗原刺激。凡是机体未发现明显特定抗原刺激，血清中却存在缺乏相应抗原的抗体，这种抗体称为"天然抗体"。如 ABO 血型抗体，并没有输血、妊娠或注射抗原等免疫途径，血液中就存在着抗 -A 和 / 或抗 -B。然而天然抗体也是机体对于某种抗原刺激，产生免疫应答的产物。其产生机制可能与环境中广泛存在的多种微生物、花粉、粉尘等有关，这些物质与某些血型抗原相似，通过隐性刺激机体产生红细胞血型抗体。天然抗体多为 IgM 类，主要存在于 ABO、MNS、P1PK 等血型系统中。

机体经特定抗原免疫后产生的抗体，称为免疫抗体，一般通过输血、妊娠、注射免疫等途径接触特定抗原，免疫刺激机体产生同种异体抗体。受血者接受了与自己血型抗原不一致的血液，就有可能产生相应的抗体。免疫抗体多数是 IgG 类，常存于 Rh、Kell、Duffy、Kidd 等血型系统中。两种抗体的主要区别见表 2-8。

天然抗体与免疫抗体的区分并不是绝对的，因为人血中 IgM 与 IgG 抗体常同时存在。

表2-8 天然抗体(IgM)和免疫抗体(IgG)特点

特性	IgM	IgG
存在的主要血型系统	主要存在于ABO、MNS、P等	主要存在于Rh、Kell、Kidd等
可察觉的抗原刺激	无	有(妊娠、输血)
相对分子质量/kD	1 000	160
通过胎盘	不能	能
耐热(70℃)	不稳定	稳定
被血型物质中和	能	不能
被2-ME或DTT破坏	能	不能
与红细胞反应最佳温度	4~25℃	37℃
在介质中与红细胞反应情况	在盐水介质中与相应红细胞反应,出现肉眼可见的凝集	在盐水介质中使红细胞致敏,但不凝集;在酶、抗球蛋白等介质中出现肉眼可见的凝集

2. 完全抗体与不完全抗体 在盐水介质中能够直接凝集含有相应抗原红细胞的抗体,多为IgM类抗体,除了凝集反应外,能够产生沉淀、补体结合溶血等可见反应者,也称为完全抗体。与抗原(红细胞)结合后,在盐水介质中未表现出肉眼可见的凝集反应,称为不完全抗体。不完全抗体多为IgG类抗体,因为IgG分子量小,只能与红细胞上的抗原结合,使红细胞致敏,但不能在盐水介质中使红细胞凝集,需要通过抗人球蛋白或其他介质才能使红细胞凝集。但IgG类抗体并不都是不完全抗体,一些IgG抗体与其特异性红细胞结合,也可出现肉眼可见的凝集或溶血反应。胎儿ABO和RhD血型不合所致新生儿溶血的母体同种异抗体是IgG类抗体,其中有完全抗体,也有不完全抗体。

3. 规则抗体和意外抗体 在全部血型系统中,只有ABO血型抗体的产生是有规律的,符合Landsteiner规则,即血液中规律地出现不针对红细胞A和/或B抗原的抗体,称为规则抗体。如A型血液中只有抗-B,B型血液中只有抗-A。因此ABO血型鉴定要进行正反定型。

除了ABO血型系统抗-A、抗-B以外,其他血型系统抗体产生不符合Landsteiner规则,即抗体的产生没有规律,称为意外抗体,也称为不规则抗体。部分ABO亚型出现的抗-A$_1$等抗体,也称为意外抗体。无输血和妊娠史者血液中很少存在有临床意义的意外抗体。

4. 自身抗体 针对自身抗原产生的抗体,或者是外来抗原与机体内某些成分结合后产生的抗体,前者可引起自身免疫性疾病,如自身免疫性溶血性贫血患者机体内的自身抗体不仅可以破坏自身红细胞,也可以破坏输入的红细胞。有些自身抗体无特异性,有些自身抗体具有特异性,常针对高频抗原,如针对Rh蛋白。

5. 同种抗体 同种属动物之间的抗原相互刺激产生的抗体。针对患者缺乏的抗原所产生的抗体即为同种抗体,人类不同个体之间输血产生的抗体是同种抗体。例如Rh阴性患者输注Rh阳性血液,或者Rh阴性女性通过妊娠产生的抗-D抗体,是同种抗体。

某些植物和动物体内含有抗体样物质,能凝集人的红细胞,前者称为植物血凝素(phytohemagglutinin,PHA),后来发现许多动物体内也有这种凝集人红细胞的凝集素,两者统称为外源凝集素。如双花扁豆含有抗-A$_1$特异凝集素,欧洲荆豆含抗-H特异凝集素,葡萄蜗牛的蛋白腺体内含有抗-A特异凝集素。这些凝集素可用于相应的抗原鉴定。

(曹 科 龚道元 曾赤佳)

第二节 ABO血型系统

一、概述

根据人类红细胞表面所含有抗原的不同,将人类红细胞血型分为A、B、AB和O四种血型。四种表型由红细胞表面是否存在两类抗原(A抗原和B抗原)决定。ABO血型系统的另一特征为根据是否存在自然产生的抗体判断是否缺失 A 抗原或 B 抗原。红细胞表面 A、B 抗原和血清中抗 -A、抗 -B 或抗 -A,B 抗体之间存在互为逆反关系。人 ABO 血型由体内 ABO 抗原和抗体两者共同决定,ABO 血型及其抗原、抗体组成见表 2-9。新生儿和 <6 个月的婴儿血清中由于没有自身生成的 ABO 血型抗体,一般只由红细胞抗原决定其 ABO 血型。

表 2-9 人类红细胞 ABO 血型及抗原、抗体和基因型

血型	红细胞表面抗原	血清 / 浆中抗体	基因型
A	A	抗 -B	*A/A* 或 *A/O*
B	B	抗 -A	*B/B* 或 *BO*
AB	A 和 B	无 ABO 抗体	*A/B*
O	无 A 和 B	抗 -A、抗 -B 和抗 -A,B	*O/O*

A$_1$ 亚型个体红细胞表面含有 A、A$_1$ 抗原,A$_2$ 亚型个体红细胞表面只含有 A 抗原

一般情况下,正常成人 ABO 血型是由正、反定型共同决定的,正定型检测红细胞抗原,反定型检测人血清 / 浆中抗体。同时检测 ABO 血型抗原和抗体,正、反定型相符才能正确报告 ABO 血型。ABO 血型定型和 ABO 相容性试验是输血前检查最重要的部分。

二、ABO 血型抗原与基因

(一)ABO 血型抗原结构

根据生物化学性质,人红细胞抗原表位可分为两类:一类是糖分子,另一类为多肽。以糖分子为抗原表位的血型系统主要有 ABO、H、Lewis、P、I 等;以多肽为血型抗原表位的血型系统主要有 Rh、Kell、Kidd、Duffy 等。ABO、H、Lewis、P、I 等红细胞血型系统抗原的生化性质是糖蛋白或糖脂,抗原表位即糖分子与载体糖链结合,再与蛋白质或脂类结合。

红细胞 ABO 血型系统的 A 抗原表位是 N- 乙酰半乳糖胺,B 抗原表位是 *D-* 半乳糖,O 型红细胞表面有 H 抗原,H 抗原是 H 血型系统唯一抗原,抗原表位是 *L-* 岩藻糖,*L-* 岩藻糖与血型载体糖链末端的半乳糖上连接,形成 H 抗原,H 抗原是生物合成 A 和 B 抗原的前体物质,即 A 抗原和 B 抗原是在 H 抗原的基础上形成的。其中 N- 乙酰半乳糖胺连接在 H 抗原的载体糖链末端半乳糖上形成 A 抗原,*D-* 半乳糖连接在 H 抗原的载体糖链末端半乳糖上形成 B 抗原,H、A、B 抗原的糖基结构见图 2-1。

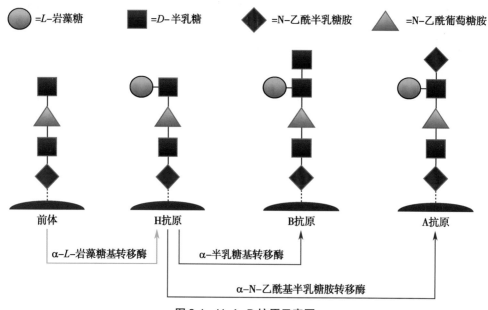

图 2-1 H、A、B 抗原示意图

（二）*H* 基因及 ABO 血型基因

1. *H* 基因及其作用 *H* 基因的基因型为 *HH* 和 *Hh*，*H* 基因的遗传与 *ABO* 血型基因无关，*H* 基因位于人类 19 号染色体，编码产生 *L-* 岩藻糖基转移酶，在该酶作用下，将 *L-* 岩藻糖转移连接在红细胞膜上的 II 型载体糖链末端半乳糖上，形成 H 抗原。*H* 基因频率 > 99.99%。

2. ABO 血型基因及其作用 ABO 血型基因位于第 9 号染色体上长臂，ABO 血型系统受 *A*、*B*、*O* 三个等位基因控制，*A* 和 *B* 基因是常染色体显性基因，*O* 基因是无效等位基因（隐性基因）。

A 基因编码产生 N- 乙酰基半乳糖转移酶，该酶将 N- 乙酰半乳糖胺（A 抗原表位或抗原决定簇）连接到 H 抗原末端的半乳糖上，使之成为 A 抗原；*B* 基因编码产生 *D-* 半乳糖转移酶，该酶将 *D-* 半乳糖（B 抗原表位）连接到 H 抗原末端的半乳糖上，使之成为 B 抗原；*O* 基因编码的糖基转移酶无活性，不能修饰 H 抗原，因此，O 型红细胞表面有大量 H 抗原，而 A_1 或 A_1B 型者的红细胞，其 H 抗原大部分被转化为 A 和 / 或 B 抗原，所以 H 抗原很少。

除稀有的孟买型红细胞外，所有人红细胞表面都有 H 抗原。在成人 O 型红细胞上 H 抗原数量约为 1.7×10^6 个，而在新生儿 O 型红细胞上约为 0.325×10^6，红细胞表达 H 抗原性的强度与其抗原数呈正比。不同的 ABO 血型，红细胞膜上 H 抗原表达强度依次为：$O > A_2 > B > A_2B > A_1 > A_1B$。所以血清中一般无抗 -H。许多 ABO 血型系统亚型群的 H 抗原强度仅次于 O 型人群。

（三）ABO 血型基因遗传

1924 年 Bernstein 提出，ABO 血型遗传的基因座上，有 *A*、*B*、*O* 三个等位基因，是常染色体显性遗传，每个子代均可从亲代各得到一个单倍体，子代从父母双方各获得一种基因，可有 6 种基因组合，ABO 基因型与表型等见表 2-9。因此，根据父母的血型可以推测子代的血型，有助于亲子鉴定，如父母都是 A 型，子代只可能是 A 型或 O 型，见表 2-10。

表 2-10　亲代与子代 ABO 血型遗传

亲代血型	亲代基因型	子代基因型	子代血型
A × A	*AO × AO*	*AA, AO, OO*	O, A
	AO × AA	*AA, AO*	A
	AA × AA	*AA*	A

（四）ABO 血型表型频率

早在 1918 年就有人对我国民族间的血型分布进行调查。杜若莆研究员在其专著中总结了我国汉族人中超过 100 万人的调查结果。其中 A 型、B 型、AB 型和 O 型人的频率分别为：20%～30%、20%～38%、6%～12%、30%～40%。ABO 血型在中国的分布特点为：从北向西南方向，*B* 基因频率逐渐下降，*O* 基因频率逐渐升高；云南、贵州、四川及长江中下游地区 *A* 基因频率逐渐升高，广东、广西、福建、台湾地区 *O* 基因频率高于其他地区。

ABO 血型抗原具有种族差异，在中欧地区的人群中，约 40% 以上的人群为 A 型，40% 的人群为 O 型，10% 的人群为 B 型，6% 的人群为 AB 型；而 90% 的美洲土著人群为 O 型。

（五）ABO 血型抗原的形成和表达

ABH 抗原的形成是由三个具有独立位点的基因（*ABO*、*Hh* 和 *Se*）相互作用的结果。这些基因不直接编码产生抗原，而是编码产生糖基转移酶，将糖基加至前体物质上。糖基转移酶是基因的直接产物，而组织血型抗原表位的单糖或寡糖是基因的间接产物。A、B 和 H 抗原都是由相同的前体糖链（称为拟红细胞糖苷脂或多糖）通过特殊的转移酶作用连接糖类形成。*A*、*B* 和 *H* 基因表达的糖基转移酶作用于同一底物（糖基），相互竞争，产生不同的特异性的组织血型抗原。

ABO，H 等组织血型抗原的结构具有相关性，因为，这些血型抗原的表位可以位于同一个糖链分子的不同部位。在人红细胞膜、其他组织细胞膜，以及体液、分泌液和血清中的组织抗原都有各自主要的结构，构成组织血型抗原表位的各个单糖或寡糖，分别由不同的糖基转移酶将其逐一按特定的顺序连接。

红细胞上 ABH 抗原由 2 型前体物质的寡糖链构成。ABH 抗原早在胎儿期就产生，但在整个妊娠期不会变强。5～6 周胎儿的红细胞已能检出 ABO 抗原，出生时 A、B 抗原还没有完全发育，红细胞所带的抗原数量大约为成人的 25%～50%，直到 2～4 岁时才充分发育，以后随年龄不断增多，到 20 岁左右达高峰。A、B 抗原的表达在人的一生中相对稳定，但老年人的抗原性可能减弱。ABH 抗原的表现型不仅与年龄有关，还与种族、遗传作用及疾病状态有关。

由于 *A* 基因产生的糖基转移酶多于 *B* 基因，A 型红细胞表面抗原数量多于 B 型红细胞表面抗原数量。A 型红细胞膜上抗原数量大约有 81 万～117 万个。B 型红细胞膜上抗原数量大约有 60 万～83 万个，在 AB 型红细胞膜上，AB 型个体 B 糖基转移酶对 H 物质的竞争效率较强，A 糖基转移酶竞争效率较弱，所以，A 抗原平均数量约为 60 万个，而 B 抗原平均数量约为 72 万个。

（六）ABO 血型抗原分布

在血液中，ADO 抗原存在于红细胞、血小板及许多循环蛋白上。作为组织血型抗原，ABO 抗原也存在于许多内皮、肾、心脏、肠道、胰腺和肺组织中。

血型载体糖链有 1～4 型，其中 2 型载体糖链连接在红细胞、血小板、淋巴细胞、内皮细胞、上皮细胞的固有成分上，形成血型抗原；1 型载体糖链末端半乳糖上连接的 H、A、B 抗原表位形成可溶性的血型抗原，可溶性的血型抗原广泛存在于体液和分泌液中，以唾液中含量最丰富，其次分布在血清、胃液、精液、羊水、汗液、尿液、泪液、胆汁及乳汁中，但脑脊液中不存在 ABH 血型物质。这种以可溶状态存在于血液、体液和分泌物中的 H、A、B 抗原（半抗原），称为血型物质。

凡是在体液中可检出 ABH 可溶性抗原（血型物质）的个体称为分泌型个体，在体液中不存在 ABH 可溶性抗原物质的个体，称为非分泌型个体。

一般情况下，血液、体液和分泌液中分泌的血型物质与机体血型抗原是一致的，如分泌型 A 型个体的体液和分泌液中含有 A 血型物质。血型物质也具有与相应抗体反应的性质，主要作用有：①辅助确定 ABO 血型，特别是对因疾病或亚型导致 ABO 抗原表达较弱者的血型鉴定；②检测羊水中的血型物质，预测胎儿血型；③血型物质可中和 ABO 血型系统中的天然抗体，不中和免疫抗体，有助于鉴别抗体性质；④不同血型混合血浆因血型物质相互中和血型抗体，可不考虑血型问题。

控制人类 H 抗原表达的基因位于第 19 号染色体的 *FUT1*（*H*）和 *FUT2*（*Se*）两个基因，*FUT1* 基因主要控制红细胞、上皮细胞等表面 H 抗原的表达，*FUT1* 出现变异时，红细胞上不能表达 H 抗原，该个体红细胞即表现为 H 抗原缺乏，称为 H- 缺陷型。可溶 ABH 血型物质的产生取决于分泌 *Se* 或 *FUT2* 基因，其位于 19 号染色体长臂上，*Se* 和 *se* 是 *FUT2* 等位基因，*Se* 是显性基因，*se* 是隐性基因。带有 *SeSe* 或 *Sese* 基因型的是分泌型基因个体，编码 L- 岩藻糖转移酶，该酶能识别血型物质 1 型前体糖链（可溶性游离存在），将岩藻糖转移到 1 型前体糖链上，产生 H 物质，H 物质又可被转化为 A 或 B 物质。*Se* 基因并不影响红细胞上 ABH 抗原的形成。纯合子 *sese* 基因型是非分泌型基因个体，不能编码岩藻糖转移酶，不能形成 H 物质，血液、体液及分泌液中无 ABH 物质。*FUT2* 基因变异时，分泌液中不存在 H 抗原，即为非分泌型。H- 缺陷型分为 H- 缺陷分泌型和 H- 缺陷非分泌型。

分泌型 ABH 血型物质与红细胞膜上的 ABH 抗原不同，其区别在于：①分泌型血型物质主要在 1 型前体链上形成，红细胞膜上 ABH 抗原在主要红细胞膜上的 2 型前体链上形成；②分泌型血型物质是糖蛋白，而红细胞上的抗原为糖脂、糖蛋白或糖鞘脂；③分泌型基因编码的岩藻糖转移酶主要作用于分泌组织的 1 型前体链，而 *H* 基因编码的岩藻糖转移酶主要作用于红细胞膜上的 2 型前体链。

三、ABO 血型抗体

（一）ABO 血型抗体产生及类别

1. 抗体产生　婴儿出生时，通常尚无自身产生的抗 -A 和抗 -B 抗体，但由于自然界中花粉、尘埃以及一些微生物如细菌表面上具有类似于 A、B 抗原结构的抗原，婴儿会在不自觉中被这些外来抗原不断地免疫，开始逐渐地产生相应的抗 -A 或抗 -B 抗体。出生 3～6 个月后可查出抗体，5～10 岁时抗体达到高峰，成年人抗体水平随年龄增长，抗体水平逐步减少，65 岁以上者抗体水平较低，80 岁老年人抗体水平与 6 个月婴儿近似。由于环境中 A 型物质较多,B 型人中抗 -A 的效价高于 A 型人中抗 -B 的效价。

在健康成人中,ABO 抗体效价可以在 4～2048 间自然变化,甚至更高。ABO 抗体的高效价可以出现在 O 型多次妊娠妇女和服用益生菌类营养补充剂的患者中。早先报道提出随着年龄增加,抗体效价降低,而更多近期研究对其提出了质疑。在工业化国家,抗体效价随着加工食品的摄入增加而减少。

2. 抗体类别 正常情况下,ABO 血型抗体为天然抗体,A 型或 B 型人的抗 -A 或抗 -B 以 IgM 为主,也有少量 IgG、IgA。O 型人血液中含抗 -A、抗 -B 和抗 -A,B,其中 O 型人的抗 -A 和抗 -B 以 IgG 为主,IgM 为辅。O 型人血液中含的抗 -A,B 不是抗 -A 和抗 -B 的混合物,因为将 B 细胞与 O 型血清孵育后,做放散试验其放散液不仅与 B 细胞反应,同样也与 A 细胞反应。如果 O 型血清中是抗 -A 和抗 -B 的混合抗体,则无此种现象发生,提示抗 -A,B 识别的是 A 和 B 抗原上共同的结构部位(表位);抗 -A,B 以 IgG 为主,效价较高,可以通过胎盘,因此,O 型母亲与亲子血型不合,易发生新生儿溶血病,而且在第一胎就可发生。利用 O 型血抗 -A,B 可检出较弱的 A、B 抗原,因此,在 ABO 亚型鉴定中常用抗 -A,B。

(二)ABO 血型抗体临床意义

ABO 血型不相容的输血可以引起严重的溶血性输血反应,一般为急性血管内溶血反应,严重时可导致弥散性血管内凝血、急性肾衰竭甚至死亡。ABO 血型抗体可引起新生儿溶血病,在器官移植、造血干细胞移植等方面都有重要意义。

1. 临床输血中的意义 输血前必须进行供者和受者的 ABO 血型系统鉴定,选择同型的血液成分进行配合性输注。如果输入 ABO 不相合血液,可能会引起严重的溶血反应,甚至危及生命。有些人群 ABO 亚型的抗原性虽然较弱,但如果其不规则血型抗体的效价较高,也可引起输血反应,需要进一步鉴定亚型,选择同亚型血液成分进行输注。

2. 新生儿溶血病中的意义 母婴 ABO 血型不合可引起新生儿溶血病,多见于母亲为 O 型,胎儿为 A 型、B 型或 AB 型。由于母婴血型不合,母亲血液中的 IgG 类血型抗体可通过胎盘进入婴儿的血液循环,进而破坏婴儿的红细胞,造成溶血。ABO 新生儿溶血病的发生及严重程度,与母体内的 IgG 类血型抗体有高度相关性,新生儿 ABO 血型抗原的强弱、血型物质的含量、胎盘的屏障作用及 IgG 亚类不同等均可影响新生儿溶血病的发生及严重程度。

四、ABO 血型系统亚型

亚型是指虽属同一血型抗原,但抗原结构、性能或抗原表位数有一定差异的血型。ABO 血型亚型是由 *ABO* 基因变异形成的,抗原分子结构与 ABO 血型抗原存在一定差异。*A* 基因变异形成 A 亚型,*B* 基因变异形成 B 亚型,*O* 基因不表达糖基转移酶活性,所以 *O* 基因变异只能形成新的 *O* 等位基因。

西方国家 A 亚型较多,主要有 A_1 亚型(约占 78%)和 A_2 亚型(约占 22%),其他 A 亚型(A_3、A_x、A_{end} 等)较少见或罕见。中国汉族人群中 B 亚型[B_3 及 B(A)亚型]比较常见,主要有 B_3、B_x、B_m、B_{el} 以及 B(A)型等,华南地区以 B_3 型为常见的亚型(中国台湾地区 B_3 型比例可达所有 B 型的 1/800),华北地区 B(A)亚型为相对常见的亚型。

(一)A 亚型

常见的 A 亚型有 A_1 与 A_2、A_3、A_x、A_m、A_y 等,其中 A_1、A_2 亚型占全部 A 型血的 99.9%。

1. A_1 与 A_2 1991 年,von Dungern 用血清学方法发现 A 型有 A_1 和 A_2 两种亚型。白种人中 A_2 亚型约占 20%,亚洲人 A_2 亚型少见,基本上都是 A_1 亚型。A_1 型红细胞与 A_2 型红细胞的差别不仅表现在红细胞膜上抗原决定簇的数量上(A_1 抗原表达数量为 81 万～117 万个 A 抗原,A_2 抗原表达数量为 24 万～29 万个 A 抗原),而且存在质的不同。

部分 A 亚型人中可产生抗 -A_1,A_2B 个体中产生抗 -A_1 抗体的概率要高于 A_2 个体,约 1%～8% 的 A_2 型和 22%～35% 的 A_2B 型个体有抗 -A_1 抗体。抗 -A_1 可干扰血型鉴定或者交叉配血试验,导致正反定型不符或交叉配血不合。抗 -A_1 多数是 IgM 抗体,最佳反应温度是室温或低于室温,多数情况下没有临床意义。如果抗 -A$_1$ 在 37℃有活性，则该抗体有临床意义，此时输血应选择 O 型红细胞，或者 A$_2$ 型（或 A$_2$B）型红细胞，ABO 及其常见亚型抗原、抗体及抗原与抗血清反应见表 2-11。

表 2-11　ABO 及其常见亚型抗原、抗体及抗原与抗血清反应

血型	红细胞上抗原	血清中抗 -A、抗 -B 抗体	与抗血清反应			
			抗 -A	抗 -B	抗 -A$_1$	抗 -H
A$_1$	A、A$_1$、H	抗 -B	4+	0	4+	w～1+
A$_2$	A、H	抗 -B、抗 -A$_1$（1%～8%）	4+	0	0	2+
A$_1$B	A、A$_1$、B、H	无	4+	4+	4+	w
A$_2$B	A、B、H	抗 -A$_1$（22%～35%）	4+	4+	0	2+
B	B、H	抗 -A、抗 -A$_1$（少见）	0	4+	0	1+～2+
O	H	抗 -A、抗 -B 和抗 -A,B 或抗 -A$_1$（少见）	0	0	0	4+

H 抗原强弱的次序为：O＞A$_2$＞B＞A$_2$B＞A$_1$＞A$_1$B；A$_1$B 含 46 万～85 万个 A 抗原，A$_2$B 含 12 万个 A 抗原

2. 其他弱 A 亚型　弱 A 亚型共同特点：A 亚型最主要的血清学特征是红细胞 A 抗原数量明显减少，红细胞与抗 -A 反应后表现为弱凝集或者不凝集，可与抗 -A,B 有不同程度凝集，与抗 -H 反应较强，某些人血清中有不规则抗 -A$_1$。

（1）A$_3$：表面含 35 000 左右个 A 抗原，A$_3$ 型红细胞最大特点是细胞与抗血清反应呈混合凝集外观（mixed field agglutination，mf），即 A$_3$ 细胞与抗 -A 孵育后，表现为数个红细胞形成的小凝块，周围有较多的游离红细胞包围。偶有 A$_3$ 型的血液中有抗 -A$_1$，大部分 A$_3$ 型的血液中没有抗 -A$_1$。A$_3$ 型红细胞表面 H 抗原较强，分泌型的唾液中含有 A 物质。

（2）A$_m$：表面含 200～1 900 个 A 抗原，红细胞与抗 -A 和抗 -A,B 凝集极弱或不出现凝集，能够吸收抗 -A，放散能力较强；分泌型唾液中含有正常数量 A 和 H 物质；血液中一般不含有抗 -A$_1$。

（3）A$_x$：表面含 4 800 左右个 A 抗原，与多数抗 -A 不出现凝集反应，与 O 型人的抗 -A,B 发生凝集反应。血液中常含抗 -A$_1$；分泌型唾液中有正常的 H 物质，A 物质很少；能吸收抗 -A，放散能力强于 A$_1$ 细胞。血清中微量 A 糖基转移酶极少，多数情况下检测不出。

（4）A$_y$：其表型与 A$_m$ 相似，不同之处有：细胞吸收抗 -A 后，其放散能力弱于 A$_m$；分泌型唾液中含有 A 物质较少，而含 H 物质稍多；血清有微量 A 糖基转移酶，A$_m$ 可检测到 A 酶活性。

（5）A$_{el}$：通常情况下不被抗 -A 及抗 -A,B 凝集，经吸收放散试验可证实细胞结合了抗体；分泌型唾液中只含 H 物质，不含 A 物质；血液中有抗 -A$_1$，检测不到 A 糖基转移酶。

（6）A$_{end}$：细胞与抗血清反应的凝集可表现为混合凝集外观，但凝集弱于 A$_3$，但是 A$_{end}$ 分泌型的唾液中仅有 H 物质，无 A 物质。表 2-12 为弱 A 亚型的特点。

表 2-12　弱 A 亚型的特点

表型	红细胞				血清			唾液	血清中糖基转移酶	红细胞抗原数（×10^3）
	抗 -A	抗 -B	抗 -A、B	抗 -H	抗 -A	抗 -B	抗 -A$_1$			
A$_3$	2+^{mf}	0	2+^{mf}	3+	无	有	有时	A,H	有时	35
A$_m$*	0/wk	0	0/1+	4+	无	有	无	A,H	有	1
A$_x$	wk/0	0	1+	4+	1+/0	有	常有	H	罕见	5
A$_y$*	0	0	0	4+	无	有	无	A,H	微量	1
A$_{el}$*	0	0	0	4+	部分	有	有	H	无	0.7
A$_{end}$	wk^{mf}	0	wk^{mf}	4+	无	有	有时	H	无	3.5

*A 特异性只有通过吸收放散试验才能证实；0＝阴性；mf＝混合视野；wk＝弱

（二）B 亚型

B 亚型要少于 A 亚型，包括 B$_3$、B$_x$、B$_m$ 和 B$_{el}$ 等，鉴定技术与弱 A 亚型鉴定技术相同。

AB 亚型常见的有 A_1B、A_2B、A_3B、A_xB、AB_2、AB_3、cisAB 等。表 2-13 为 B 表型的特点。

表 2-13　B 表型的特点

表型	红细胞				血清		唾液血型物质	血清中 B 型糖基转移酶
	抗 -A	抗 -B	抗 -A，B	抗 -H	常见抗体	意外抗体		
B	0	4+	4+	2+	抗 -A	无	B，H	有
B_3	0	$2+^{mf}$	$2+^{mf}$	3+	抗 -A	无	B，H	有（弱）
B_x	0	wk	wk	3+	抗 -A	弱抗 -B	B	无
B_m*	0	0/wk	0/wk	3+	抗 -A	无	B，H	有（弱）
B_{el}*	0	0	0	3+	抗 -A	有时有弱抗 -B	H	无

*B 特异性只有通过吸收放散试验才能证实；0 = 阴性；mf = 混合视野；wk = 弱

五、特殊 ABO 血型

（一）B(A)及 A(B)表型

B(A)表型是常染色体显性遗传，特点是 B 细胞上有弱 A 抗原表达，红细胞和抗 -B 出现强凝集，和单克隆抗 -A 出现弱凝集（< 2+），血清中有抗 -A，能够凝集 A_1 及 A_2 红细胞。B(A)红细胞可以与不同的单克隆抗 -A 试剂发生不同程度的反应，然而大部分可以被含有 MHO4 克隆的单克隆定型试剂检测。一般来说，产生的凝集块易碎、易分散。B(A)亚型的血清学反应格局，正定型像 AB 型，但反定型是 B 型（可测得抗 -A 抗体），使用人源 B 型的血浆（含抗 -A 抗体）和 B(A)红细胞一般不会形成凝集。由于 B(A)亚型的正定型与 AB 型极为相似，但 B(A)亚型的 H 抗原较 AB 型的 H 抗原性强许多，这些特点可以用来区分 B(A)亚型及 AB 型。B(A)亚型是中国北方常见的亚型，几乎呈现由北往南递减的趋势。尤其 B(A)04 及 B(A)02 亚型为北方汉族人群最常见的 B(A)血型。

研究发现 B(A)亚型人的 B 型红细胞中确实存在 A 抗原，血清中含有高活性的 B 型糖基转移酶。B 型糖基转移酶在某些条件下也能合成 A 型血型物质，A_1 型糖基转移酶也能合成 B 型血型物质。这种现象称为 A 型和 B 型糖基转移酶的叠盖功能。使用分子生物学技术，发现因基因突变，使 B 糖基转移酶在 234 或者 235 氨基酸出现多态性，在起到 B 糖基转移酶作用的同时，还能转移 N- 乙酰半乳糖胺，产生少量的 A 抗原。目前发现 B(A)型，多数是黑种人。B(A)人血清的 B 转移酶活性要比大部分 B 型人的高 5～6 倍。

A(B)与 B(A)类似，A(B)表型也可以被单克隆抗 -B 抗体检测出，其原因是血液中 H 糖基转移酶增多，导致 H 抗原增多，红细胞表面过多的 H 抗原（前体物质），使得 A 糖基转移酶合成了微量 B 抗原。A(B)型人未发现 A 转移酶增高。

（二）顺式 AB

顺式 AB 即 cisAB，一般很少见。1964 年第一例 cisAB 发现于波兰的一户家庭，父亲是 O 型，母亲是 A_2B 型，子女均为 A_2B 型。通常情况下，AB 型个体一条染色体携带 A 基因，另一条染色体携带 B 基因，称为反式 AB 型。但 A 和 B 基因偶尔也可在同一条染色体上遗传，这种遗传下来的 AB 型称之为顺式 AB 型（cisAB 型）。cisAB 是指子代从一个亲代的同一染色体上遗传 AB 基因，从另一家长的染色体上遗传 O 基因，因此子代不是遗传两个基因，而是遗传了三个基因。该基因能够产生一种嵌合酶，同时催化 A 抗原和 B 抗原产生。命名为 cisAB 是为了与常见的 AB 型进行区别。出现 cisAB 有两种可能：一是基因的不等交换，使得一条染色体上的 A 基因与另一条染色体上的 B 基因组成了新的 cisAB 基因，并且携带正常的遗传信息；另一种情况是 A 或 B 基因发生突变，使基因编码产物同时具有 A 和 B 抗原。cisAB 的基因型可能和 O 基因或 A/B 基因有关，所以不同的基因型血清学结果和 AB 亚型很类似，比如说 A_2B_3 和 cisAB/O、A_1B_3 和 cisAB/A、A_2B 和 cisAB/B，因此理论上，cisAB 的血清学反应格局并不能确定是 cisAB 亚型，需靠分子生物学技术才能区别。世界上还有其他许多 cisAB 的家庭被报道，其中日本的发生率最高。大多数 cisAB 型红细胞上 A 抗原强于 A_2B，而弱于 A_1B，但有强的 H 抗原。cisAB 型红细胞表达弱的 B 抗原，类同 B_3 表型；与免疫性 A 型血清反应较强，与自然产生的抗 -B 血清弱凝集或不凝集。cisAB 型人血清中总有弱的抗 -B，但该抗体是识别 cisAB 细胞所缺乏的部分 B 抗原。分泌型人唾液中有正常 A 物质、少量 B 物质和大量的 H 物质。

（三）获得性 B

获得性 B 型表现为在 A 型个体中出现短暂的血清学差异导致定型不符。当患者或献血者过去被鉴定为 A 型而现在表现或鉴定为弱 B 时应怀疑是否为获得性 B 表型。在血清学上，获得性 B 表型与抗 -A 产生强凝集，与单克隆抗 -B 产生弱凝集（2+ 或更低），且血清中含有强抗 -B 抗体。尽管患者红细胞可与抗 -B 试剂发生反应，但是患者血清并不会与自身红细胞发生反应。分泌液中有 A 物质和 H 物质，不含 B 物质。

获得性 B 通常见于肠梗阻患者，肠道细菌进入血液后，其脱乙酰基酶使 A 抗原的 N- 乙酰半乳糖胺变成半乳糖胺，与 B 抗原半乳糖相似，与抗 -B 试剂反应表现为弱凝聚。获得性 B 只表现在 A 型，细胞在正常 pH 介质中，与抗 -B 出现抗凝聚反应；当抗 -B 血清 pH≤6 时，无凝聚反应。如果在血型鉴定中不重视反定型，又未能严格交叉配血，获得性 B 可引起严重溶血性输血反应的发生。

获得性 B 表型的鉴定可能也受试剂 pH 和特异性单克隆抗 -B 定型试剂的影响。过去，含有 ES-4 克隆的抗 -B 试剂与获得性 B 检出率增加有关。

为了鉴定出红细胞的真正分型并确认是否存在获得性 B，应该使用不同的单克隆抗 -B 或酸化的人抗 -B（pH 6.0）重新检测。酸化的人类抗 -B 不与获得性 B 抗原反应。单克隆抗 -B 识别获得性 B 的能力应参照商品说明书。

六、ABO 血型系统的临床意义

1. 在输血上的意义　①ABO 血型不相容，首次输血即可引起急性血管内溶血性输血反应，严重者将危及生命，因此，必须要同型输注。若不规则抗体效价较高时，还需选择同亚型血输注。②紧急情况下，可将 O 型血输给 A、B、AB 型或 AB 型接受 O、A、B 型血。但需注意的是 O 型抗体效价不能太高；先输少量，观察反应，总量宜 <400ml；总血量过少者（如幼儿）不宜采用。

2. 在妊娠上的意义　①宫颈分泌物内含有 ABO 凝集素，能损害血型不合的精子，减少受孕率；②母子血型不合的妊娠（如 O 型母亲怀 A 型胎儿），可引起新生儿溶血病或流产，但其严重程度低于 Rh 新生儿溶血病。

3. 在器官移植上的意义　ABO 血型不合者极易引起急性排斥反应。

4. 其他用途　①个体识别，可以通过父母的 ABO 血型推测子女的血型类型，根据唾液中血型物质也可帮助诊断血型；②法医学鉴定；③与某些疾病相关的调查等。

七、ABO 血型与疾病的相关性

由于 ABO 血型抗原广泛分布于各组织，包括胚胎干细胞，故称为组织血型抗原。研究显示其在发育、细胞黏附、恶性肿瘤和感染性疾病中发挥了作用。

人红细胞膜 ABO 血型抗原减弱的情况见于临床的很多疾病中，白血病（9 号染色体易位）及诱导应激造血的溶血性疾病可使抗原减弱，如地中海贫血、先天性再生障碍性贫血等。霍奇金淋巴瘤患者红细胞 ABH 抗原也减弱，正定型结果与白血病类似。通常细胞会显示混合视野凝集（游离的不凝集的细胞中有一些微小的凝集）。抗原减弱的程度与病程相关，如果病情缓解，抗原强度又会恢复正常。

白血病患者的抗 -A、抗 -B、抗 -A,B 与标准反定型细胞的凝集较弱或无凝集，提示存在低丙种球蛋白血症，如慢性淋巴细胞白血病（CLL）。各种淋巴瘤，恶性淋巴瘤（非霍奇金淋巴瘤），因其丙种球蛋白减少，可能会产生弱凝集。此外，免疫缺陷性疾病，如先天性无丙种球蛋白血症，也会产生弱凝集或无凝集。如怀疑这类原因，可使用简单的血清蛋白电泳，可以确认或排除此类情况。

许多疾病状态可改变红细胞抗原，产生额外的抗原反应，可表现为正定型检测异常。红细胞膜隐蔽性抗原 T/Tn 暴露可能出现在一些细菌、病毒感染时，此外 T/Tn 抗原还是肿瘤标志物。肠梗阻、结肠腺癌、直肠或其他肠道下端疾病可增加肠壁的通透性，使大肠杆菌血清型 O_{86} 的细菌多糖物质通过肠壁，导致 A_1 型个体出现获得性 B 现象，患者的 A 型红细胞吸收类 B 多糖，可与抗 -B 试剂反应。

ABO 抗原减弱现象也可出现在胃癌或胰腺癌患者中，但是患者的红细胞抗原未改变，是因为血清中含过量的血型特异性可溶性物质（BGSS）中和正定型的试剂抗血清导致凝集减弱。

以上这些疾病可导致正反定型不相符，提示患者红细胞血型并非如所见一样。患者 ABO 正反定不符必须在其输血前找到原因，唾液凝集抑制试验和分子生物学诊断可帮助确认患者真正的 ABO 血型。

知识拓展

A,B 抗原与抗 -A,B 抗体

ABO 血型系统有 A、B、A_1、B、A_1 抗原四种抗原，O 型血清中不仅有抗 -A 和抗 -B 抗体，还含有一种可以同时和 A、B 细胞反应的"抗 -A,B"抗体，因为如果用 A 或 B 细胞吸收 O 型血清，放散下来的抗体与 A 和 B 细胞均会反应，说明此抗体识别 A、B 抗原的共同表位。这也是 ISBT 认可 A,B 抗原为 ABO 系统第三抗原的原因。

抗 -A,B 抗体不是抗 -A 和抗 -B 抗体的混合抗体，而是一个独立的有"交叉反应"的 IgG 抗体。孕妇血清中的 IgG 抗 -A、抗 -B 或抗 -A,B 抗体有时可用于预测或诊断 ABO 血型不相容引起的胎儿和新生儿溶血病。唾液中含有的分泌性 A 或 B 物质可以抑制抗 -A,B 抗体与 A、B 红细胞反应的活性。有人认为抗 -A,B 在检测弱 A 和弱 B 抗原方面优于抗 -A 或抗 -B 试剂。

（桂 嵘 龚道元）

第三节 Rh 血型系统

一、Rh 血型发现

1939 年，Levine 和 Stetson 在一位因溶血反应发生死胎的产妇血清中发现了一种抗体，该抗体能凝集其丈夫的红细胞，同时与 80% ABO 同型献血者的红细胞发生凝集。1940 年，Landsteiner 和 Wiener 用恒河猴红细胞免疫兔子（随后用豚鼠），免疫应答产生的抗体不仅与恒河猴的红细胞发生凝集，而且与 85% 的纽约高加索人的红细胞发生凝集。因此，他们认为有凝集反应的红细胞含有与恒河猴红细胞相同的抗原，并以猴子 Rhesus 的前两个字母取名，即有这种抗原的人为 Rh 阳性，没有的为 Rh 阴性。同年，Wiener 和 Peter 通过试验认为 Levine 和 Stetson 发现的血清抗体和其他一些输用 ABO 血型相容血液后，发生输血反应的患者血清中抗体与抗 -Rh 是一致的。Rh 血型系统可能是红细胞血型中最复杂的一个系统，其重要性仅次于 ABO 系统。

二、Rh 命名

由于 Rh 血型系统的复杂性，历史上存在三种命名法。

（一）CDE 命名法

又称为 Fisher-Race 命名法，由 Fisher 和 Race 提出，认为 *Rh* 基因是 3 种基因的复合物，每条染色体有 3 个等位基因位点，相互连锁，每种基因决定一个抗原。这 3 个连锁基因是以一个复合体形式遗传的，如 CDe/cDe 只能以 CDe 或 cDe 遗传给子代。3 个连锁基因有 8 种基因组合，2 条染色体上的基因可形成 36 种遗传型。

Rh 抗原命名为 C、D、E、c、d、e，但从未发现过 d 抗原及其活性，从而认为 d 抗原实际是不存在的，但仍保留"d"符号，以相对于 D。

（二）Rh-Hr 命名法

又称为 Wiener 命名法，是由 Wiener 学派提出的，他认为 *Rh* 基因在染色体上只有一个基因位点，每个 Rh 抗原是由几个抗原因子组合而成,每个因子能被相应的抗血清识别。通过两种学说的比较,可以看到其显著的不同是 Fisher-Race 想象 Rh 血型为一种复合基因,而 Wiener 视其为一种复合抗原。但由于 D、E、c 分别存在于不同的肽链上,Wiener 的命名法常被认为不合理。Fisher 命名法比较简单,易于了解,故仍被多数血型工作者所采用。

(三) ISBT 命名

称为字母 / 数字命名法。Rosenfield 等根据表型提出了字母 / 数字命名法,将抗原按数字编号,排除了上述两种命名中的某些困难。这种方法是描述血样与特定抗血清的反应结果,根据抗原发现年代的先后编号,没有任何遗传意义。阳性结果与阴性结果具有同等重要性,都要被命名。红细胞上有某抗原用正数表示,缺乏某抗原用负数表示。如抗 -D 和抗 -Rh 被表述为抗 -Rh1;D 阳性红细胞被表述为 Rh:1;D 阴性红细胞被表述为 Rh: −1;等位基因表示为 R^1 和 R^{-1}。常见的几个抗原分别命名:D 为 RH1、C 为 RH2、E 为 RH3、c 为 RH4、e 为 RH5。该命名法常用于描述 Rh 系统的高频抗原如 RH17、RH29、RH32 等。本法虽有其优点,但在实践中还难以全面应用。ISBT 红细胞抗原命名专业组以 Rosenfield 的描述为基础对字母 / 数字命名法作出了规范。

Rh 系统的现代命名应区别基因、抗原、蛋白质。基因用大写斜体字表示,根据其所编码的抗原进行命名,如 *RHCE*ce*、*RHCE*CE* 等;变异 D 或部分 D 表示为 *RHD*DⅥ*、*RHD*DFR* 等;抗原用字母表示,如 D、C、c、E、e 等;蛋白质按其携带抗原命名,如 RhD、RhCD、Rhce 等。

三、*Rh* 基因

Rh 基因位于第 1 号染色体,由 2 个紧密连锁的基因构成,即 *RHD* 及 *RHCE* 基因。这两个位于 1p36.13-p34.3 的基因分别有 10 个外显子。基因产物分别是 RHD 和 RHCE 多肽。*RHD* 及 *RHCE* 基因方向相反(图 2-2),以 3' 端相邻,形成发夹样结构,两者间容易通过基因转换进行交换,形成杂交基因。杂交基因可产生蛋白,这些杂交蛋白可表现出独特的抗原表位。因此,Rh 系统非常复杂,目前认定的抗原已经有 55 个。

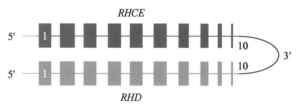

图 2-2　RH 的双结构基因示意图

四、Rh 抗原

(一) 抗原种类及强弱

到 2018 年 6 月止,已经发现 55 个 Rh 抗原,其中 D、C、c、E、e 在 Rh 系统最为常见且与临床关系最密切。免疫原性最强的是 D 抗原,其次是 c 和 E 抗原。

(二) Rh 表型

使用标准抗血清检测标本,能够检出的 Rh 抗原,即 Rh 表型。常用的抗血清有抗 -D、抗 -C、抗 -c、抗 -E 和抗 -e。通过检测 *Rh* 基因可以推测其表型,但表型相同者基因型有可能不同。另外血清学检测不能确定 D 阳性者是 D/D 纯合子,还是 D/- 杂合子基因。五种抗血清鉴定的 Rh 表型见表 2-14。

(三) D 抗原

1. 抗原表达　D 抗原位于 *RHD* 基因编码的 D 多肽链上,该多肽链由 416 个氨基酸组成,在红细胞膜上穿膜 12 次,形成 6 个环。目前已经发现 D 抗原有 30 余种表位,其中多个表位涉及细胞外环。D 抗原表达有数量的变化,在正常 D 阳性个体单个红细胞上一般有 1 万～3 万个 D 抗原,而在弱 D 个体红

表 2-14 五种抗血清鉴定的 Rh 表型

抗血清					表型		
抗 -D	抗 -C	抗 -E	抗 -c	抗 -e	Rh-Hr	CDE	数字名称
+	+	−	+	+	CcDee	R_1r	Rh: 1, 2, −3, 4, 5
+	+	−	−	+	CCDee	R_1R_1	Rh: 1, 2, −3, −4, 5
+	+	+	+	+	CcDEe	R_1R_2	Rh: 1, 2, 3, 4, 5
+	−	−	+	+	ccDee	R_0R_0/R_0r	Rh: 1, −2, −3, 4, 5
+	−	+	+	+	ccDEe	R_2r	Rh: 1, −2, 3, 4, 5
+	−	+	+	−	ccDEE	R_2R_2	Rh: 1, −2, 3, 4, −5
+	+	+	−	+	CCDEe	R_1R_z	Rh: 1, 2, 3, −4, 5
+	+	+	+	−	CcDEE	R_2R_z	Rh: 1, 2, 3, 4, −5
+	+	+	−	−	CCDEE	R_zR_z	Rh: 1, 2, 3, −4, −5
−	−	−	+	+	ccdee	rr	Rh: −1, −2, −3, 4, 5
−	+	−	+	+	Ccdee	r'r	Rh: −1, 2, −3, 4, 5
−	−	+	+	+	ccdEe	r″r	Rh: −1, −2, 3, 4, 5
−	+	+	+	+	CcdEe	r_yr	Rh: −1, 2, 3, 4, 5

细胞上约为 0.02 万~1 万,而增强 D 个体约有 7.5 万~20 万。D 抗原在胎儿早期就充分表达,基本与成人一样。

2. 存在部位 只存在于人类的红细胞膜上,体液和分泌液中无游离的 D 抗原。

3. 分布 D 抗原在汉族人群中表达为 99.75%。少数民族人群 D 抗原阴性的比率稍高,如新疆维吾尔族为 4.9%,苗族为 12.3%。

4. Rh 阳性与阴性 根据红细胞上 D 抗原的有无,临床工作中习惯将红细胞分类为 Rh 阳性或阴性。

5. D 抗原表型 D 抗原的表达包括量和质的变化,抗原量的变化表现为抗原性的强弱。抗原数量越多,抗原性越强。D 抗原质的变化主要指 D 抗原的表位数目减少(完整的 D 抗原应包括 30 多个抗原决定簇)。根据 D 抗原的数量和质的不同,将 D 抗原分为以下几种:

(1)正常 D 抗原:红细胞表面 D 抗原数量一般为 10 000~30 000,抗原表位数目正常。

(2)弱 D(weak D):抗原表位完整,D 抗原数量减少,现在可称为 D^u,但不同于传统的 D^u。传统的 D^u 包括了 D 抗原数量减少和质量变化的红细胞。红细胞可能不被 IgM 抗 -D 所凝集,但与 IgG 抗 -D 反应,通过抗球蛋白试验可以出现凝集,故称为弱 D。弱 D 个体红细胞上抗原数量约为 200~10 000。临床上弱 D 献血者的红细胞应视为 Rh 阳性,应输给 Rh 阳性受血者;而弱 D 作为受血者时应视为 Rh 阴性,应输入 Rh 阴性红细胞。

(3)部分 D(partial D):D 抗原数目基本正常,或抗原数目增多,此种是 D 抗原的一种变异型,但是缺失正常 D 抗原上部分抗原表位,称为部分 D。部分 D 献血者的红细胞应视为 Rh 阳性输给 Rh 阳性患者;部分 D 受血者应视为 Rh 阴性接受 Rh 阴性红细胞。部分 D 个体血清中可能存在抗 -D 抗体,是因为 D 抗原缺乏一个(或多个)片段、抗原决定簇,如果完整的 D 抗原暴露于该红细胞,抗 -D 抗体是针对丢失的那段抗原决定簇所产生的。

(4)放散 D(D_{el}):D 抗原在 D_{el} 红细胞上表达极弱,称为 Del 表型,用常规的血清学方法容易鉴定成为 Rh 阴性。但通过吸收放散试验可证明在红细胞上实际上存在有极少量的 D 抗原。亚洲人 Del 型约占 Rh 阴性的 10%~30%,而在西方人种中此种血型极少。Del 型需要通过吸收放散试验或基因检测进行证实。

(5)D 抗原阴性:用 D 抗体检测红细胞,如红细胞表面不含 D 抗原,临床上习惯称为 Rh 阴性。

(四)其他抗原

RHCE 基因编码 C 和/或 c、E 和/或 e 抗原,*RHCE* 基因有 50 多种等位基因,易发生突变,突变后

可导致抗原表达改变或减弱。C 和 c 是 *C*、*c* 等位基因产物。抗原频率在英国献血者中，C 为 68%，c 为 81%，基因频率 C 和 c 分别为 0.432 7% 和 0.567 3%，在非洲黑色人种中 c 非常高，C 非常低，而东亚人正相反，C 接近 100%。E 和 e 是 *E*、*e* 等位基因产物。在所有人群中 e 频率比 E 多得多，抗原和基因频率分别为 E 29%、e 98% 和 E 0.155 4%、e 0.844 6%。使用抗 E 试剂和不同红细胞表型推算 E 抗原数量有很大差异，每个细胞有 E 抗原 450~25 600 个，e 抗原数量为 13 400~24 400 个。

1. 复合抗原　复合抗原包括 CE、Ce、cE、ce。过去认为复合抗原是顺式基因表达的产物，现在已知复合抗原是基因表达在同一个蛋白质分子上所产生的。

2. 抗原变异　*RHCE* 基因突变可引起相应抗原数量及质量的改变，其中 C 和 e 抗原改变较为常见。欧洲人中 C 抗原的改变与 RhCe 蛋白等细胞外环氨基酸突变有关，伴有 C^w 或 C^x 抗原表达，还有可能产生新的抗原。这些红细胞虽然表现为 C 抗原阳性，但是受到免疫刺激后，仍可能产生抗 -C 或者抗 -Ce 抗体。

（五）Rh 抗原缺失表型

1. Rh$_{null}$　红细胞上没有任何 Rh 抗原，且与任何 Rh 系统抗体都不发生反应的表型。

2. Rhmod　该表型的红细胞上 Rh 抗原表达非常弱，通常要通过吸收放散试验才能检测出来，可能是 D、C、c、E、e 抗原都被检测出来，也可能只是检测出其中一个抗原。

五、Rh 血型抗体

1. 抗体性质　Rh 血型抗体主要通过免疫途径产生，绝大多数抗体是 IgG，IgM 抗体极少见。IgA 性质的抗 -D 更是十分罕见，一般只是混含在 IgG 抗体的血清中。在免疫作用的早期，通常认为最先出现的是 IgM 抗体，随之为 IgG 抗体所替代，且 IgG 抗体分子主要为 IgG1 和 IgG3 两个亚类。

2. 抗体种类　Rh 血型比较常见的抗体是抗 -D、抗 -E、抗 -C、抗 -c 和抗 -e 等 5 种。复合抗原的存在可刺激机体产生相应的抗体。大多数的抗 -c 血清和抗 -e 血清中，也含有抗 -f(ce)；抗 -C 常常和抗 -Ce 一起产生；抗 -CE 有时与抗 -D 同时形成。

3. 抗体来源　Rh 抗体主要是后天免疫而产生，如通过输血或妊娠等。一般认为初次免疫 2~6 个月内出现。已经过初次免疫的个体，再次接受同样抗原免疫后，在 3 周内抗体效价即可达到最高峰。但部分 Rh 阴性的个体，受到 D 抗原刺激后，并不产生抗 -D。目前市场上用于 Rh 血型诊断的单克隆抗体基本上都是基因工程的产品。

六、Rh 血型临床意义

1. 溶血性输血反应　在临床输血中，Rh 血型抗原的重要性仅次于 ABO 血型。资料显示，Rh 阴性个体在接触 Rh 阳性红细胞后，约 20% 的受血者会形成对 D 抗原的致敏状态，如果这部分人体再次输入 Rh 阳性红细胞，则会发生溶血性输血反应。在中国汉族人群，比较常见的 Rh 抗体是抗 -E，这与抗原分布有关。因 Rh 阴性个体比较少见，所以抗 -D 更少见一些。

2. 新生儿溶血病　Rh 血型抗体主要是 IgG，并且大多数抗体是 IgG1 亚类，能够通过胎盘，导致新生儿溶血病。其中抗 -D 是导致新生儿溶血病的最主要和最常见的 Rh 血型抗体，常发生于第二次妊娠或多次妊娠的孕妇，RhD 阴性妊娠妇女所怀胎儿 D 抗原阳性时，分娩或人工流产时胎儿红细胞可通过胎盘进入母体，D 抗原致敏母体红细胞，再次妊娠时，可能产生抗体，并在短时间内达到高峰。IgG 类的 Rh 抗体通过胎盘进入胎儿体内，破坏胎儿含有相应抗原的红细胞，引起新生儿溶血病。并且随着妊娠次数的增加，发生新生儿溶血病的机会增多。Rh 血型抗体引起的新生儿溶血病要比 ABO 血型引起的溶血病严重：一是 ABO 血型系统抗原在出生时发育不十分完全；二是 ABO 溶血依赖于补体，而补体在新生儿时期量很少，并且 Rh 抗体对补体的依赖性较弱，可同时引起血管内及血管外溶血，病情更为严重复杂，需要及时处理治疗。

（黄远帅　李一荣　曹　科）

第四节　H 及 Lewis 血型系统

一、H 血型系统

（一）概述

H 血型系统只有 1 个 H 抗原（H1 或 018001），该系统 ISBT 命名字母符号是 H，数字序号是 018。除稀有的孟买血型（Bombay）红细胞（Oh）外，所有人红细胞表面都表达 H 抗原。H 抗原是 A 抗原和 B 抗原的前体物质，O 型红细胞只有 H 抗原而无 A 抗原和 B 抗原。

红细胞 H 抗原数量与 ABO 血型相关，O 型红细胞 H 抗原数量最多，约 170 万个。而 A 型、B 型红细胞上的 H 抗原因绝大部分已被转化，因此 H 抗原较弱，成人红细胞上 H 抗原从强到弱排列顺序为：$O > A_2 > B > A_2B > A_1 > A_1B$。

（二）H 基因及 H 抗原的生化结构

H 抗原合成受 H 和 Se 两个基因控制，此两个结构基因位于 19 号染色体，是紧密连锁的两个基因位点。H 基因也称为 FUT1 基因，Se 基因称为 FUT2 基因。两个基因均编码 α-2- 岩藻糖转移酶。H 基因编码的糖基转移酶作用底物是 Ⅱ 型糖链，主要将红细胞 Ⅱ 型寡糖前体链转为 H 抗原；Se 基因编码的糖基转移酶作用底物是 Ⅰ 型糖链，主要将分泌液 Ⅰ 型寡糖前体链转化为分泌型的 H 抗原。Se 基因（分泌基因）在红细胞不表达，但在唾液腺中可表达，其决定了分泌液中是否存在 ABH 物质；非分泌型为 se 基因（隐性基因），分泌液中一般无 H 物质。

（三）H 抗原缺失表型

知识拓展

孟买血型发现过程

1952 年，来自印度孟买森德达斯医学院的 Y. M. Bhende 等人在 Lancet 杂志上发表了一篇名为 A 'new' blood group character related to the ABO system 的文章。文中报道了两位患者：患者 X 遭遇了铁路事故，另一位患者 Y 腹部受伤。他们在输血前的血液定型都是 "O" 型，但是和 115 例 "O" 型的印度献血者进行交叉配血存在不合现象。随后发现了一位献血者 Z，也有类似的情况。在接下来详细的血清学实验中发现，三位被检者的血清中都含有抗 -A、抗 -A1、抗 -B 和高浓度的抗 -H。由于该种血型最早在印度孟买发现并报道，故称孟买血型。有意思的是，1952 年的 10 月份，来自波兰弗罗茨瓦夫医学院的 Ludwik Hirszfeld 在给 Lancet 杂志编辑的信中写到，他和他的助手 Amsel 早在 1941 年已经发现一名患霍奇金淋巴瘤的犹太妇女的红细胞也有类似孟买血型的现象。不幸的是，这篇论文只能在 1946 年纳粹占领波兰结束后发表，而他的助手，已在 1943 年死于纳粹的屠杀。因此，如果不是第二次世界大战，也许孟买血型不叫孟买血型，而叫波兰血型了。

1. 孟买型　由 Bhende 等 1952 年在印度孟买发现，命名为孟买型，记为 Oh，也称为非分泌型孟买型。该血型为隐性遗传，其自身缺乏 H 基因（基因型为 hh）和 Se 基因（基因型为 sese），不能形成 H 物质。孟买型携带的 ABO 基因可以遗传给子代，但因其自身无法形成 H 物质，所以即使有 ABO 基因，也不能形成 ABO 抗原。

该血型具有以下血清学特征：无 ABH 抗原，该类型人红细胞与标准血清抗 -A、抗 -B、抗 -A,B、抗 -H 均无凝集，易误判为 O 型；红细胞及唾液中测不出 A、B、H 物质；血清中存在抗 -A、抗 -B、抗 -H 抗体，所以与 A、B、O 细胞全部凝集，该抗体在很大温度范围内均有活性，能激活补体引起溶血性输血反应。孟买型人输血，只能输注孟买型的血液。

2. 类孟买型　该型个体缺乏 H 基因，基因型也为 hh，但其至少有一个 Se 基因。红细胞表面虽不能检测出 H 抗原，类孟买型分泌液及血浆中含有 Ⅰ 型链 A 和 / 或 B 物质，红细胞从血浆中吸附 A 和 / 或 B

抗原，从而表达微弱的 A 和 / 或 B 抗原，记为 A_h、B_h、AB_h。

其具有以下血清学特征：正定型被检红细胞与抗 -H 无凝集，与抗 -A、抗 -B 凝集反应很弱，甚至用吸收放散试验才能检出 A 和 / 或 B 抗原。唾液中含有少量的 ABH 物质。与孟买型抗 -H 不同，类孟买型血清中存在抗 -HI，能与同时表达 H 和 I 抗原的红细胞发生凝集，而与 H 或 I 缺乏的红细胞不凝集或仅有微弱反应。

3. H 抗原缺失型 血清学诊断见表 2-15。

表 2-15 孟买型与类孟买型血清学诊断

血型分类		红细胞鉴定			血清鉴定			唾液抗原	转移酶
		抗 -A	抗 -B	抗 -H	A₁红细胞	B 红细胞	O 红细胞	唾液	血清
H 抗原缺失（孟买型）	O_h	0	0	0	4+	4+	4+	非分泌型	0
	O_h^A	0	0	0	4+	4+	4+	非分泌型	A，+
	O_h^B	0	0	0	4+	4+	4+	非分泌型	B，+
	O_h^{AB}	0	0	0	4+	4+	4+	非分泌型	AB，+
H 抗原部分缺失（类孟买型）	A_h	±	0	0	4+	4+	4+	非分泌型	A，1:256
	B_h	0	±	0	4+	4+	4+	非分泌型	B，1:256
	AB_h	±	±	0	4+	4+	4+	非分泌型	AB，1:256
H 抗原全缺失（类孟买型）	A_m^h	±	0	0	±	4+	±	A，H	A，+
	B_m^h	0	±	0	4+	±	±	B，H	B，+
	O_m^h	0	0	0	4+	4+	4+	H	0

二、Lewis 血型系统

（一）概述

Lewis 血型系统 ISBT 命名为 LE，数字序号及数字表示为 007。该血型抗体于 1946 年发现，并以该患者的姓氏 Lewis 命名。Lewis 血型有 6 个抗原，即 Le^a、Le^b、Le^{ab}、Le^{bH}、ALe^b 和 BLe^b，ISBT 分别表示为 LE1（000701）、LE2（007002）、LE3（007003）、LE4（007004）、LE5（007005）、LE6（007006）。其中 Le^a、Le^b 为最重要的两个抗原，可有三种表型，即 Le(a+b-)、Le(a-b+) 及 Le(a-b-)。Lewis 抗原并不是由红细胞本身产生，而是外来组织产物，经血浆携带，然后附着于红细胞膜表面而形成。唾液中也含有 Lewis 抗原。血小板、内皮细胞、泌尿生殖系统及消化系统上皮细胞也表达 Lewis 抗原。

（二）Lewis 基因及生化特征

Lewis 抗原的合成取决于位于第 19 号染色体的 *Le* 基因（FUT3）以及 *Se* 基因（FUT2）。

Se 基因编码 α-1,2 岩藻糖转移酶，该酶将一岩藻糖链接到 I 型链末端，形成 I 型链 H 抗原。若 *Le* 基因编码的 α-1,4 岩藻糖糖基转移酶将一岩藻糖链接到 I 型 H 链次末端 N- 乙酰葡萄糖胺上，则形成 Le^a 抗原。相反，若在 *Se* 基因编码的 α-1,2 岩藻糖转移酶作用下，在 I 型链 H 抗原末端再加另一岩藻糖，则会形成 Le^b 抗原。

（三）Lewis 抗原

Lewis 血型系统的 Le^b 抗原来源于 1 型 H，而 1 型 H 来源于 1 型前体；Lewis 血型系统的 Le^a 抗原来源于 1 型前体。ABO 血型系统的 ABO 抗原来源于 1 型 H 和 2 型 H，而 1 型 H 和 2 型 H 分别来源于 1 型前体和 2 型前体。所以说 Lewis 血型系统抗原的前体物质是 ABO 血型系统抗原前体物质的一部分。

新生儿时期的红细胞很少表达 Lewis 抗原，用盐水直接凝集方法检测脐带血标本，大多数表现为 Le(a-b-)。若使用间接抗球蛋白试验或者用无花果蛋白酶处理脐带血红细胞，50% 能检出 Le^a 抗原。出生后不久，首先生成 Le^a 抗原。由于 Se 酶的活性很低，Le^b 抗原在新生儿的检出概率较成人低，随着 Se 酶活性增高，可能表现为一过性的 Le(a+b+)。5～6 岁以后，Lewis 抗原表达与成人相同。

妊娠期间 Lewis 抗原量可能会减少，出现一过性 Le(a-b-) 表型，甚至可能产生抗 Lewis 抗体。分娩后随着 Lewis 抗原的恢复,抗体逐渐消失。

红细胞为 Le(a+b−)或者 Le(a−b+)的唾液能够抑制抗 -Le^a 的活性,前者的抑制能力更强。另外,在人的乳汁、尿液、消化液、羊水等中可检测出 Lewis 抗原。

(四)Lewis 抗体

Lewis 抗体多数为 IgM,一般没有明确的免疫刺激,是自然产生的抗体,而非红细胞免疫而来。Le(a−b−)的个体,可能产生抗 -Le^a、抗 -Le^b 及抗 -Le^{a+b} 抗体。抗 -Le^{a+b} 抗体既能凝集 Le^a 阳性细胞,又能凝集 Le^b 阳性细胞。红细胞表型为 Le(a−b+),一般不产生抗 Le^a 抗体,因为唾液和血浆中含有少量的 Le^a 抗原。一般而言,抗 -Le^a 抗体不会在 Le(a−b+)的个体产生,当然也不会在 Le(a+b+)及 Le(a+b−)的个体中产生同种抗体,所以常见的抗 -Le^a 只存在于 Le(a−b−)个体。

Lewis 抗体最佳反应温度是室温,用间接抗球蛋白试验有时可检出该抗体。但 Lewis 抗体在 37℃ 没有活性,一般没有临床意义;与 ABO 抗体不同,其凝集相对较弱且易散开,需离心后轻柔重悬观察。另外供者血浆中 Le^a、Le^b 抗原,以及供者红细胞表面 Le^a、Le^b 抗原也会脱落释放到血浆当中,这些抗原中和患者的 Lewis 抗体,所以临床极少出现 Lewis 抗体引起的溶血性输血反应。对于有 Lewis 抗体的患者,选择 37℃ 交叉配血相合的血液即可,一般不需要检查供血者该抗原是否阴性。

(五)Lewis 血清学检测

利用抗 -Le^a 和抗 -Le^b 可检测红细胞 Le^a 和 Le^b 抗原,并可分出 Lewis 血型系统 4 型:Le(a+b−)、Le(a+b+)、Le(a−b+)、Le(a−b−)。Lewis 血型系统鉴定及分布见表 2-16。

表 2-16　Lewis 血型系统表型、基因型及分布特点

表型	基因型	红细胞		人群分布频率 %	
		抗 -Le^a	抗 -Le^b	白种人	上海汉族人
Le(a+b−)	H, Lesese	+	0	22	21
Le(a+b+)	H, LeSe^w	+	+	罕见	罕见
Le(a−b+)	H, LeSe	0	+	72	79
Le(a−b−)	H, lese/leSe	0	0	6	/

(六)Lewis 分子诊断检测

1. FUT3(LE 基因)引物扩增后直接测序法检测基因突变,有学者利用生物信息学软件分析了 FUT3 基因突变,发现 59T＞G 和 508G＞A 两个位点都是纯合突变,为无效基因 le59,508(59T＞G 和 508G＞A)的纯合突变。

2. 已经鉴定出 FUT3(Lewis)和 FUT2(分泌型)基因存在多种失活突变,其分布具有地域和种族特征。同时,许多人群表现为几种优势等位基因。

(李小龙　曹　越　李一荣)

第五节　其他血型系统

随着血型血清学的深入研究,更多的血型被相继发现和命名。除 ABO、Rh、Lewis 血型系统外,还有 MNS、P1P^K、Lutheran、Kell、Duffy、Kidd、Diego 及 I 等其他血型系统。这些血型系统引起的临床问题相对少见,但也同样是引起包括输血不良反应等临床输血问题的重要因素,在临床输血工作中需引起重视。

一、MNS 血型系统

MNS 是继 ABO 血型之后,第二个被发现的血型系统。ISBT 命名为 MNS,数字序列 002,到 2018 年 6 月止已经确认的抗原有 49 个。常见的有 M、N、S、s 等,常见的抗体主要有抗 -M、抗 -N、抗 -S、抗 -s 等。

（一）基因及生化特征

1. 基因　编码 MNS 血型系统抗原的是 *GYPA* 和 *GYPB* 两个紧密连锁的基因,它们位于 4 号染色体上,*GYPA* 基因有 7 个外显子,编码 GPA(血型糖蛋白 A);*GYPB* 基因有 5 个外显子和 1 个无功能的外显子,编码 GPB(血型糖蛋白 B)。

2. 抗原生化特征　GPA 和 GPB 是红细胞膜上主要的唾液酸糖蛋白,GPA 在红细胞上的数量多达 10^6,GPA 分子上有 M 和 N 抗原,其抗原特异性是由 GPA 氨基末端第 1 位和第 5 位氨基酸所决定,M 抗原第 1 位是丝氨酸,第 5 位是甘氨酸;N 抗原第 1 位是亮氨酸,第 5 位是谷氨酸;GPB 数量约为 2×10^5,GPB 分子上主要携带有 S 和 s 抗原,还有少量的 N 抗原,S 和 s 抗原的区别在于 GPB 肽链第 29 位氨基酸的不同,S 抗原是甲硫氨酸,s 抗原是苏氨酸。

胰蛋白酶处理可使 M 和 N 抗原失活,而不能使 S 和 s 以及 GPB 上的 N 抗原失活。在 α- 糜蛋白酶作用下,M 和 N 抗原的活性部分减低,但是 S 和 s 以及 GPD 上的 N 抗原将会失活。经木瓜蛋白酶、无花果蛋白酶、菠萝蛋白等酶处理的红细胞,GPA 和 GPB 被破坏,MNS 系统的抗原也随之破坏,但木瓜酶或无花果酶处理的红细胞 S 和 s 抗原不易被破坏。

（二）常见抗原、抗体临床意义

在大多数人群中,包括大多数欧洲人、非洲人和东亚人,M 抗原的频率在 50%~60% 之间,N 抗原的频率在 40%~50% 之间。S 抗原在欧洲较亚洲地区常见,亚洲地区多为 s 抗原阳性。

抗 -M 抗体较为常见,多为自然产生,也有因输血或细菌感染而产生。抗 -M 抗体以 IgM 为主,少部分是 IgG。这类抗体不结合补体,不管何种免疫球蛋白类型,均不与酶处理细胞发生反应。抗 -M 有剂量效应,它与 M+N- 的红细胞反应要强于与 M+N+ 的红细胞反应。

抗 -N 抗体与抗 -M 相比较罕见,多数抗 -N 是 IgM,表现为典型的冷凝集抗体,在 25℃ 以上很快失去活性。多次输血的患者可能产生抗 -N 免疫性抗体。抗 -N 不与酶处理红细胞反应。抗 -N 也存在剂量依赖效应,与 M-N+ 红细胞的反应强度胜过 M+N+。

多数抗 -M 和抗 -N 抗体在 37℃ 不发生反应,所以没有临床意义。如果患者血液中检出 37℃ 有活性的抗 -M 或抗 -N 抗体,输血时应选择相应抗原阴性、抗球蛋白试验配血相合的血液。

部分抗 -S 抗体是自然产生的,多数是免疫抗体。抗 -s 抗体均是免疫抗体。抗 S 和抗 s 抗体通常是非补体结合性 IgG 抗体,能够引起胎儿新生儿溶血病和溶血性输血反应。少数抗体的最适反应条件是在 10~22℃ 应用间接抗球蛋白进行试验。如果怀疑存在特异的抗 -S 和抗 -s,但反应格局不清晰,可在室温孵育并立即进行抗球蛋白试验(不要在 37℃ 孵育)以帮助鉴定抗体。多数抗 -S 和抗 -s 也存在剂量效应,但不像抗 -M 和抗 -N 那么显著。抗体能否与酶处理红细胞起反应取决于处理程度和酶的效率。

（三）其他抗原、抗体临床意义

GYPA 和 *GYPB* 基因有部分相似,可能发生基因互换重组产生杂合基因,导致某些低频抗原的产生。

Mi^a(MNS7) 在我国广东、福建、广西、香港、台湾等地的抗原频率约为 7%。抗 -Mi^a 是最早用来界定 Miltenberger 亚型系统各表型的抗体,但后来发现这一抗体是许多针对低频抗原的抗体复合物。抗 -Mi^a 抗体会引起急性溶血性输血反应及迟发性溶血性输血反应,也有引起胎儿新生儿溶血病的报道。如果抗体筛查细胞不含 Mi^a 抗原,易造成抗 -Mi^a 抗体的漏检。

Mur(MNS10) 在白种人和黑种人中罕见,泰国人为 10%,中国人的阳性率为 7%。在我国香港和台湾地区,抗 -Mur 是除了抗 -A、抗 -B 之外最常见的血型抗体,可引起较为严重的溶血性输血反应和胎儿新生儿溶血病,因此针对中国人及东南亚地区人群的抗体筛查细胞包括 Mur 抗原是必要的。

二、P1P^k 血型系统

1927 年 Landsteiner 和 Levine 在实验中发现了 P 血型系统的第一个抗原,同时发现了 M 和 N 抗原。这实际上是现在所说的 P1 抗原(并且 P 抗原属于另一个系统,Globoside),在 2010 年决定将该系统的名称改为 P1P^k。P1P^k 血型系统是第三个被发现的血型系统,早期命名混乱,目前 ISBT 命名为 P1P^k,数字序列 003，包括 3 个抗原，即 P1P^k 1（P1）、P1P^k 3（P^k）和 P1P^k 4（NOR）。此外，Globoside 血型系统（028）有 1 个抗原，即 P，其与 P1、P^k、NOR 虽不受同一基因控制，但在血清学和生物化学方面有紧密关联。

P^k、P 和 P1 抗原的合成是在乳糖苷神经酰胺上逐步添加糖的过程。首先合成 Globo 鞘糖脂的前体物质 P^k 抗原，由 α-1，4 半乳糖基转移酶 1（由 *A4GALT1* 编码）通过 α-1，4 键添加一个半乳糖到乳糖苷神经酰胺末端。接着，β-1，3-N- 乙酰半乳糖胺基转移酶Ⅰ（由 *B3GALNACT1* 编码）以 P^k 抗原为底物，添加一个 β-1，3-N- 乙酰半乳糖胺至 P^k（Gb3）末端半乳糖，从而形成 P 抗原（Gb4）。包括红细胞在内的一些细胞中，P 抗原进一步延伸形成 Globo 家族抗原，例如 Luke（LKE）、4 型 ABH 抗原链（globo-H、-A 和 -B）和 NOR。NOR 是罕见的多凝集红细胞表型，其特征在于 P 抗原和相关长链 globo 糖脂末端添加了 α-1，4 半乳糖。P1 前体物质能被糖基化成 2H 链，携带 ABH 抗原。

（一）基因及生化特征

P1P^k 血型系统基因位于 22 号染色体，编码 P1 和 P^k 合成酶。P1 合成酶为一种 α- 半乳糖基转移酶，以副红细胞糖苷脂为底物，合成了 P1 抗原；P^k 合成酶也是一种 α- 半乳糖基转移酶，以乳糖基神经酰胺为底物，合成了 P^k 抗原。

P 抗原的基因则位于 3 号染色体，编码 P 合成酶，即 β-1，3-N- 乙酰半乳糖胺基转移酶，以 P^k 为底物合成了 P 抗原。

（二）抗原、抗体临床意义

P1 抗原频率在人群中差异较大，欧洲人中约为 80%，亚洲人中约为 30%。婴幼儿时期 P1 抗原尚未发育成熟，7 岁以后逐步发育完全。P1 抗原除了红细胞，还在粒细胞、淋巴细胞、单核细胞上表达。

P 抗原在出生时已发育完全，它是红细胞糖苷脂，也是微小病毒 B19 的细胞受体。B19 可引起儿童疾病，偶尔引起红细胞生成严重失调。p（无标志表型）阳性个体对微小病毒 B19 有天然抵抗力，微小病毒对 p 阳性个体的骨髓细胞及红细胞克隆无细胞毒作用。P 抗原在血小板、上皮细胞和成纤维细胞上也有表达。

人血清中抗 -P1 比较常见，通常是冷抗体，凝集反应很弱，如果温度超过 25℃，一般不出现凝集反应，也不会发生溶血反应，因此临床意义不大，不用挑选 P1 抗原阴性的红细胞用于临床。如果抗 P1 在 37℃ 有活性，可引起溶血性输血反应，应选择 P1 抗原阴性血液用抗球蛋白方法交叉配血。抗体活性能被可溶性的 P1 物质中和或抑制。

抗 -P 是 P^k 个体存在的天然抗体，主要是 IgM 类，偶有 IgM 与 IgG 抗体共存，在补体存在的情况下，抗 -P 可使 P 抗原阳性红细胞发生溶血，偶尔会引起胎儿新生儿溶血病。阵发性冷性血红蛋白尿是一种溶血性疾病，多发于儿童感染病毒后，患者体内能检测到抗 -P，冷溶血试验呈阳性，当温度降至 20℃ 以下时，冷抗体与红细胞结合并激活补体，当温度提高至 37℃，抗体与红细胞分离脱落到血浆中，已激活的补体导致溶血。

三、Lutheran 血型系统

Lutheran 血型系统 ISBT 命名为 LU，数字序列为 005，有 25 种抗原。传统命名依次为 Lu^a、Lu^b、Lu3～Lu9、Lu11～Lu17、Au^a、Au^b、Lu25 等，ISBT 命名为 LU1～LU25（005001～005025）。Lutheran 血型系统包含了四组对应抗原：Lu^a/Lu^b、Lu6/Lu9、Lu8/Lu14 及 Au^a/Au^b。

（一）基因及生化特征

LU 基因位于 19 号染色体，基因产物是 Lutheran 糖蛋白，是 597 个氨基酸的多肽链。该多肽链单次穿过红细胞膜，成熟的 LU 蛋白有 5 个二硫键，在细胞外属于免疫球蛋白超家族功能区。该糖蛋白可能具有黏附功能和介导细胞内信号传递功能。用糜蛋白酶处理红细胞可破坏 LU 抗原，木瓜酶处理红细胞对 LU 抗原作用不明显。Lutheran 抗体不与巯基试剂处理的红细胞反应，如二硫苏糖醇。

（二）抗原、抗体临床意义

Lu^a 在欧洲人和非洲人中约占 8%，但是其他人种少见。其对应抗原 Lu^b 在人群中分布频率高。

LU 抗原在脐带血红细胞上表达很弱，常被认为是 Lu（a-b-），到 15 岁左右逐步发育成熟，达到成人水平。在粒细胞、淋巴细胞、单核细胞、血小板和红白血病细胞系上未查到有 LU 抗原。而在人体很多组织细胞（心脏、肾脏、肝脏、肺、脾、胎盘、骨骼肌细胞、血管壁）上可查到 LU 抗原。Luthoran 抗原强度在家系之间的差别较明显，不同家庭成员之间的 Lu（a+）细胞上携带的抗原数目是不同的，但同一个家系中所携带的抗原数目几乎相同，Lutheran 抗原常表现出剂量效应。

LU 抗体一般临床意义不大，多无严重不良反应，偶尔引起轻微溶血（轻度黄疸）和胎儿新生儿溶血病。LU 抗体以 IgM 为主，也有 IgG，可以通过盐水法或抗球蛋白方法检测。抗 -Lu^a 抗体是通过妊娠和输血产生的，也有自然产生的抗体，与 Lu^a 红细胞直接凝集的最佳温度一般在 37℃ 以下。常与其他抗体，特别是与红细胞反应的 HLA 抗体同时发生。抗 -Lu^b 抗体罕见，都是由妊娠和输血产生的，未见有自然发生的抗 -Lu^b 抗体，其常单独存在，最佳反应温度为 20℃。抗 -Lu^a 和抗 -Lu^b 抗体多为 IgM 类，也可见 IgA 和 IgG 类。抗 -Lu^a 通常与 Lu（a+）红细胞发生直接凝集反应，而在间接抗球蛋白试验中呈混合凝集，这种混合凝集是 Lutheran 抗原与抗体反应的一个特征。

四、Kell 血型系统

Kell 是众多血型系统中第一个应用抗球蛋白试验发现的。血型系统 ISBT 命名为 KEL，数字序号为 006，目前 ISBT 已确认的 KEL 抗原有 36 个，如 K（KEL1：006001）、k（KEL2：006002）等。其中有 5 组具有等位基因关系的抗原：K 和 k，Kp^a、Kp^b 和 Kp^c，Js^a 和 Js^b，K11 和 K17，K14 和 K24 等。

（一）基因及生化特征

1. 基因 *KEL* 基因位于染色体 7q33，*K1* 和 *K2* 是两种常见的基因。两者 DNA 序列差异在于第 6 个外显子，因此其产物有所不同，即 193 位的苏氨酸变为甲硫氨酸。

2. 抗原生化特征 *KEL* 基因产物是 II 型糖蛋白，并通过二硫键连接到 Xk 蛋白上，Xk 是 Kx 系统的血型抗原（XK1）。红细胞表面若无 Xk 蛋白，就会减少 Kell 抗原的表达。

用木瓜酶、无花果酶和胰酶处理红细胞并不会减少 Kell 抗原的表达；胰酶和糜蛋白酶共同作用则可以消除 Kell 抗原的活性。巯基还原剂二硫苏糖醇、溴化 2- 氨乙基异硫脲可破坏半胱氨酸残基间的二硫键，从而破坏 Kell 血型抗原。

（二）抗原、抗体临床意义

欧洲人中 K 抗原阳性者约 9%，非洲人中接近 1.5%，东亚人中少见，在阿拉伯和西奈半岛人群中 K 抗原阳性者高达 25%。

Kell 血型抗原性较强，K 的免疫原性仅次于 ABO 和 D 抗原，所以在输血中有重要的意义。K 抗原在出生时就已发育完全，10 周龄的婴儿红细胞表面就能检出，而 k 抗原在 7 周龄的婴儿就能检出。抗 -K 及抗 -k 主要通过免疫产生，并在体内持续存在多年，抗体是 IgG，多数是由 IgG1 亚类诱导产生的，能够通过胎盘，导致胎儿新生儿溶血病。抗 -K 引起的胎儿新生儿溶血病同时伴有 Rh 血型抗体，这些抗体能够共同导致严重胎儿新生儿溶血病；抗 -K 也能引起急性和迟发性溶血性输血反应，使用抗球蛋白试验能够检出该抗体。如果患者有 Kell 系统抗体，应选择相应抗原阴性交叉配血相合的血液。

到目前为止国内尚未有抗 -K 的报道，因此抗 -K 在中国汉族人群中意义不大。抗 -k 发生率极低，其临床意义和血清学特征与抗 -K 相似。中国汉族人群 K 抗原几乎全为阴性，而 k 抗原几乎全为阳性，所以很少鉴定出抗 -K 抗体。中国汉族人中曾有几例鉴定的抗 -K 抗体，均疑似细菌性感染后免疫所产生的抗 -K 抗体，因中国汉族人 K 抗原几乎全阴性，虽可能鉴定出抗 -K，但输血交叉配血几乎都能相合，并不会对交叉配血造成很大困扰。

抗 -Kpa、抗 -Kpb、抗 -Jsa 及抗 -Jsb 抗体均较抗 -K 少见，临床意义相同，均可发生溶血性输血反应和胎儿新生儿溶血病。

Kell 系统抗体与某些自身免疫性溶血性贫血有关，少部分自身免疫溶血性贫血患者的自身抗体针对 Kell 抗原，不易区分自身抗体和同种抗体。

Kell 血型抗体对于低离子试剂较不敏感，所以通常使用聚凝胺法或 LISS-AHG 低离子介质的抗球蛋白法有漏检的可能。最可靠的检测方法为间接抗球蛋白试验。加入聚乙二醇也可增加反应活性。

五、Duffy 血型系统

Duffy 血型系统 ISBT 命名为 FY，数字序列为 008。共有 5 个抗原，分别为 Fy^a（001）、Fy^b（002）、Fy^3（003）、Fy^5（005）、Fy^6（006），其中 Fy^a、Fy^b 是一对等位基因产物。

（一）基因及生化特征

1. 基因 Duffy 血型基因（*DARC*）位于 1 号染色体，有 2 个外显子，外显子 1 编码 FY 糖蛋白前 7 个氨基酸，编码 Fy^a 和 Fy^b 的等位基因在外显子 2 表现出单核苷酸多态性，分别编码 N 末端甘氨酸和天冬氨酸。非洲人中有 *Fy* 基因，不编码 Fy 糖蛋白，因此红细胞无 Fy^a 和 Fy^b 抗原，表现为 Fy(a−b−)。

2. 抗原生化特征 FY 糖蛋白，是 338 个氨基酸的多肽链，贯穿红细胞膜 7 次或 9 次。N 端在细胞外，C 端在细胞质内。该糖蛋白在多种细胞表达，并且是红细胞趋化因子。Fy^a 和 Fy^b 抗原为共显性等位基因产物，是人类第一个在常染色体定位的遗传标记。

Fy^a 和 Fy^b 对多数蛋白酶（木瓜蛋白酶、菠萝蛋白酶、无花果蛋白酶、胰蛋白酶）敏感，故用酶处理红细胞与 Fy 抗体反应，通常表现为阴性结果，但其不被胰蛋白酶破坏。

（二）抗原、抗体临床意义

在中国汉族人中 Fy^a 抗原的频率高达 99.7%，属于高频抗原，患者产生抗 -Fy^a 抗体时很难找到相合血液，其在非洲人中则为低频抗原。

Duffy 血型常见表型有 4 种，分别为 Fy(a+b−)、Fy(a−b+)、Fy(a+b+)、Fy(a−b−)。Fy(a+b−)、Fy(a−b+)、Fy(a+b+) 表型在白种人中常见，Fy(a−b−) 表型在非洲人中常见，Fy(a−b−) 个体能抵抗疟原虫的感染。Duffy 糖蛋白是间日疟原虫裂殖子的受体，间日疟是广泛分布在非洲和亚洲的一种疟疾，但不如恶性疟原虫感染引起的疟疾严重。具有 Fy(a−b−) 表型的红细胞对间日疟原虫裂殖子的侵袭具有抵抗力。因此，*FY*02N.01* 等位基因使得间日疟表现为地方性疾病；这一优势也弥补了因红细胞缺少趋化因子受体而致的潜在缺陷。

Duffy 血型系统是根据一位姓氏为 Duffy 的多次输血的血友病患者命名的。1950 年，首次发现 Fy^a 抗体，该血型系统抗体是通过输血或者妊娠免疫产生的，是 IgG 抗体，很少有天然抗体。抗 -Fy^a 抗体能引起中、重度胎儿新生儿溶血病，也能导致中、重度急性或迟发性溶血性输血反应。抗 -Fy^b 抗体引发的免疫反应要弱于抗 -Fy^a，急性溶血反应很少见。抗 -Fy^3 可引起急性或迟发性溶血性输血反应，该抗体存在于 Fy(a−b−) 个体血清中。抗 -Fy^5 可引起迟发性溶血性输血反应。Duffy 抗体有剂量效应，中国汉族人 Fy(a+) 抗原频率高达 99.7% 以上，很难找到有 Fy^b 纯合子的 Fy(a−b+) 抗筛细胞而漏检有剂量效应的抗 -Fy^b 抗体。

六、Kidd 血型系统

Kidd 血型系统 ISBT 命名为 JK，数字序列为 009。该系统有 3 个抗原，即 Jk^a（JK1）、Jk^b（JK2）和 Jk^3（JK3）。Jk^a、Jk^b 是一对等位基因产物。

（一）基因及生化特征

1. 基因 *JK* 基因位于 18 号染色体，基因名称为 *JK* 或者 *HUT11* 或者 *SLC14A1*。*JK* 基因含有 11 个外显子。

2. 抗原生化特征 该抗原载体分子为 391 个氨基酸，贯穿红细胞膜 10 次，形成 5 个环，C 端和 N 端均位于胞质内。由于 JK 蛋白序列中单一氨基酸的改变，即第四个外环 280 位分别为天冬氨酸和天冬酰胺，产生了 JK^a 和 JK^b 抗原。

JK 蛋白多肽是尿素转运蛋白分子，正常表达 Jk 抗原红细胞在 2mol/L 尿素溶液中迅速膨胀并溶解。机制为尿素转运入红细胞使其处于高渗状态，水大量涌入使红细胞胀裂。但 Jk(a−b−) 细胞能较长时间抵抗这种溶解作用，根据细胞这一特征，可筛选 Jk(a−b−) 细胞。

Jk^a、Jk^b 和 Jk^3 耐木瓜酶、无花果酶、胰酶，经这些酶处理红细胞可增加 Kidd 抗体的反应性。Kidd 抗原在唾液酸酶或溴化 2- 氨乙基异硫脲中会失活。

（二）抗原、抗体临床意义

红细胞、中性粒细胞和肾脏细胞表达 JK 抗原，未发现该系统有可溶性抗原。

抗 -Jk^a 和抗 -Jk^b 抗体并不多见。抗 -Jk3 是由 JK（a-b-）个体产生的抗体。JK 抗体都是免疫产生的，主要是 IgG，大部分是 IgG1 和 IgG3，还有少部分 IgG2、IgG4，IgM 抗体较少。大约有一半的 JK 抗体能够结合补体。

Kidd 抗体经常出现很快（包括初次致敏），但也很容易消失，是一个容易检测到的抗体。Jk 抗体较难检出，可表现为直接凝集试验阳性，但凝集强度弱，使用酶处理红细胞可增强间接抗球蛋白试验凝集强度。

Jk 抗体可以引起溶血性输血反应和中等程度的胎儿新生儿溶血病。特别应注意严重的迟发性溶血性输血反应，应高度怀疑 Jk 抗体。因为输血前 Jk 抗体难以检出，通过回忆反应，Jk 抗体迅速产生，破坏外周血中的红细胞，表现为严重的溶血反应。肾移植中，Jk 抗体与组织相容性抗原同样参与急性移植排斥反应。

七、Diego 血型系统

Diego 血型系统 ISBT 命名为 DI，数字序列为 010，共有 22 个抗原，其中两对是对偶抗原：Di^a 和 Di^b 以及 Wr^a 和 Wr^b。

（一）基因及生化特征

Diego 血型系统基因名称为 *SLC4A1*，位于 17 号染色体。在基因产物带 3 蛋白或 AE1（CD233）上，Di^a 表现为 854 位上的亮氨酸，而 Di^b 表现为 854 位上的脯氨酸。Wr^a 在带 3 蛋白 658 位上表现为赖氨酸，Wr^b 表现为谷氨酸。

DI 抗原能够耐受酶和还原剂处理。

（二）抗原、抗体临床意义

Diego 血型系统中最主要的两个抗原 Di^a 和 Di^b 是显性遗传。Di^b 抗原是高频率抗原。Di^a 抗原分布有种族差异，主要存在于蒙古人种中。在中国汉族人群中 Di^a 抗原频率约为 5%，从华北地区到华南地区的抗原频率递减。南美洲印第安人 Di^a 抗原频率约为 36%，在欧洲人和澳洲土著人群中该抗原极为罕见。抗原在出生时就已经发育成熟，是重要的人类学标记。

抗 -Di^a 和抗 -Di^b 都具有临床意义，通过免疫产生，抗体类型是 IgG。使用间接抗球蛋白试验可检出抗体，个别可在盐水介质中出现凝集反应。抗 -Di^a 能够引起胎儿新生儿溶血病和破坏相应抗原阳性的红细胞。抗 -Di^b 较少见，但也能引起胎儿新生儿溶血病和溶血性输血反应。

Wr^a 属于低频抗原，在中国汉族人中的比例少于 0.1%，但是抗 -Wr^a 抗体却是高发生率的抗体，通常可通过抗球蛋白试验检测，但有时也可通过红细胞直接凝集试验检测。而且经常伴随着同种抗体或自身抗体出现，抗 -Wr^a 存在 IgG 或 IgG/IgM 型之分。抗 -Wr^a 抗体是临床有意义的抗体，但因 Wr^a 抗原频率非常低，所以少见溶血性输血反应病例。抗 -Wr^a 与严重的胎儿新生儿溶血病和溶血性输血反应有关。同种抗 -Wrb 很罕见，对其临床意义了解甚少，但自身抗 -Wrb 是一种相对常见的自身抗体，可能与自身免疫性溶血性贫血有关。

八、I 血型系统

I 和 i 两个抗原曾被 ISBT 命名为血型集合 207，字母符号为 I，I 抗原为 I1（207001），i 为 I2（207002）。ISBT 最新分类及命名把 I 抗原列为第 27 位血型系统，而 i 仍被列为血型集合。

（一）基因及生化特征

1. 基因 血型系统 I 抗原基因位于 6 号染色体，基因名为 *I*，也称为 *IGnT*，*GCNT2*。有 3 个外显子，编码 N- 乙酰葡萄糖胺转移酶。

2. 抗原生化特征 I 血型系统只有 1 个抗原（I）。红细胞膜上普遍存在 I 和 i 抗原，两者抗原结构密切相关。I 和 i 抗原决定簇存在于糖脂和糖蛋白携带的碳水化合物结构上。它是一种内部具有 ABH

活性的寡糖结构。i 活性结构是呈直链型 N- 乙酰半乳糖胺单位的重复,并且是支链结构的 I 活性结构的前体。通常在 i 发育过程中,i 活性直链寡糖链被 *I* 基因产生的 β-1,6-N- 乙酰葡萄糖胺转移酶支链化后,i 抗原就转化成了 I 抗原。

(二)抗原、抗体临床意义

I 和 i 抗原不仅限于红细胞,在人类大部分细胞和组织中也有表达。

根据是否存在 I 抗原可分为 I 和 i(I−)两种表型。i 抗原和 I 抗原呈相互竞争的关系,新生儿红细胞膜有大量 i 抗原,随着年龄增长,i 抗原逐渐减少而 I 抗原逐渐增加,多数幼儿两岁左右红细胞 I 抗原基本达到成人水平。成人 i 表型(I−i+)非常少见,多是常染色体隐性遗传,*I* 基因突变所致。遗传性有核红细胞增多症是获得性或先天性 N 糖基化缺陷,i 抗原明显增多,伴有慢性溶血。患有慢性溶血性疾病患者,其 i 抗原增多,是过度造血的表现。

两种遗传性疾病与 i 抗原的增加相关。首先,iadult 表型(I−i+)是 *GCNT2*(以前称为 *I* 或 *IGnT* 基因)突变引起的常染色体隐性表型,亚裔人群 iadult 表型与先天性白内障相关。有专家推测,*I* 基因座位可能与先天性白内障的基因座位紧密相连。其次,Ⅱ型先天性红细胞生成异常性贫血(酸化血清溶血试验阳性的遗传性红细胞多核征)可表现出 i 抗原水平增加。

I 和 i 抗原的常见抗体有自身抗 -I、同种抗 -I 和抗 -i。

自身抗 -I 在大多数人血清中都存在,在 4℃ 具有强反应性(但滴度较低,效价<64)。自身抗 -I 和自身抗 -i 在冷凝集素综合征(CAS)和混合抗体型自身免疫性溶血性贫血中具有病理学意义,主要作为具有高效价和较宽反应温区特性的补体结合性抗体发挥作用。淋巴组织增殖性疾病,例如 Waldenström 巨球蛋白血症、淋巴瘤和慢性淋巴细胞白血病可发生原发性冷凝集素综合征。感染可产生较强的自身抗 -I,肺炎支原体感染是自身抗 -I 出现的常见原因,可伴有一过性溶血,特别是血管内溶血。自身抗 -I 可干扰血型鉴定等输血前检测,可采用冷自身吸收技术去除自身抗体。

同种抗 -I 通常存在于成人 i 表型个体的血清中,且均为 IgM 冷抗体,仅在低温时有活性,但也有同种抗 -I 抗体在 37℃ 造成严重溶血的报道。其最佳反应温度是 4℃,在 4℃ 孵育或者用酶介质处理红细胞,会增强抗 -I 活性。

抗 -i 抗体有 IgM 和 IgG 两种形式,且通常和免疫缺陷有关,自身抗 -i 是健康人相对少见的冷凝集素,与抗 -I 类似,主要是 IgM 型抗体,在 4～10℃ 反应性弱。抗 -i 与脐血和 i$_{adult}$ 红细胞反应最强,与正常成人红细胞反应较弱。传染性单核细胞增多可出现一过性抗 -i,抗 -i 极少造成溶血及胎儿新生儿溶血病。

(王勇军 龚道元)

本 章 小 结

本章主要介绍红细胞血型分类与命名,ABO 血型系统、Rh 血型系统及其他血型系统基本理论,到目前为止,红细胞表面血型抗原分为 360 个抗原,分为 ABO、Rh、MNS 等 36 个血型系统(共 322 个抗原),5 个血型集合(共 14 个抗原);一个高频抗原组 901 系列(共 7 个抗原)和低频抗原组 700 系列(共 17 个抗原)。ABO 血型系统分为 A、B、AB 及 O 四种血型,ABO 血型基因位于第 9 号染色体上长臂,ABO 血型系统受 *A*、*B*、*O* 三个等位基因控制,由于 ABO 基因变异的原因,A、B 及 AB 血型分为不同的亚型;ABO 血型抗体符合 Landsteiner 规则。Rh 血型抗原有 55 个,其中 D、C、c、E、e 在 Rh 系统最为常见且与临床关系最密切,红细胞表面含有 D 抗原称为 Rh 阳性,汉族人中 99.75% 为 Rh 阳性,*Rh* 基因位于第 1 号染色体,由 2 个紧密连锁的基因构成,即 *RHD* 及 *RHCE* 基因;Rh 血型抗体不符合 Landsteiner 规则。H 血型系统只有 1 个 H 抗原,受 *H* 和 *Se* 两个基因控制,此两个结构基因位于 19 号染色体,H 抗原是 ABO 血型抗原前体物质。其他的血型系统主要有 MNS、P1P^K、Lutheran 等血型系统。

第三章

红细胞血型及相关项目检验

红细胞血型及其相关项目检验主要包括输血前相容性试验及与红细胞血型有关的其他项目的检查,其中输血前相容性试验主要包括 ABO、RhD 血型鉴定,意外抗体筛查及鉴定,交叉配血试验等,红细胞血型及其相关项目检验一般利用抗原抗体反应原理,采用免疫血清学检查方法,采用的技术主要有盐水介质试验技术、微柱凝集试验技术、抗球蛋白试验技术、聚凝胺介质试验技术和酶介质试验技术等。

第一节 红细胞抗原抗体反应

红细胞抗原与相应抗体无论是在体内或是在体外,均可发生反应。体外试验的抗原抗体反应中,抗体多以血清的形式存在,又称为血清学反应。体外反应根据抗原类型、抗体类型及参与反应的介质不同,可表现为凝集反应、溶血反应、沉淀反应、中和反应等不同类型。其中凝集反应和溶血反应基本原理如下:

一、凝集反应与溶血反应

1. 凝集反应 如红细胞、细菌等颗粒性抗原在适当的电解质溶液中与相应抗体结合,当两者比例合适时,出现肉眼可见凝集团块,称为直接凝集反应,根据载体不同,直接凝集反应可分为平板(玻片)法和试管法。IgM 类血型完全抗体可以与红细胞相应抗原结合,使红细胞发生凝集,但 IgG 类不完全抗体可以与红细胞上相应抗原结合(致敏相应红细胞),但不能使红细胞凝集成团而出现肉眼可见的凝集。

2. 溶血反应 红细胞与相应抗体结合,形成抗原 - 抗体复合物,抗体构型改变而使其 FC 段 CH2 和 CH3 结构域内补体结合位点暴露,激活补体 C1q,在 Ca^{2+} 或 Mg^{2+} 存在下,经过补体活化经典途径,最后形成补体 C5b6789n 复合物,攻击红细胞膜而显现溶血。抗体激活补体能力依次为 IgM > IgG3 > IgG1 > IgG2,IgG4 无激活补体能力。如血浆改为血清,由于缺乏补体,或者在血浆中加抗凝剂螯合了血液中的 Ca^{2+} 和 Mg^{2+},补体不能被激活,因此,也不会发生溶血。

二、反应特点

1. 特异性 抗原抗体结合要求在空间构型、化学成分上相匹配，即抗原决定簇与抗体（Ig）分子的超变区两者相互适应，通过化学键结合在一起，因此，具有高度的特异性。

2. 可逆性 抗原抗体结合一般通过非共价键可逆性结合，具有相对稳定性，但并不牢固，在一定条件下可以解离，解离后生物活性不变。影响抗原 - 抗体复合物生成与解离的因素有两个方面，其一是抗体亲和力，其二是反应体系环境因素。反应体系环境因素有 pH、温度、孵育时间、反应介质离子强度、抗原抗体比例等。

3. 比例性 是指出现可见结果，抗原、抗体需要适当浓度和比例。只有两者比例适当，抗原抗体的结合才最充分，能够相互交叉形成网络状复合体，结果出现时间短，称为等价带。如果抗体过多则表现为前带现象，而抗原过多则表现为后带现象，均易导致假阴性。抗体一般是多价的，IgG 抗体是二价，IgM 抗体是 5～10 价。

4. 阶段性 抗体与红细胞表面抗原特异结合，形成抗原 - 抗体复合物，称为致敏阶段，此阶段可激活补体。通过抗原抗体搭桥，将相邻的致敏红细胞交联成网，使致敏红细胞形成块状凝集，为凝集阶段。

三、影响凝集反应的因素

体外抗原抗体反应需要提供适宜的环境条件，如电解质、酸碱度和温度等，这些适宜的环境因素能促进抗原抗体分子的紧密接触，增强分子间引力，促进抗原抗体的结合与聚合（集）。

1. 电解质 电解质是抗原抗体结合出现可见反应不可缺少的成分。抗原与抗体发生特异性结合后，在由亲水胶体转变为疏水胶体的过程中，需要适量的电解质参与才能中和抗原 - 抗体复合物表面的电荷，降低电势，破坏水化层，使抗原 - 抗体复合物相互靠拢聚集，形成大块的凝集或沉淀。一般常用生理盐水，但电解质浓度太高，可能发生非特异沉淀，出现盐析。

红细胞膜上的唾液酸因带有大量负电荷，在生理盐水和血浆中又被带有正电荷的阳离子云所覆盖，导致红细胞相互排斥，使红细胞之间的距离至少 25nm，避免发生自发凝集。低离子强度溶液（LISS）减少了红细胞周围的阳离子云，从而促进了带正电荷的抗体与带负电荷的红细胞发生反应。低离子强度溶液可以增加抗体筛查和交叉配血试验的敏感性，现已广泛应用到临床上。

2. 酸碱度 抗原抗体反应必须在合适的 pH 环境中进行，抗原抗体反应一般在 pH 6～8 之间为宜。由于蛋白质具有两性电离性质，每种蛋白质都有固定的等电点，pH 过高或过低，均影响抗原或抗体的理化性状。当反应体系接近抗原等电点时，可因抗原自沉而出现非特异性凝集，引起假阳性。

大部分血型抗体与抗原反应的酸碱度接近生理性 pH 范围。抗 -D 反应的最佳 pH 是 7.0 左右，抗 -M 反应的最佳 pH 是 5.5 左右。

3. 温度 抗原抗体反应必须在合适温度中进行，一般为 15～40℃，常用的抗原抗体反应温度为 37℃。在一定的温度范围内，温度高，可加速分子运动，抗原与抗体碰撞机会增多，反应加速。但温度高于 56℃，可导致已结合的抗原抗体解离，甚至变性或破坏。温度过低，结合速度慢，但结合牢固，便于观察结果。一般 IgM 抗体适宜温度为 4～25℃，称为冷抗体，IgG 抗体在 37℃时活性较好，称为温抗体。冷凝集素在 4℃左右与红细胞结合最好，20℃以上解离。适当的搅拌或振荡也可促进抗原抗体分子的接触，加速反应。

4. 时间 抗原抗体反应达到平衡需要一定的时间，所需时间视免疫球蛋白类型及反应条件而定。一般盐水介质中，37℃孵育 30 分钟可以检出多数具有临床意义的抗体。活性较弱的抗体，可以适当延长孵育时间，低离子溶液可减少孵育时间。

四、红细胞凝集反应中的特殊现象

1. 缗钱状凝集 肉眼下红细胞凝集无异常，高倍镜下红细胞呈缗钱状的假凝集，见图 3-1。其形成原因是血清或反应介质中有过量的、带正电的球蛋白、纤维蛋白原或高分子物质所致。怀疑有缗钱状凝集时,可离心,弃去上层液,加等量生理盐水,混匀,缗钱状凝集将消失,真凝集则保持不变。

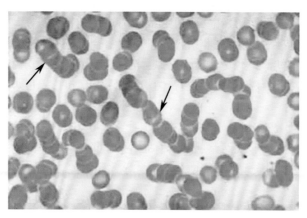

图 3-1　红细胞缗钱状凝集

2. 混合外观凝集　又称混合视野凝集(mixed field,MF),是指待检标本中存在两群红细胞,一群红细胞上有相应抗体对应的抗原,另一群红细胞上没有相应抗体对应的抗原,加入抗体后,肉眼观察凝集不明显,在显微镜视野下,一群红细胞凝集,另一群红细胞呈分散状态,不凝集,见图 3-2。出现红细胞混合凝集主要见于:①接受了与自己 ABO 血型不同的异型输血或骨髓移植,如 A 血型人输入较多量 O 型红细胞,其体内存在 A 型红细胞和 O 型红细胞,其红细胞悬液加入抗 -A 试剂时,在显微镜下,A 型红细胞出现凝集现象,根据凝集程度不同判断为 ±～+4,O 型红细胞不凝集呈分散状态;②某些红细胞亚型如 A_3、B_3:如 A_3 细胞与抗 -A 试剂反应,B_3 红细胞与抗 -B 试剂反应等呈典型混合凝集现象;③嵌合血型等。

混合外观凝集应与弱凝集的区别:后者主要是抗体效价较低或红细胞上抗原量较少,红细胞与抗体反应后红细胞凝集数量较少和凝集凝块较小。

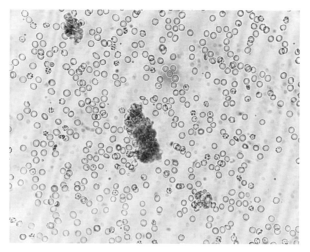

图 3-2　红细胞混合外观凝集

五、临床应用

在临床输血检验工作中,抗原抗体反应原理可以用于血型鉴定、抗体筛查与鉴定、交叉配血试验和新生儿溶血病检查以及血型血清学其他检查等。

(陈秉宇　刘　艳)

第二节 输血前相容性血清学试验常用技术

目前,输血前相容性检查项目主要包括 ABO 血型鉴定、RhD 血型鉴定、意外抗体筛查与鉴定、交叉配血试验等,一般采用免疫血清学检查方法,常用的技术主要有盐水介质试验技术、聚凝胺介质试验技术、酶介质试验技术、抗球蛋白试验技术、微柱凝集试验技术等。

一、盐水介质试验技术

1. 原理 在盐水介质中,红细胞抗原和特异 IgM 抗体结合,出现肉眼可见的凝集,但 IgG 类抗体在盐水介质中仅与红细胞相应抗原结合(致敏),不会出现凝集。

2. 检查方法 根据载体不同,主要有试管法、平板法(玻片法)和微孔板法,其中微孔板分为 U 形板(需离心)和 V 形梯状微孔板。

3. 简要操作流程 取反应载体试管(反应板)→加抗体→加红细胞悬液→ $1\,000 \times g$ 离心 15 秒或不离心,肉眼或显微镜观察结果。

4. 结果判读 红细胞出现凝集或溶血现象为阳性结果,红细胞呈游离的混悬状态为阴性,凝集程度分级及判断标准见图 3-3、表 3-1。

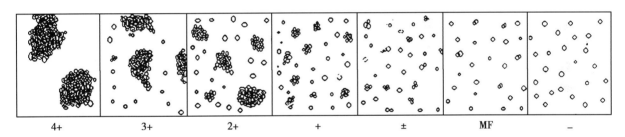

| 4+ | 3+ | 2+ | + | ± | MF | － |

图 3-3 ABO 血型鉴定盐水介质法显微镜下凝集程度结果判断

表 3-1 红细胞凝集反应凝集强度结果判断标准

判断标准	凝集强度
红细胞凝集成结实大凝块,背景清晰透明,镜下几乎无游离红细胞	4+
红细胞凝集成数个较大凝块,背景尚清晰,镜下极少游离红细胞	3+
红细胞凝集成许多中、小凝块,背景稍混浊,周围可见到游离红细胞	2+
肉眼可见大颗粒,背景混浊,镜下较多红细胞凝集,有较多游离红细胞	1+
肉眼观察几乎无凝块或无数微小凝块,背景混浊,镜下可见大多数视野中有 6～8 个红细胞凝集,有很多游离红细胞	±
镜下可见少数红细胞凝集,绝大多红细胞仍呈分散分布,凝集和散在红细胞混合	MF
轻摇试管,红细胞呈均匀悬液,镜下未见红细胞凝集,红细胞散在均匀分布	阴性

玻片法、微孔板法凝集强度结果判断标准相同

5. 注意事项

(1)标本:标本新鲜,无溶血。血清、血浆标本均可,最好用血浆标本,乙二胺四乙酸(EDTA)盐或枸橼酸钠抗凝,螯合 Ca^{2+} 以减少溶血。标本置 4℃保存 7 天,以备复查。

(2)器材:所有器材中性、干净、干燥;试管大小一致,滴管口径一致。

(3)抗原与抗体:比例一致,抗体效价符合要求,不用时于 2～8℃保存,试剂从冰箱取出应平衡至室温再使用,用完后应立即放回 2～8℃环境保存,防污染,并在有效期内使用;若抗体出现混浊或红细胞试剂出现变色、红细胞出现凝集或溶血,则不能再继续使用。

(4)加样与加试剂:一般先加血浆或抗体试剂,再加红细胞,以防漏加血浆或抗体试剂;如用滴管加样,滴管口径及加样(加试剂)的倾斜度最好一致。

（5）反应温度：IgM 抗体与抗原反应最适合温度是 4℃左右，但为了避免冷凝集素干扰和便于操作，一般在室温（20～24℃）下进行试验，37℃可使反应减弱。反定型的凝集常常较弱，在凝集结果不明显时，室温放置 5～15 分钟可增强其凝集反应。4℃放置 15～30 分钟或酶处理红细胞均可增强反应。

（6）结果观察：溶血和凝集都是阳性结果。建议以白色为背景进行结果观察。试管法离心后要轻拿试管，不要用力晃动，先观察上清液是否有溶血，再用手指轻弹试管底部，看红细胞是呈块状浮起，还是均匀散开，如为块状浮起为阳性，均匀分散为阴性。如果上清液有溶血现象则考虑是否为抗原抗体反应激活补体所致。

6. 临床应用　①试管法：可用于 ABO 和 RhD 血型鉴定、不规则抗体筛查和鉴定、交叉配血及抗体效价测定等；②平板法：可用于 ABO 血型和 RhD 血型普查或筛查（一般只做正定型），禁止将该方法用在输血前血型的鉴定；③微孔板法：主要用于中心血站大量标本血型鉴定。

7. 方法学评价　试管法是经典方法，敏感性比平板法高，检查结果较准确，临床应用广泛，但需要离心；平板法不需要离心，操作简单，但敏感性较低，易出现假阴性，不适宜新生儿或抗原性较弱的血型鉴定，临床上只用于血型鉴定筛查；微孔板法可以自动化，快速，适用于血站大量标本的血型鉴定，其中 V 型梯状微孔板法结果相对可靠，但成本较高。

二、聚凝胺介质试验技术

1. 原理　1980 年 Lalezari 和 Jiang 首先将聚凝胺（polybrene，Poly）技术应用在交叉配血试验中，该试验技术较盐水介质法在灵敏度上有很大的提高。聚凝胺又名溴化己二甲铵（hexadimethrine bromide），是一种高价阳离子季铵盐多聚物，溶解后可产生多个阳离子基团，可以大量中和红细胞表面唾液酸所带的负电荷，降低红细胞之间的排斥力，从而缩短红细胞彼此之间的距离，在离心力作用下，可使红细胞发生可逆性的非特异性凝集。

首先利用低离子强度溶液（low ionic-strength solution，LISS）降低反应体系的离子强度，减少红细胞周围的电子云，增加抗体抗原之间引力，促使血型抗体与红细胞膜上相应抗原结合。在低离子介质、聚凝胺的联合作用下进行离心，有利于血型抗体尤其是 IgG 类不完全血型抗体与相应红细胞发生结合而促进红细胞凝集，同时也可使红细胞发生可逆性的非特异性凝集。离心后，加入枸橼酸钠解聚液（重悬液）后，中和聚凝胺的凝集作用，仅由聚凝胺引起的非特异凝集会因电荷被中和而消失，非特异性凝集的红细胞散开；而因 IgM 或 IgG 类特异性血型抗体与红细胞膜上相应抗原特异性结合出现的凝集不会散开，为阳性反应。

2. 主要试剂　低离子强度溶液、聚凝胺溶液、枸橼酸钠解聚液等。

3. 简要操作流程　取试管，加血浆 1 滴→加红细胞悬液 1 滴→加 LISS 溶液适量，静置 1 分钟→加聚凝胺溶液 2 滴，混匀，静置 15 秒→1 000×g，离心 15 秒，弃上清液→肉眼观察，如无凝集须重做；如有凝集→加 2 滴重悬液，轻轻混匀，1 分钟内观察结果。

4. 结果判读　以白色为背景，在灯光下轻轻振摇试管，用力逐渐加大，振摇后溶液呈云雾状，混悬液浑浊为阴性；如凝集，呈颗粒状，半透明浑浊为阳性，提示血浆内含有红细胞抗原相应的 IgM 或 IgG 类抗体。

5. 注意事项

（1）方法：①本法对 Kell 血型系统 K 抗原抗体不能有效检出（除维吾尔族等少数民族外，汉族人的 *K* 基因频率几乎为零）。②聚凝胺只能使正常红细胞发生凝集，对缺乏唾液酸的细胞（如 T 及 Tn 细胞）无作用。③聚凝胺对冷凝集有加强作用，有冷凝集抗体时不宜采用此法。冬天实验室温度较低时，为排除冷凝集素干扰，可以把试管放置在 37℃水浴一定时间后，轻轻摇动试管，取出后立即吸取红细胞悬液在显微镜下观察结果。

（2）标本：不能使用含枸橼酸钠或肝素抗凝样本，两者均能中和聚凝胺，使红细胞之间非特异性凝集反应减弱，产生假阴性。可选择乙二胺四乙酸二钾（EDTA-K$_2$）抗凝，用血清做试验效果更好。否则，应增加聚凝胺用量来中和枸橼酸钠或肝素，或在试验过程中逐步加入聚凝胺直至红细胞出现凝集为止。

（3）操作：在试验过程中加样和加试剂量不准、反应时间不够、离心力不够、看结果时振摇过重都会造成阳性结果减弱。因此，试验操作人员要严格按照试剂使用说明书进行操作。第一次观察结果要在1分钟内，动作要轻。

（4）结果观察：观察结果要轻摇试管，力度不要过大，否则，凝集也会散开；第一次观察结果如无凝集，必须重做，加入枸橼酸解聚液后要在1分钟内观察结果。

（5）采用该法出现交叉配血不合时，要用抗球蛋白试验验证，结果不一致，以抗球蛋白试验为准。

6. 临床应用 1980年Palezari和Jiang首先将聚凝胺技术应用在血库作业上，目前主要用于血型鉴定、抗体筛查和交叉配血等。

7. 方法学评价 该方法能检出IgM类完全抗体和多数IgG类不完全抗体，具有简便、快捷、成本较低等优点，灵敏度较盐水介质试验高，但其还是一种非特异性促凝手段，仍不能使灵敏度达到最理想的临床应用水平。此外，该方法操作难以标准化、影响因素多、缺乏完善的质控体系，易造成假阴性结果，易漏检低效价抗体。

三、酶介质试验技术

酶技术对Rh、Kidd血型系统的检出效果最好，但对M、N、S、s、Fy^a、Fy^b等抗原的破坏较为显著。酶还可能改变细胞悬液的物理性质，导致红细胞的非特异性聚集。

1. 原理 红细胞膜表面含有丰富的唾液酸而带负电荷，红细胞之间相互排斥，使细胞间距始终保持在25nm，而IgG抗体分子相邻两个结合抗原的Fab片段最大距离是14nm，因此，二价IgG抗体分子相邻两个结合抗原的Fab片段可能只有一个Fab端结合红细胞，同时IgG为二价单体结构，结合红细胞数量少，分子量比IgM小，因此，在盐水介质中，大部分IgG血型抗体只能与红细胞相应抗原特异结合（致敏红细胞）但不能交联，因而无法出现肉眼可见的凝集反应。

某些蛋白水解酶可作用于红细胞表面的多糖链，切断带有负电荷羧基基团的唾液酸，以破坏红细胞表面的唾液酸结构，从而减少红细胞表面的负电荷，缩短红细胞之间的距离，增强IgG抗体与红细胞表面抗原的特异性凝集反应；同时，酶还可以部分改变红细胞表面结构，暴露出某些隐蔽抗原，使IgG类不完全抗体可以与酶处理的红细胞在盐水介质中发生凝集反应。

2. 主要试剂 目前常用的酶有木瓜蛋白酶、菠萝蛋白酶、无花果蛋白酶、胰蛋白酶、胰凝乳蛋白酶、链酶蛋白酶等，临床常用1%木瓜蛋白酶或1%菠萝蛋白酶溶液。

3. 简要操作流程 酶试验技术分类为一步法和二步法。

（1）一步法：取试管，加抗体血清→加红细胞悬液，混匀→加入酶溶液→37℃水浴15分钟→离心，观察结果。

（2）二步法：取试管，加红细胞悬液→加酶溶液，混匀→37℃水浴15分钟→生理盐水洗涤→加抗体血清，混匀→离心，观察结果。

一步法，操作简便，但敏感性较二步法差。二步法，操作步骤多，较为复杂，但敏感性高。

4. 注意事项

（1）方法：酶试验技术可以增强一些血型系统抗原抗体反应活性（凝集强度），如Rh和kidd等，但对某些抗原的破坏性比较大，如M、N、S、s、Fy^a、Fy^b，这些抗原不宜用酶法检测，如选择酶技术时，要考虑可能造成的漏检。

（2）试剂：每批酶试剂的条件要标化，否则会影响试验结果；加入酶试剂的量适宜，过少会导致假阴性，过多会导致红细胞自身凝集而产生假阳性。

5. 临床应用 该技术用于IgG类抗体检测，可用于血型鉴定、抗体筛查与鉴定、交叉配血试验等。酶处理试验技术还可用于增强红细胞对抗体的吸附能力，与二硫苏糖醇结合使用，可去除包被在红细胞上的自身抗体，也可使包被在红细胞上的补体成分C3b和C4b转化成C3d和C4d。

6. 方法学评价 酶法可以检查IgG类抗体，以手工操作为主，临床应用较少；另外对某些抗原破坏性较大，应用也受到限制。

四、抗球蛋白试验技术

抗球蛋白试验（antiglobulin test，AGT）是 1945 年由 R.R.A. Coombs 等建立的经典血清学方法，又称为 Coombs 试验。AGT 主要用于检查血清中的不完全抗体和 / 或补体。根据试验目的不同，AGT 分为直接抗球蛋白试验（direct antiglobulin test，DAT）和间接抗球蛋白试验（indirect antiglobulin test，IAT）。其中直接抗球蛋白试验检测红细胞是否在体内已被不完全抗体和 / 或补体致敏。抗球蛋白试剂直接与红细胞反应，如出现肉眼可见的凝集，称为直接抗球蛋白试验阳性；红细胞在体外与不完全抗体结合后，再加入抗球蛋白试剂进行检测的试验称为间接抗球蛋白试验。

（一）直接抗球蛋白试验

1. 原理　大部分 IgG 类抗体与具有相应抗原的红细胞在盐水介质中能够特异性结合（致敏），但不能出现肉眼可见的凝集反应。加入抗球蛋白试剂（二抗）后，后者的 Fab 片段可与包被在红细胞膜上的 IgG 类血型抗体（一抗）的 Fc 片段结合发生抗原抗体反应，通过抗球蛋白抗体的"搭桥"作用，促使原来已致敏的红细胞发生肉眼可见的凝集反应，即 RBC-IgG 类抗体 + 抗 -IgG→RBC-IgG 类抗体 - 抗 -IgG（凝集）；而未被致敏的红细胞不会发生凝集。

2. 主要试剂　抗人球蛋白试剂有多特异性和单特异性之分，多特异性抗人球蛋白试剂主要含抗 -IgG 和抗 -C3d，也可能含有抗 -C3b、抗 -C4b 和抗 -C4d，以及抗 -IgA 和抗 -IgM 分子重链成分。单特异性抗人球蛋白试剂主要含有某一种抗人球蛋白成分，如抗 -IgG、抗 -IgA、抗 -IgM、抗 -C3d 等试剂。

3. 简要操作流程　标记试管（待检管、对照管），加抗体血清→各管加待检红细胞悬液→生理盐水洗涤→离心，除尽上清液→待检管加抗人球蛋白试剂，对照管加生理盐水→混匀、离心→观察有无凝集现象。

4. 判读结果　①盐水对照管未凝集，待检管凝集，DAT 阳性；②盐水对照管凝集，试验无效，分析原因，重做试验；③盐水对照管与待检管均未凝集，加入 IgG 抗 -D 致敏红细胞，混匀，离心，如出现凝集，DAT 阴性；如不凝集，结果无效，分析原因，重做试验。

5. 单抗 -IgG 阳性与单抗 -Cd 阳性意义

（1）单抗 -IgG 阳性：单抗 -IgG 阳性说明红细胞已被 IgG 类抗体致敏。要确认致敏红细胞膜上 IgG 抗体的特性，常用的方法是放散试验，将 IgG 抗体从红细胞膜上放散下来，然后进行抗体鉴定。放散液中 IgG 抗体特性不同，提示 IgG 阳性的意义不同：①自身抗体，如从患者红细胞放散下来的抗体与谱红细胞出现阳性反应，同时患者不是新生儿，在 4 个月内也无输血史，则该抗体为自身抗体，患者可能患有自身免疫性疾病。如果该抗体与一组谱红细胞反应，出现较为一致的凝集强度，则难以确认抗体特异性。②类同种特异性自身抗体，偶尔某些自身抗体在与谱红细胞出现阳性反应时，与某些细胞反应较强，与另外一些细胞反应较弱，对照谱红细胞抗原列表（细胞谱）分析，可见该抗体似乎包含了某种类似同种抗体的特异性，用吸收放散试验可以证明，该抗体不是自身抗体和同种抗体混合物，它仍然是一种自身抗体，只是该抗体具有某些特异性，类似同种抗体的特点。③同种特异性抗体，新生儿溶血病、免疫性溶血性输血反应的病例中，可从红细胞放散液中检测到同种特异性抗体。④药物抗体，直接抗球蛋白试验阳性的红细胞，其放散液与谱红细胞不发生反应，提示抗 -IgG 阳性很可能是药物抗体反应，应结合临床用药情况，做出判断。

（2）单抗 -Cd 阳性：补体可在体内或体外致敏红细胞，可伴随抗 -IgG 阳性一起出现，也可单独出现。具体临床意义为：① IgM 抗体在体内激活补体，血液冷凝集素综合征患者的冷反应自身抗体在 37℃时也能够与红细胞抗原反应，激活补体使之吸附到红细胞膜上，是否溶血取决于患者免疫状态。未溶血的红细胞返回 37℃环境，冷抗体被释放到血液中，呈游离状态。但补体仍然牢固地吸附在红细胞膜上，存在于红细胞膜上的补体成分主要为 C3d 和 C4d。② IgM 抗体在体外激活补体，在体外检测红细胞时，单纯的抗 -C3d 阳性常由具有冷抗体性质的 IgM 抗体造成，1 个抗体分子可使成百的补体结合在红细胞膜上。当 IgM 类冷抗体在体外较冷的环境下（室温也可结合）与红细胞结合，并激活补体，使之吸附在红细胞膜上时，在较高的温度或反复洗涤中 IgM 抗体会从红细胞膜上脱落，但补体仍然保留在红细胞膜上。③温抗体型自身免疫性溶血性贫血，DAT 阳性大约 10%～30% 是由单独 C3 引起的，此时在常规检测中检测不到 IgG、IgM 及 IgA 抗体，虽然部分患者红细胞有 IgG 包被，但量低，检测不出。④血浆内免疫复合物，其能够很弱并非特异性地结合到红细胞膜上，引起补体包被在红细胞膜上，在免疫复合物解离后，只留下激活补体继续附着在红细胞膜上，此时只有 C3d 能被特异性检出。

6. 临床应用 主要用于母儿血型不合新生儿溶血病的诊断、免疫溶血性输血反应的调查、自身免疫性溶血性疾病和药物诱发型溶血病的诊断等。

（二）间接抗球蛋白试验

1. 原理 红细胞在盐水介质中与相对应不完全抗体特异性结合而致敏，但不能出现肉眼可见凝集反应，再加入抗人球蛋白试剂，与红细胞结合的不完全抗体结合，出现肉眼可见凝集反应，为阳性。

2. 简要操作流程 标记待检管、阳性管、阴性管及自身对照管→依次分别加已知或待检抗体血清、阳性血清、阴性血清和生理盐水→依次分别加待检或已知对照红细胞、阳性对照红细胞（IgG 类抗 -D 致敏 O 型 RhD 阳性红细胞）、RhD 阳性 O 型红细胞和自身红细胞→37℃水浴 30 分钟→生理盐水洗涤，除尽上清液→各管加抗人球蛋白试剂 1 滴→离心→观察有无凝集现象。

3. 结果判读

（1）阳性对照管呈现凝集反应，阴性对照管未出现凝集反应，待检管呈凝集反应为阳性结果，表示待检者红细胞含有相应抗原或待检者血清内含有相应的不完全抗体。如自身对照管无凝集，则检出的抗体可能为同种抗体；如自身对照管有凝集，则抗体可能为自身抗体或同时存在红细胞同种抗体。如待检管无凝集，表示未检出意外抗体。

（2）阳性对照不凝集或 / 和阴性对照管凝集，试验失败，分析原因后重新试验。

4. 注意事项

（1）抗体亲和力（affinity）：抗体亲和力表示抗原与抗体结合的强度。亲和力常数越大，抗原抗体反应致敏阶段的抗体水平越高。要求和细胞结合的抗体量最大，以利于抗原或抗体的检测。

（2）抗原抗体比例：增加抗体量，可增强反应体系的敏感性；如果增加红细胞数量，则减少了每个红细胞结合抗体的量，可能引起假阴性，一般比例是 2 滴血清加 1 滴 2%～5% 红细胞悬液，增加抗体比例有助于弱反应抗体的检出。如加大血清量到原血清量的 10 倍，可以发现标准试验条件下未检出的抗体，特别是调查溶血性输血反应时，可采用此法。

（3）离子强度：悬浮红细胞的溶液可以是生理盐水、低离子强度溶液（如抗体效价低时）、白蛋白或血清。如果红细胞悬浮在低离子强度溶液中，将增强抗体的结合作用，孵育时间将缩短到 15～30 分钟。如被测抗体为补体依赖性抗体，可加入新鲜 AB 型血清。

（4）孵育温度和时间：IgG 抗体、补体致敏最适宜温度是 37℃，如温度过低，抗原抗体结合量将减少，温度过高，抗原抗体变性。红细胞悬浮于生理盐水中，37℃孵育 30～60 分钟（不超过 90 分钟），能检测多数临床上有意义的意外抗体。

（5）洗涤及离心：红细胞洗涤应迅速、充分且尽可能除尽洗涤液，以去除红细胞悬液中混杂的血清蛋白，否则残留的抗体会部分中和抗人球蛋白试剂而产生假阴性结果。洗涤不能中途停止，尽可能缩短洗涤时间，洗涤用足够量生理盐水用力冲入管底；洗涤过程防止交叉污染；洗完后尽快加抗人球蛋白试剂，延迟试验或中途停止可使红细胞膜上已结合的抗体释放；离心力和离心时间应按标准操作程序执行，严格按照试剂说明书进行操作。

（6）红细胞自身凝集：少部分患者红细胞具有自身凝集倾向，例如患者体内存在常温下具有活性的冷抗体时，红细胞经过洗涤后仍可能在离心后出现凝集。为避免自身凝集造成抗球蛋白试验出现假阳性结果，需要在试验中加入生理盐水对照试验，即将患者红细胞充分洗涤后直接离心观察结果，如果对照出现阳性，则直接抗球蛋白试验不可能得出可靠的结果。

（7）体外补体致敏：血液标本中红细胞能够在体外被血清中补体致敏，特别是经低温保存过的血液。因此，在直接抗球蛋白试验的判读中，C3 阳性往往并不代表患者体内的情况，C3 成分可以因血样采集和保存因素的影响而致敏红细胞，常见的过程是血液采集后置于较冷的环境中，血浆中的冷抗体结合在红细胞膜上,导致补体系统激活,使红细胞表面存在 C3 成分。避免这种情况发生最有效的方法是将血液样本直接采集到 EDTA-K_2 抗凝管中,足量的 EDTA-K_2 可以完全螯合血液中的 Ca^{2+},从而阻断补体系统活化过程。

5. 临床应用 间接抗球蛋白试验主要用于血型鉴定、交叉配血、器官移植、妊娠所致免疫性血型抗体及自身免疫性血型抗体的检出和鉴定。

6. 方法学评价 抗球蛋白试验是最可靠的确定不完全抗体的方法,具有特异性强、灵敏度高的特点,已成为临床上保障安全输血、诊断和预防新生儿溶血病、自身免疫性溶血性疾病等研究工作中最主要的实验技术;经典的试管法抗球蛋白试验虽较灵敏,但其操作烦琐,耗时长,不适用于急诊检查和大批量样本的检测,临床常规推广应用受到限制。

五、微柱凝集试验技术

1. 原理 微柱凝集试验技术是分子筛技术和免疫学技术相结合的产物。利用微柱中凝胶之间的间隙形成的分子筛作用,在微柱中红细胞与相应抗体结合,经低速离心,凝集成块的红细胞因体积大被凝胶阻滞不能通过凝胶层,留于凝胶介质的上层或中间,即阳性反应。未凝集游离红细胞因体积小而下沉到微柱的底部,为阴性反应,见图 3-4。

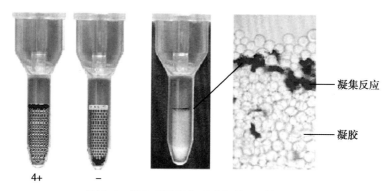

4+   −

图 3-4 微柱凝胶凝集反应阳性、阴性结果

2. 微柱凝胶分类 该试验是 1984 年由法国里昂地区血液中心以 Lapierre 为首发明的,经过不断地临床研究和改进,广泛应用于临床输血常规检验中。根据试验目的不同,微柱凝胶分为中性凝胶、特异性凝胶和抗人球蛋白凝胶,见表 3-2。

表 3-2 微柱凝胶试剂卡分类

微柱凝胶分类	成分	用途
中性凝胶	不含特异性抗体及抗人球蛋白试剂	检测 IgM 抗体与红细胞反应,如 ABO 血型正反定型、交叉配血等
特异性凝胶	含有特异性抗 -A、抗 -B	红细胞 ABO 血型系统 A、B 抗原检测
抗人球蛋白凝胶和 / 或抗 -C3d 凝胶	含有抗人球蛋白和 / 或抗 -C3d 凝胶	检测 IgG 类不完全抗体是否和相应抗原反应,如交叉配血、不规则抗体筛查和鉴定等

①反应腔中一般含促凝剂(如低离子强度溶液)和防腐剂;②可以用玻璃珠代替凝胶颗粒

3. 主要器材

(1)微柱检测卡:将特定配比的葡聚糖凝胶颗粒分散装于特制的微柱中,制备成微柱卡。微柱的上层为"反应池"(抗原抗体反应区),下层为"分离池"。微柱中的凝胶也可用玻璃珠替代。

(2)水平离心机:专门用于血型定型检测卡或其他试剂卡的特殊离心机,配备有特制的卡架。

4. 简要操作流程

(1)中性凝胶微柱检测卡:加 1% 红细胞悬液→加血清或血浆→室温 10 分钟→离心→观察、判断结果。

（2）特异凝胶微柱检测卡：加1%红细胞悬液→室温10分钟→离心→观察、判断结果。

（3）抗人球蛋白凝胶微柱检测卡：加1%红细胞悬液→加血清或血浆→37℃孵育15分钟→离心→观察、判断结果。

5. 判读结果

（1）阴性：红细胞完全沉积在微柱底部，见图3-4、图3-5。

（2）阳性：红细胞留在微柱顶部或中部，凝集程度强弱判断见表3-3、图3-4、图3-5。

表3-3　微柱凝胶法红细胞凝集强度结果判断

判断标准	凝集强度
红细胞凝集物全部位于凝胶表面，并形成一个环形带	4+
发生凝集的大部分红细胞位于凝胶上半部分，少部分位于凝胶中部	3+
发生凝集的大部分红细胞位于凝胶中部，少部分位于凝胶中上部	2+
发生凝集的大部分红细胞位于凝胶下部，底部也可见到一些红细胞	1+
与同卡内阴性对照做对比，如与阴性对照有差别，可判断为±	±
红细胞完全沉淀在凝胶微柱管尖底部	－
少数凝集的红细胞位于凝胶表面，而绝大多数红细胞沉于柱底部	混合凝集
凝胶柱中液体出现清澈透明红色	完全溶血
残留红细胞在凝胶表面、中部或底部，液体出现清澈透明红色	不完全溶血
红细胞完全沉积在凝胶管尖底部	阴性

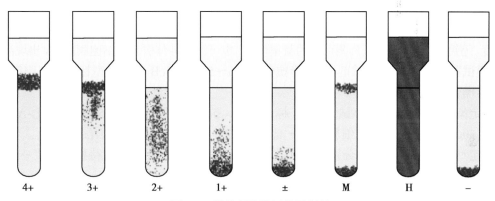

图3-5　微柱凝胶检测结果判断
M：混合凝集；H：溶血

6. 注意事项

（1）微柱凝胶检测卡：应在2～25℃直立保存。凝胶中不能有气泡，检测卡封口完整，卡液面不能干涸，卡从冰箱取出后应平衡至室温才可使用。试验前要离心，避免卡中凝胶在运输途中导致凝胶分布不均匀，胶面不整齐或产生气体。

（2）离心机要准确校准离心参数。

（3）标本：标本应新鲜，避免细菌污染或红细胞破碎引起假阳性。红细胞浓度为0.8%～1%较适宜。

（4）加样：先向反应腔内加入红细胞，后加血浆或抗体。

（5）假阳性常见于：①未充分抗凝血浆标本或未完全除去纤维蛋白原的血清标本在凝胶中形成纤维蛋白；②镰形红细胞和巨幼红细胞，两者均不易透过凝胶间隙；③严重感染的患者白细胞过多，凝胶间隙被堵塞；④标本被细菌污染致使红细胞浮于胶中或胶表面；⑤室温较低，凝胶颗粒活动减少，单个红细胞穿过时困难。

（6）假阴性常见于：①抗原或抗体过少、过弱；②抗原或抗体比例不当；③离心力过大；④未加入抗体等。

（7）溶血现象：①反应液是低渗溶液；②温度过高或过低；③红细胞或抗体被细菌污染；④抗原、抗体结合，激活补体；⑤标本溶血等。因此，微柱凝胶介质中出现溶血现象，要认真分析。

7. 临床应用 微柱凝集技术可用于血型及亚型鉴定、抗体筛查与鉴定、交叉配血试验等，应用非常广泛。

8. 方法学评价 微柱凝集技术既可以检测 IgM 类抗体，也可检测 IgG 类抗体，应用广泛；该检查重复性好、灵敏度高、结果可靠，能检测到弱的抗原抗体反应；检查结果直观、易于判断。可以手工操作，也可以半自动、全自动分析，灵活方便。全自动分析简单、快速，结果可拍照永久保存，但需要购买微柱检测卡及相应仪器，成本较高。

（龚道元　陈活强　陈伟辉）

第二节　ABO 和 Rh 血型鉴定

ABO 血型鉴定和 RhD 血型鉴定常用技术有盐水介质试验技术、微柱凝集试验技术等，其中盐水介质试验技术根据载体不同分为试管法、平板法和微孔板自动分析等方法。

一、ABO 血型鉴定

（一）ABO 血型鉴定 - 盐水介质试管法

ABO 血型鉴定包括正定型和反定型。正定型（forward typing）是指用已知特异性抗体鉴定红细胞的抗原；反定型（reverse typing）是指用已知血型红细胞鉴定血清中的抗体。正、反定型结果应相互验证，结果一致才能报告 ABO 血型结果。

1. 原理 在盐水介质中，红细胞抗原和 IgM 抗体在试管中反应，离心后（可加强抗原抗体结合，提高反应灵敏度，缩短反应时间）出现肉眼可见的凝集现象；也可激活补体引起红细胞膜损伤，出现溶血现象。

2. 主要试剂 抗 -A、抗 -B 试剂（单克隆抗体）；2%～5% A 型、B 型及 O 型标准红细胞等。

3. 简要操作流程

（1）正定型：制备标本→取小试管 2 支，标记抗 -A、抗 -B→各管分别加 50μl 相应抗 -A、抗 -B→各管中分别加 50μl 待检 2%～5% 红细胞悬液→混匀，1 000×g 离心 15 秒→观察结果。

（2）反定型：取小试管 3 支，分别标记 A_1c、Bc 和 Oc→各管分别加 50μl 待检者血浆→各管分别加相应标准红细胞→混匀，1 000×g 离心 15 秒→观察结果。

4. 判断结果

（1）凝集结果观察及判断：白色背景下，先观察上清液有无溶血，再轻摇试管，边摇边观察红细胞悬起状况、有无凝集现象及凝集程度，见表 3-1、图 3-6；如肉眼观察可疑凝集，取反应物于玻片上，用低倍镜观察，红细胞凝集强度判断标准见图 3-3、表 3-1。

（2）血型结果判断：根据正、反定型反应结果判断血型鉴定结果，见表 3-4、图 3-6；两者结果相符合，报告检查结果。

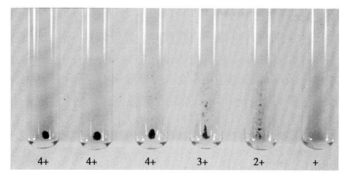

图 3-6　ABO 血型鉴定盐水法试管法凝集程度肉眼结果判断

表 3-4   ABO 血型正反定型结果判定表

抗体+受检者红细胞（正定型）		受检者血型	受检者血清（血浆）+标准红细胞（反定型）		
抗 A	抗 B		Ac	Bc	Oc
+	-	A	-	+	-
-	+	B	+	-	-
-	-	O	+	+	-
+	+	AB			

"+"为凝集或溶血，"-"为不凝集

5. 质量保证

（1）方法：正、反定型必须同时检测，正定型、反定型结果一致时，才能报告结果，否则需要查找原因，重新检测。反定型意义在于：①能够复检正定型血型结果的准确性，纠正漏检、误报；②发现正定型难以发现的弱抗原亚型，如 AB_2 型，在正定型中因其 B 抗原较弱而常常被误定为 A 型；③能够发现某些患者因疾病原因造成的红细胞抗原减弱所致血型鉴定错误；④能够排除获得性抗原（如类 B 抗原）和冷凝集现象对红细胞定型的干扰；⑤发现一些亚型中的意外抗体。

（2）标准血清（抗体）：标准血清来源有两种途径，即人源抗体血清和单克隆抗体试剂。

1）人源血清抗体要求：特殊情况下可用于血型鉴定，其来自健康人血清，是多价抗体的混合物，其主要要求有 6 点。①高度特异性：抗 -A 抗体血清只凝集表达 A 抗原的红细胞，抗 -B 抗体血清只凝集表达 B 抗原的红细胞；②高效价：抗 -A 效价不低于 1:128，抗 -B 效价不低于 1:64；③亲和力：15 秒内即出现凝集，3 分钟凝块 >1mm²；④无补体：分离血清后 56℃，30 分钟灭活补体；⑤无菌；⑥无冷凝集素。

2）单克隆抗体试剂要求：《中华人民共和国药典》2015 版对抗 -A、抗 -B 试剂要求标准有 6 点。①特异性：抗 -A 抗体只凝集表达 A 抗原的红细胞，包括 A_1、A_2、A_1B、A_2B；抗 -B 抗体只凝集表达 B 抗原的红细胞，包括 B 和 AB。②亲和力：我国的标准是抗 -A 血清对 A_1、A_2 及 A_2B 型红细胞开始出现凝集时间分别为 15 秒、30 秒和 45 秒；抗 -B 血清对 B 型红细胞开始出现凝集时间为 15 秒。③效价：我国标准抗 -A、抗 -B 血清均≥1:128。④稳定性：单克隆抗体一般没有人血清抗体稳定，应认真筛选单克隆抗体和选择合适的稳定剂。⑤无菌：应加入适当防腐剂和杀菌剂。⑥灭活补体：血型抗体试剂和相应红细胞抗原反应，可因标本中存在补体而发生溶血，影响血型判定，故需灭活补体。

标准血清从冰箱取出后应平衡至室温后再使用，用完后应立即放回 2～8℃环境保存，防污染，并在有效期内使用，如抗体出现混浊或红细胞试剂出现变色、红细胞出现凝集或溶血，则不能继续使用。

（3）标准红细胞配制：用 3 个同型健康人新鲜红细胞等量混合，用生理盐水洗涤 3～5 次，除去血清中的抗体及可溶性抗原，然后配成 2%～5% 的红细胞悬液。

（4）标本：血液标本无溶血，血清、血浆标本均可，最好用 EDTA 盐或枸橼酸钠抗凝，可螯合 Ca^{2+}，具有阻断红细胞抗原与补体结合而激活补体的作用，标本置 4℃保存 7 天，以备复查。

（5）加样及加抗血清：一般应先加抗体（血浆或血清），后加红细胞悬液，以便核实是否漏加抗体（血浆或血清）；正定型红细胞与抗体比例一般为 1:1，反定型时，相应比例为 1:2，滴管口径及加样（试剂）的倾斜度一致。

（6）反应条件：IgM 类抗体最适反应温度为 4℃，但为了防止冷凝集的干扰，一般在室温（20～24℃）下进行试验，37℃可使反应减弱；反定型的凝集常常较弱，在凝集结果不明显时，室温放置 5～15 分钟可增强其凝集反应或 4℃放置 15～30 分钟或酶处理红细胞均可增强反应。

（7）离心：能促进抗原和抗体的接触和结合，提高反应敏感性和缩短反应时间，但离心时间和离心力（速度）应严格遵守操作规程，以防假阳性或假阴性结果。

（8）结果观察：从离心机拿出试管时，不要摇动试管；注意先观察上清液有无溶血，如发生溶血提示为强阳性反应，但不排除其他原因引起溶血，应认真分析原因；观察有无凝集时，摇动试管动作由轻到重（注意轻摇试管时，有时由于离心作用，即使无特异性凝集的红细胞亦不易散开），必要时弱凝集结果需用显微镜观察后再判读结果。

（9）结果报告：正反定型结果一致才能报告结果，否则，需查找原因，重新检查。

（二）ABO 血型鉴定 - 盐水介质玻片法

1. 原理 在盐水介质中，红细胞抗原和 IgM 抗体在玻片上反应，出现肉眼可见的凝集现象。

2. 简要操作流程 取玻片，标记抗 -A、抗 -B→在玻片上分别加抗 -A、抗 -B 试剂 1 滴→加 5%～10% 待检红细胞悬液各 1 滴→混匀，1～5 分钟观察、判断结果。

3. 质量保证

（1）方法：由于玻片法灵敏度低，易产生假阴性，不适用于检查血浆中 ABO 抗体，不适用于反定型；不适宜于亚型鉴定及新生儿血型鉴定，一般只用于血型普查的初筛，不能用于中心血站或输血科血型的鉴定。

（2）反应载体：最好用白色 U 孔陶瓷板。

（3）标本：为了增加红细胞抗原与抗体的反应，待检红细胞浓度比试管法稍高，大约为 5%～10%。

（4）反应：混匀要充分，反应时间足够，室温太高时注意防止干涸。

（5）结果观察：玻片法敏感性比试管法低，凝集结果不明显时用显微镜观察或用试管法鉴定。

（三）ABO 血型鉴定 - 微柱凝胶血型卡法

1. 原理 采用中性葡聚糖凝胶颗粒微柱凝集法，在盐水介质中，红细胞抗原和 IgM 抗体在微柱的"反应池"反应，经离心后凝集的红细胞留在微柱凝胶的表面，为阳性反应；未凝集的游离红细胞沉积于微柱凝胶底部，形成细胞扣，即阴性反应。

2. 主要器材

（1）微柱凝胶血型卡：血型定型检测卡一般为 6 孔，前 3 孔分别添加 IgM 类抗 -A、抗 -B、抗 -D 单克隆抗体试剂，为正定型孔（特异性凝胶检测孔）；第 4 孔为对照孔或质控孔（中性凝胶检测孔）；第 5、第 6 孔为 ABO 血型反定型孔（中性凝胶检测孔），见图 3-6。

（2）专用水平离心机等。

3. 简要操作流程 制备待检 1% 的红细胞悬液→在正定型反应孔中分别加待检红细胞 50μl→在反定型反应孔中加标准 A 型、B 型红细胞悬液 50μl →在反定型反应孔分别加待检血浆 50μl→离心 10 分钟→观察、判读结果。

4. 结果判读

（1）阴性：红细胞完全沉积于凝胶管底部，见图 3-7。

（2）阳性：红细胞留在微柱凝胶顶部或中部，凝集强弱判断见表 3-3、图 3-8。

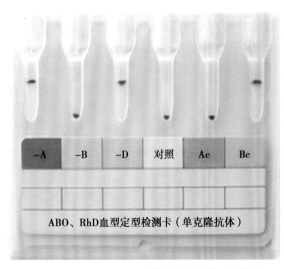

图 3-7 ABO、RhD 血型鉴定微柱凝集反应结果

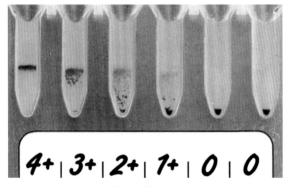

图 3-8 微柱凝集程度判断结果

5. 质量保证

（1）血型卡：特异性凝胶检测孔只能用于正定型，中性凝胶检测孔可用于正、反定型。

（2）其他：见第 3 章第 2 节中"微柱凝集试验技术"内容。

（四）ABO 血型鉴定 - 盐水介质微孔板法

微孔板法血型鉴定根据微孔不同，分为 U 形板法和 V 形梯状微孔板法。

1. U 型板法　为 PVC 板（一般为 96 孔），鉴定原理同盐水介质试管法，适用于工作量大的中心血站进行献血者 ABO 血型鉴定。

（1）简要操作流程：设备自动配制 2%～5% 红细胞悬液→自动加抗 -A、抗 -B 及红细胞悬液→混匀、自动离心→轻微振荡→酶标仪自动测定每个反应孔的吸光度（λ=620nm，待测孔吸光度≥cut off 值为凝集，测定值 <cut off 值为不凝集，cut off 值采用试剂仪器、试剂厂家设定值），正反定型结果一致，自动判断、报告血型结果。

（2）质量保证：①振荡，离心后振荡幅度适宜，不凝集的红细胞完全散开，但凝集红细胞不能散开；②结果观察与判读，离心振荡后，未凝集红细胞呈均匀浑浊，凝集红细胞有红细胞凝块，液体相对清澈透明或半透明；③结果报告，正反定型结果不一致时，用盐水介质试管法重新鉴定。

2. V 型梯状微孔板法

（1）原理：鉴定原理同盐水介质试管法，采用 V 型梯状微孔板，经离心未凝集红细胞沉降后从 V 型梯度微孔板孔中的梯度上滚落到孔底部，凝集红细胞离心沉降后挂在 V 型梯度微孔板孔中的梯度上，通过摄影技术自动判断结果，见图 3-9。

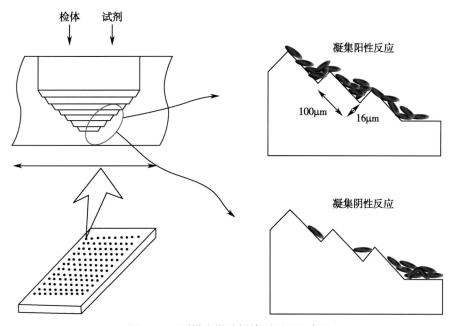

图 3-9　V 型梯度微孔板检测原理示意图

（2）简要操作流程：设备自动配制红细胞悬液→自动加抗 -A、抗 -B 及红细胞悬液→混匀、自动离心→电荷耦合器件摄像或拍像，自动判读结果。

（3）结果判读：红细胞沉积在 V 形板管底为阴性；红细胞挂在 V 型板梯度台阶上为阳性。

（4）临床应用：该法主要用于中心血站大量标本 ABO 和 RhD 血型鉴定。

（五）方法学评价

在血清学试验中，试管法是血型鉴定的金方法。当判断血型出现困难时，可进行家系调查、唾液血型物质检测、吸收放散试验及分子生物学等方法确认血型，ABO 血型鉴定方法评价见表 3-5。

表 3-5 ABO 血型鉴定方法评价

方法	优点	缺点
试管法	所需时间短,适用于常规、急诊血型鉴定。离心有利于抗原抗体结合,增强凝集,结果可靠,有助于发现亚型或较弱抗原抗体反应,为临床常用	与玻片法相比较,操作相对复杂
玻片法	操作简单,不需要离心,可用于大规模普查和即时检验(POCT)	灵敏度低,较弱凝集容易忽略而导致定型错误,不适于临床常规使用
微孔板法	可自动化、标准化,适于大量标本血型鉴定,目前中心血站应用较多,V 形梯状微孔板法准确性较 U 形板高	自动鉴定需要特殊设备
微柱凝集卡	①项目齐全、应用广泛,可用于血型正反定型、稀有血型鉴定、交叉配血等;②操作简单,可以自动化;③操作程序标准化,重复性好;④灵敏度高,结果可靠,能检测到弱的抗原抗体反应;⑤结果易于判定,鉴定完成后放 4℃ 密封可保存 1~2 个月,结果扫描后可长期保存。该法目前临床应用较多	需要检测卡和仪器,成本较高

(六)临床应用

1. 输血前的检查 输血前必须准确鉴定供血者与受血者的血型,选择同型血液,经交叉配血相合后才能输血。

2. 器官移植前的检查 ABO 血型抗原除中枢神经细胞及体液外,广泛分布于人体其他各种组织细胞、体液、分泌液中,是一种移植抗原。在器官移植时,应力求受体和供体的 ABO 血型一致。

3. 新生儿溶血病的检查 母子 ABO 血型不合可引起胎儿新生儿溶血病(HFDN),主要通过血型血清学检查来诊断。

4. 其他 ABO 血型检查还可用于亲子鉴定、法医学鉴定以及某些疾病相关调查等。

(七)ABO 血型正反定型结果不一致的原因及解决办法

ABO 血型鉴定时,如果正反定型结果不一致不能判断血型,需要查明原因。

1. 正反定型结果不一致原因 由操作问题、待检红细胞自身或血清自身的问题导致正反定型结果不一致,主要包括:

(1)技术失误及人为原因

1)器材不洁净、试剂失效或污染、标准抗血清达不到《中华人民共和国药典》2015 版对抗 -A、抗 -B 试剂要求标准。

2)标本张冠李戴,漏加或错加试剂或标本、细胞与血清反应比例不适当、离心过度或不足、未注意观察溶血现象,结果判断、记录或书写错误等。

(2)受检者红细胞的原因

1)红细胞抗原性减弱:多见于新生儿或老年人、亚型、白血病或恶性肿瘤等。

2)多凝集红细胞:由于感染、造血干细胞发生突变、遗传等原因,红细胞膜发生异常,红细胞与其他所有人的血清,甚至包括自身血清都出现凝集,如 T 抗原暴露导致的 Th 多凝集、Tk 多凝集及 Tn 凝集等,获得性类 B 抗原,遗传性 Cad 多凝集等。

3)嵌合体血型:体内有两组红细胞群体,定型时可以出现双相凝集,见于异卵双胎。

4)红细胞致敏:受 IgG 不完全抗体致敏的红细胞,在含高蛋白介质的试剂中,可发生凝集。

5)异形红细胞:微柱凝胶血型卡法检测时,镰形红细胞可致假阳性结果。

(3)受检者血清的原因

1)抗体减弱或缺乏:多见于新生儿和出生 6 个月之内的婴儿、老年人、丙种球蛋白缺乏症患者。血清中 ABO 抗体水平较低或缺乏,反定型时可出现弱凝集或不凝集。

2)获得性抗体:新生儿血清中来自母体的抗体;使用大量的非同型的血浆做置换治疗时,标本血清中可含有供者的抗 -A 或抗 -B 抗体。

3）异常血浆蛋白：肝病、多发性骨髓瘤患者血清中球蛋白增多，心肌梗死、感染及外伤等引起患者血清中纤维蛋白原增多，这些常引起红细胞呈缗钱（串）状排列，造成假凝集。

4）血型特异性物质过高：某些卵巢囊肿病例，血液中过高的血型物质可中和抗-A、抗-B，干扰反定型结果。

5）自身抗体：自身免疫性贫血患者血清中的自身抗体凝集自身或异体红细胞。

6）意外抗体：受检者血浆中的意外抗体，与标准红细胞上其他血型系统的抗原反应发生凝集。

7）药物：低分子右旋糖酐、聚乙烯吡咯烷酮及某些静脉注射造影剂可导致血液黏滞性增高，红细胞出现类似凝集的现象。

2. 正反定型结果不符的分析程序及解决方法 首先应重复试验，严格执行操作规程，使用质量合格的试剂并仔细观察结果，如果重复试验仍然结果不符，则进一步试验。

（1）重新采集受检者血液标本，避免标本采集错误或原标本受污染所导致的错误结果。

（2）查询患者既往病史、输血史和用药史等。

（3）将受检者红细胞应用新开启的确定为无细菌污染的生理盐水洗涤，排除异常血浆蛋白或药物的干扰。

（4）检测患者血清或血浆意外抗体，确定是否为意外抗体的干扰。

（5）对受检者红细胞做直接抗球蛋白试验，如阳性，表示红细胞已被致敏。

（6）如怀疑为A抗原或B抗原减弱，按照亚型的检测方法进一步确定血型。

（7）分析O型筛选细胞检测结果，确定是否是同种异型或自身冷抗体干扰正反定型结果。

二、RhD 血型鉴定方法

RhD 血型鉴定的方法主要有盐水介质试管法、盐水介质玻片法、微柱凝胶血型卡法及微孔板法（U 形微孔板和 V 形梯状微孔板）等方法，其中献血者 RhD 血型鉴定常用微孔板法，输血前相容性检查常用盐水介质试管法和微柱凝胶血型卡法。

（一）盐水介质试管法

1. 原理 在盐水介质中，红细胞抗原和 IgM 抗-D 抗体在试管中反应，经离心出现肉眼可见的凝集现象；也可激活补体引起红细胞膜损伤，出现溶血现象。

2. 主要试剂 单克隆 IgM 类抗-D 试剂或单克隆混合（IgM＋IgG）类抗-D 试剂。

3. 简要操作流程 标记试管待测、阳性及阴性对照→各管加抗-D 试剂 1 滴→各管分别加 2%～5% 待检、RhD 阳性、RhD 阴性红细胞各 1 滴→混匀，1 000×g 离心 15 秒→观察、判断结果。

4. 质量保证

（1）方法：由于 RhD 阴性人中没有天然抗体，因此，一般只做正定型。

（2）RhD 阴性确认试验：献血者初次检查为阴性，需要进一步进行 RhD 阴性确认试验，有条件的可以进行部分 D 鉴定，避免将弱 D 和部分 D 血型误判为阴性，而错误输给临床 RhD 阴性患者；患者初次检查 RhD 阴性，需要进行弱 D 和部分 D 鉴定，如鉴定为部分 D，要给其输注 RhD 阴性红细胞。

（二）RhD 血型鉴定微柱凝胶血型卡

1. 原理 在含 IgM 类抗-D 特异性微柱凝胶血型卡中加入待检红细胞，如红细胞含有 D 抗原，与 IgM 类抗-D 特异结合而凝集，离心后凝集红细胞留在微柱凝胶的上层或中层，为阳性反应；未凝集的游离红细胞沉积于微柱凝胶反应管底部，形成细胞扣，即阴性反应。

2. 简要操作流程 加 1% 红细胞悬液 50μl 于相应检测孔中→离心 10 分钟→取出检测卡，肉眼观察、判读结果。

（三）平板（玻片）法

同 ABO 血型鉴定平板或玻片法基本相同，但红细胞浓度为 30%～50%。在输血相容性试验各检查项目中，抗原红细胞与抗体比例要合适，但不同检查项目红细胞浓度有差别，具体如下：① 2%～5% 红细胞，主要用于 ABO、RhD 血型鉴定试管法，抗体筛查与鉴定，交叉配血试验试管法及大多数血清学试验试管法等；② 10%～15% 红细胞，主要用于 ABO 血型鉴定平板（玻片）法，否则可能由于平板法敏感性低而产生假阴性；③ 30%～50% 红细胞，主要用于 RhD 血型鉴定平板（玻片）法，否则可能由于红细胞浓度低，平板法敏感性低或部分受检者红细胞表面 RhD 抗原数量太少而产生假阴性；④ 0.8%～1% 红细胞，主要用于微柱凝集法，否则可能因红细胞浓度太高离心后容易产生假阳性。

（王海燕　龚道元）

第四节　交叉配血试验

为了保证临床输血安全，输血前须确保受血者和供血者的血液在免疫血液学方面相容。输血前相容性检测的目的是使输注的血液成分在受血者体内发挥其有效作用；输入的红细胞在受血者体内应不溶血，输入的血浆成分不破坏受血者的红细胞，即献血者的血液与受血者的血液在免疫血液学方面相容。输血前血液相容性试验项目及检验流程为：ABO 和 RhD 血型鉴定、意外抗体筛查及鉴定（在交叉配血试验前进行）和交叉配血试验。

交叉配血试验（cross matching test）是检查受血者和供血者血液中是否含有不相容的抗原和抗体成分的试验，其目的是为了避免输血引起的溶血反应。交叉配血试验分为主侧交叉配血试验和次侧交叉配血试验。主侧交叉配血试验指用受血者血浆与供血者红细胞进行反应，检查受血者血浆中是否存在针对供血者红细胞的抗体；次侧交叉配血试验指用受血者红细胞与供血者血浆进行反应，检查供血者血浆中是否存在针对受血者红细胞的抗体。

交叉配血试验分为盐水介质、低离子聚凝胺介质、抗球蛋白介质、微柱凝胶交叉配血试验等。

一、盐水介质法

盐水介质交叉配血可以发现临床上重要的 IgM 类抗体的不配合性。若受血者和供血者 ABO 血型不相容，受血者血浆和供血者红细胞经混合后离心，即可出现凝集或溶血。盐水介质交叉配血试验常用试管法。

1. 原理　将红细胞加入血浆中，若血浆中存在针对红细胞膜上 ABO 血型或其他血型抗原的 IgM 类抗体时，这些抗体能在室温下的盐水介质中与红细胞发生肉眼可见的凝集反应；也可激活补体引起红细胞膜损伤，出现溶血。

2. 简要操作流程　制备血浆和 2% 红细胞生理盐水悬液→取 2 支小试管，分别标记为主侧管和次侧管→主侧管内加 100μl 受血者血浆和 50μl 供血者红细胞悬液；次侧管加 100μl 供血者血浆和 50μl 受血红细胞悬液→以 1 000×g 离心 15 秒→观察结果。

3. 结果判断

（1）相容：主侧和次侧管内红细胞均不凝集或溶血，表明受血者和供血者血液盐水介质交叉配血相容。

（2）不相容：如果主侧管和次侧管或单独一侧试管内出现红细胞凝集或溶血，则表明受血者、供血者血液盐水介质交叉配血试验不相容。

4. 质量保证

（1）方法：盐水介质交叉配血试验只能检出配血不相容血液中的 IgM 类完全抗体，不能检出 IgG 类不完全抗体。对有输血史（特别是有过输血反应的患者）、妊娠、免疫性疾病史和器官移植史等患者，必须增加低离子聚凝胺介质法或抗球蛋白介质法交叉配血，以防止漏检 IgG 类不完全抗体，确保输血安全。

（2）标本：受血者标本必须是输血前 3 天内采集的，3 天后如果受血者需要再次输注红细胞，应重新采集标本进行交叉配血试验，避免回忆反应而产生抗体漏检。不能使用溶血标本。

（3）操作：①每次滴加不同人血浆或红细胞时都应更换吸头，以防止交叉污染而影响试验结果；②主、次侧管加入红细胞和血浆后应立即进行离心，及时观察试验结果，若在室温下久置，较高或较低的室温会对试验结果造成影响。

（4）结果观察：①离心后，观察凝集现象之前，应先观察上清液是否有溶血；②试验结果若出现不凝集或弱凝集，需要借助显微镜来观察判断；③若怀疑是冷凝集素导致的红细胞凝集，需要在37℃水浴箱放置2～5分钟后再观察结果。

（5）输血影响：患者在48小时内输入2 000ml以上血液时需多个供血者，此时供血者之间也应进行交叉配血试验，以防止供血者之间血型不合及不完全抗体的存在，保证输血安全。

（6）配血不合解决办法：应用盐水介质进行交叉配血试验时，如出现交叉配血不相容（主侧管和次侧管或单独一侧试管内出现红细胞凝集或溶血），首先应重新鉴定供血者和受血者的ABO血型，以排除因ABO血型鉴定错误导致的交叉配血不相容，再用其他方法进行交叉配血。

5. 临床意义 盐水介质交叉配血试验主要检查受血者或供血者血浆中是否存在有破坏对方红细胞的IgM类抗体；并能进一步验证ABO血型鉴定是否正确，确保供血者和受血者血液相容，防止急性溶血性输血反应发生。

二、低离子聚凝胺介质法

低离子聚凝胺介质交叉配血试验可检出血浆中IgM类抗体和IgG类抗体，但对Kell血型系统的抗体检测不理想。

1. 原理 首先利用低离子强度溶液（low ionic-strength solution，LISS）降低溶液的离子强度，减少红细胞周围的电子云，促使血型抗体与红细胞膜上相应抗原结合。再加入聚凝胺溶液，带正电荷的聚凝胺大分子聚合物能够中和红细胞表面的负电荷，减弱红细胞间的静电斥力，缩短红细胞间的正常距离，在离心力作用下，可使正常红细胞形成可逆性的非特异性聚集。然后加入枸橼酸钠解聚液，枸橼酸根的负电荷能中和聚凝胺的正电荷，由聚凝胺引起的非特异性聚集会因电荷中和而消失，为阴性反应，而由抗体介导的特异性凝集则不会消失，出现肉眼可见的凝集现象，为阳性反应。

2. 主要试剂 LISS、聚凝胺溶液、枸橼酸钠解聚液。

3. 简要操作流程 制备血浆和3%红细胞悬液→取4支试管，分别标记主侧、次侧、阳性和阴性对照管→主侧管加100µl受血者血浆和50µl供血者红细胞悬液，次侧管加100µl供血者血浆和50µl受血者红细胞悬液，阳性管加100µl抗-D血清和50µl RhD阳性红细胞悬液；阴性管加100µl AB型血清和50µl RhD阳性红细胞悬液→每管加LISS 0.6ml，混匀，室温孵育1分钟→每管加50µl聚凝胺溶液，混合后室温静置15秒→1 000×g离心15秒，弃去上清液→轻摇试管，目测红细胞有无凝集，如形成凝块，进行下一步试验；如无凝集，必须重做前面试验→每管加入50µl枸橼酸钠解聚液→观察结果：1分钟内，轻轻摇动试管，肉眼观察凝块是否散开，必要时用显微镜观察结果。

4. 结果判断

（1）相容：阳性对照管凝集不消失，阴性对照管凝集消失。如果主侧管和次侧管内红细胞凝集在1分钟内散开，则为聚凝胺介质交叉配血试验阴性，表示供血者和受血者血液聚凝胺介质交叉配血相容。

（2）不相容：阳性对照管凝集不消失，阴性对照管凝集消失。如果主侧管和次侧管或单独一侧试管内红细胞凝集不散开，则提示受血者、供血者血液聚凝胺介质交叉配血不相容。

5. 质量保证

（1）方法：在交叉配血时，应首先进行盐水介质试验，排除IgM类红细胞血型完全抗体的存在后，再进行聚凝胺介质交叉配血试验。

（2）标本：如血液透析患者样本做交叉配血，因为标本中有肝素，建议改用抗球蛋白进行交叉配血试验，从而保证试验的准确可靠性，确保患者安全输血，避免发生输血反应。

（3）试剂：聚凝胺只能使正常红细胞发生凝集，对缺乏唾液酸的细胞（如T及Tn细胞）无作用。聚凝胺溶液放置在玻璃瓶中过久可能引起红细胞凝集减弱，因此，该溶液应保存在深色或黑色塑料瓶中。

（4）操作：在试验过程中加样量不准，反应时间不足，离心力不够及看结果时振摇过重都会造成阳性结果减弱。因此，试验操作人员要严格按照试剂使用说明书进行操作。

（5）结果观察：①加聚凝胺溶液离心后，弃上清前应先观察上清液是否有溶血；②弃上清后，肉眼观察凝集时，摇动试管时动作要轻，否则，可使凝集红细胞散开；③加入枸橼酸钠解聚液后，应轻轻摇动试管，并在1分钟内立即观察结果，以免反应减弱或消失；④凝集结果不明显时，可用显微镜观察。

（6）其他：见第三章第二节聚凝胺介质凝集试验。

6. 临床意义　主要用于急诊抢救患者的交叉配血试验。如果用聚凝胺介质交叉配血出现不配合时，要用抗球蛋白试验重复交叉配血。

三、抗球蛋白介质法

抗球蛋白试验是经典的血清学试验技术，主要用于检查IgG类不完全抗体参与的抗原抗体反应，也可测定补体组分C3、C4片段参与的免疫反应。

1. 原理　在合适的温度及一定反应时间等条件下，IgG血型抗体能与红细胞膜上相应抗原结合而使红细胞致敏，但多数IgG抗体不能在盐水介质中使致敏的红细胞出现肉眼可见的直接凝集。当加入抗人球蛋白试剂后，抗人球蛋白分子的Fab片段可与包被在红细胞膜上的IgG抗体的Fc片段结合发生抗原抗体反应，通过抗人球蛋白抗体的"搭桥"作用，促使原来已致敏的红细胞发生肉眼可见的凝集反应。因此采用此种方法能够检测出血清中是否存在IgG类抗体。

2. 主要试剂　抗人球蛋白试剂、IgG抗-D血清、阳性对照细胞（致敏的RhD阳性红细胞悬液）、阴性对照细胞（正常人RhD阳性红细胞悬液）。

3. 简要操作流程　制备血浆和红细胞悬液→取6支试管，分别标记主侧、次侧、阳性对照、阴性对照、供血者自身对照和受血者自身对照管，按照表3-6分别加样、水浴、离心→观察结果：轻摇试管，肉眼观察红细胞凝集情况，记录结果，必要时用显微镜观察结果。

表3-6　抗球蛋白介质交叉配血试验　　　　　　　　　　　　　　　　单位：μl

反应物	主侧管	次侧管	阳性对照	阴性对照	供血者对照	受血者对照
受血者血浆	100					
供血者红细胞悬液	50				50	
供血者血浆		100				
受血者红细胞悬液		50				50
致敏的RhD阳性红细胞			50			
正常人RhD阳性红细胞				50		
生理盐水					50	50
轻轻混匀，置37℃水浴30min；用生理盐水洗涤各管红细胞3次，倒去上清液						
抗人球蛋白试剂	50	50	50	50	50	50
1 000×g 离心15s						

4. 结果判断

（1）相容：受血者、供血者自身对照管红细胞不凝集；阴性对照管红细胞不凝集；阳性对照管红细胞凝集；如果主、次侧管内红细胞均不凝集且无溶血，表示供血者和受血者血液抗球蛋白介质交叉配血相容，可使用供血者血液对受血者进行输注。

（2）不相容：受血者、供血者自身对照管内红细胞不凝集；阴性对照管红细胞不凝集；阳性对照管红细胞凝集；如果主侧管和次侧管或单独一侧试管内红细胞凝集和/或溶血，则提示受血者、供血者血液抗球蛋白介质交叉配血不相容，供血者血液不可输注。

5. 质量保证

（1）标本：标本采集后应立即进行试验，延迟试验或中途停止会使抗体从细胞上丢失，造成假阴性结果。

（2）试剂：抗人球蛋白试剂应按照说明书最适稀释度使用，否则可产生前带或后带现象而误认为阴性结果。

（3）阴性结果验证：若试验为阴性结果，可在阴性结果试管内加入IgG致敏的阳性对照红细胞50μl，$1\,000\times g$离心15秒，离心后若出现红细胞凝集现象，提示反应体系中抗人球蛋白试剂未被消耗，阴性结果可靠；若未出现红细胞凝集则表明其中抗人球蛋白试剂失效，查找原因并重新进行试验。

四、微柱凝胶法

微柱凝胶交叉配血试验是在微柱卡孔的凝胶中填充特异性抗球蛋白介质，利用红细胞膜抗原和相应抗体在凝胶介质中进行凝集反应的试验，是一种免疫学检测新技术。

1. 原理 将供血者、受血者红细胞及血浆分别加入到含有抗人球蛋白试剂的微柱凝胶主侧和次侧微孔中，置37℃孵育器中孵育一定时间，如果血浆中存在针对红细胞抗原的血型抗体（IgM类或IgG类）时，红细胞发生凝集，红细胞凝集团块离心后留在微柱的表面，为阳性反应；如果血浆中不含有针对红细胞膜上血型抗原的抗体，红细胞下沉到微柱的底部，为阴性反应。

2. 主要器材 微柱凝胶抗人球蛋白卡及专用孵育器和离心机。

3. 简要操作流程 制备血浆及1%红细胞悬液→取受血者血浆25μl、供血者1%红细胞悬液50μl，分别加入到微柱主侧孔反应室内；吸取供血者血浆25μl、受血者1%红细胞悬液50μl，分别加入到微柱次侧孔反应室内→试剂卡37℃孵育15分钟→试剂卡离心10分钟→肉眼观察结果。

4. 结果判断

（1）相容：主侧管和次侧孔内红细胞完全沉降于凝胶孔底部，表明受血者与供血者血液相容，供血者血液可以输给受血者。

（2）不相容：若主侧孔和次侧孔或单独一侧微孔内红细胞凝集块位于凝胶表面或凝胶中和/或出现溶血，提示受血者与供血者血液不相容。

5. 质量保证

（1）用于交叉配血的是特异性抗人球蛋白凝胶检测卡，可同时检出IgG和IgM红细胞血型抗体。临床上一般运用6孔凝胶检测卡，可同时做3人次交叉配血，如做1人次，可只去除2孔的铝箔，保留其他孔下次配血用。

（2）凝胶卡使用前要仔细检查凝胶中有无气泡、凝胶表面液体是否干涸。凝胶卡使用前先离心后再加样使用。

（3）由于抗人球蛋白试剂在装配试剂过程中已加入到微柱凝胶内，进行离心时血清蛋白成分和红细胞因其各自的重力速度不同而以不同的速度通过凝胶柱，从而消除了血清中未结合的球蛋白与抗人球蛋白结合的可能性，因此，本试验红细胞可不洗涤，且对于阴性的结果也不再需要加入IgG血型抗体致敏的阳性细胞来验证阴性结果的有效性。

五、方法学评价

交叉配血试验方法学评价见表3-7。

表3-7 交叉配血试验方法学评价

方法	优点	缺点
盐水介质交叉配血试验	简单、快速，不需要特殊条件。ABO血型交叉配血最常用的方法，适用于无输血史或妊娠史的患者	仅用于检查IgM血型抗体是否相配，不能检出不相配的IgG血型抗体
低离子聚凝胺介质交叉配血试验	快速、灵敏，结果可靠，能检测IgM、IgG等引起溶血性输血反应几乎所有的规则和意外抗体，适合各类患者交叉配血	需要特殊试剂，操作复杂且要求较高，对Kell血型系统的抗体不能检出
抗球蛋白介质交叉配血试验	经典配血法，是检测不完全抗体最为可靠的方法，也是各种交叉配血方法中可以用来确定的试验	操作烦琐，时间长，不能做到自动化

续表

方法	优点	缺点
微柱凝胶交叉配血试验	操作简单,结果准确,敏感度高,特异性强,重复性好,结果直观,可较长时期保存,适合手工操作、半自动和全自动,灵活方便。可同时检出 IgG 类和 IgM 类红细胞血型抗体	成本较高,需要特殊试剂和器材

六、临床应用

交叉配血试验可以进一步验证受血者与供血者血型鉴定是否正确,发现意外抗体以及 ABO 血型及其他血型的交叉配血不合,保证输血安全。

1. 可以发现 ABO 血型鉴定的错误 如 A_2 亚型抗原性较弱,定型时易被误定为 O 型,在交叉配血时即可出现凝集。

2. 发现亚型配血不合的情况 如 A_2 亚型一部分人含有抗 A_1 抗体,与 A_1 型红细胞配血时,可出现凝集。

3. 发现其他的血型抗体或意外抗体 受血者和供血者如果 ABO 血型相同,但其他血型如 Rh、MN、P 等不同,在交叉配血时也可出现凝集,为避免异型血输入后的溶血反应,在当前许多实验室都不能进行这些稀有血型鉴定的情况下,交叉配血试验可以发现这些血型的不同及免疫性抗体的存在。

知识拓展

电子交叉配血

电子交叉配血(electronic or computer crossmatch,EXM)是指在红细胞 ABO/RhD 血型鉴定和红细胞意外抗体筛选的基础上,直接由计算机系统为受血者选择 ABO/RhD 血型相容的血液,而不再进行血清学交叉配血试验;即利用信息技术辨认受血者身份和供血者血液资料及检测输血前血液相容性。实施电子交叉配血试验的基本条件是:患者必须要有 2 次 ABO 和 RhD 血型鉴定结果一致,其中一次是当前的样本;患者意外抗体筛查的结果必须是阴性,同时没有阳性的以往记录;采取的计算机系统一定可以将不相容的血液阻止发放;严格确认计算机设备及系统;严格控制血液检测数据采集及数据的传输。电子交叉配血的优点:实现配血自动化,提高输血的安全性;减少输血科配血工作量,减少人力资源,节约时间,提高效率;降低血液过期的报废率;降低交叉配血与输血量比率以及输血申请;减少对生物危险物质接触和处理等。电子交叉配血的局限性:受电子计算机软件或硬件故障的影响;受第三方客观因素如停电、关机等的影响;要求同一供体和受体有 2 份 ABO/RhD 血型结果,增加了一定的临床工作量;易漏检针对低频抗原的红细胞意外抗体;在有些患者中漏检 A_2B 型供者血输给 B 型受血者等。

(夏 琳 龚道元)

第五节 红细胞意外抗体筛查及鉴定

一、意外抗体筛查

输血前要对患者进行意外抗体筛查,以便尽早发现有临床意义的意外抗体,保证输血安全。所谓意外抗体又称不规则抗体,意外抗体筛查是指用已知抗原的筛查红细胞检测待检血清中是否存在红细胞同种抗体。所谓筛查红细胞是指用于抗体筛查的标准红细胞。意外抗体产生的频率因地域和人种差异而有所不同,临床上很难找到覆盖所有抗原的筛查红细胞,因此,在选择意外抗体筛查细胞时,应符合本地区意外抗体分布的特点。根据《全国临床检验操作规程》(第 4 版)有关规定,凡遇下列情况必须做意外抗体筛查试验：交叉配血不合时、对有输血史及妊娠史或短期内需要接受多次输血者。

抗体筛查方法必须能检出有临床意义的意外抗体，可以是 IgM 抗体，也可以是 IgG 抗体。所谓有临床意义的意外抗体一般指能够引起溶血性输血反应、新生儿溶血病或者使输入的红细胞存活时间缩短且多在 37℃ 有反应的同种抗体。常用的抗体筛查方法有盐水介质法、聚凝胺介质法、酶介质法、抗球蛋白介质法及微柱凝胶介质法等。目前，临床上意外抗体筛查在选用盐水介质试管法基础上，按抗体血清学特征和具体试验条件再选择另外一种能够检测出 IgG 类抗体的其他方法。原理、操作流程及质量保证基本同交叉配血相应的方法。

（一）盐水介质法

1. 原理　应用筛查红细胞（Ⅰ、Ⅱ、Ⅲ号）与待检血清在盐水介质中反应，根据反应结果判断待检血浆中是否有 IgM 性质意外抗体以及抗体可能的类别。盐水介质法不能检测出 IgG 类抗体。

2. 主要试剂　Ⅰ、Ⅱ、Ⅲ号抗体筛查红细胞，通常采用 2～3 人份已知抗原的 O 型红细胞作为一套筛查红细胞。每套筛查红细胞上须表达 Rh 系统（D、C、E、c、e）、MNS 系统（M、N、S、s）、P1PK 系统（P1）、Lewis 系统（Le^a、Le^b）、Kell 系统（K、k）、Duffy 系统（Fy^a、Fy^b）、Kidd 系统（Jk^a、Jk^b）抗原，且抗原互补。筛查红细胞一般不包括低频抗原，不能检出低频抗原相对应的抗体。商品化的筛查红细胞试剂每个批号抗原表达谱不同。抗体筛查红细胞试剂抗原格局举例见表 3-8。

表 3-8　不规则抗体筛查红细胞试剂抗原格局表

抗体序号	Rh					Kidd		MNS				Duffy	Kell	Lewis		P1PK
	D	C	E	c	e	Jk^a	Jk^b	M	N	S	s	Fy^a	K	Le^a	Le^b	P1
Ⅰ	+	+	－	－	+	+	－	+	+	+	+	+	－	+	－	+
Ⅱ	+	－	－	+	+	－	+	+	+	+	+	+	－	－	+	+
Ⅲ	+	+	+	+	+	－	+	+	－	+	+	+	－	－	+	－

+：阳性；－：阴性

3. 简要操作流程　基本同交叉配血 - 盐水介质试管法。取 4 支试管，分别标记 1 号、2 号、3 号及自身对照→加患者血清 2 滴→各管分别加Ⅰ、Ⅱ、Ⅲ号筛查红细胞及自身 2%～5% 红细胞 1 滴→1 000×g 离心 15 秒→观察结果。

4. 结果判断　盐水介质法凝集，提示有 IgM 意外抗体。

5. 质量保证

（1）方法：意外抗体筛查一般选用两种方法同时检测，即盐水介质法加其他另外一种可以检测 IgG 类抗体的方法，根据具体情况选用其他方法。抗体筛查可以在交叉配血之前或与交叉配血试验同时进行，尽可能早发现具有临床意义的意外抗体，避免输血反应的发生。

（2）自身对照：待检者血清加自身红细胞为自身对照，应无凝集。如凝集，提示可能存在自身抗体。如患者近期输过血，则自身抗体、同种抗体均可能存在，需要进行进一步鉴别。

（3）自身对照阴性，其他测试管阳性，说明有意外抗体，要进行意外抗体鉴定。抗体筛查阴性并不意味着血液中无意外抗体，由于剂量效应、试验条件不适合、谱细胞表达谱不全等均可导致漏检。

6. 临床应用　临床上对有输血史、妊娠史或短期内需要接受多次输血的患者应该进行意外抗体筛查与鉴定，以便及时发现有临床意义的意外抗体，从而预防和避免输血反应的发生，确保输血安全。同时，也可用于新生儿溶血病的诊断和输血反应的检测和研究。另外，血站或血液中心也可开展献血者血清（或血浆）的抗体筛查工作，以避免供血者的意外抗体输给受血者。

7. 方法学评价　主要用于 IgM 类抗体筛查，操作简单，成本低，但其灵敏度较低，不易检出弱抗体。

（二）聚凝胺介质法

该法能检测 IgG、IgM 类意外抗体，临床广泛应用。

（三）抗人球蛋白法

抗人球蛋白试剂分为单特异性抗人球蛋白试剂和多特异性抗人球蛋白试剂，多特异性抗人球蛋白

试剂含有抗 -IgG 和抗 -C3d,可用于检测 IgG 类意外抗体,也可用于分析与红细胞表面结合的意外抗体和 / 或补体的类型。抗球蛋白试验操作比较复杂,但为临床意外抗体检测的金方法。

(四)酶介质法

该法可以检测 IgG 类抗体,蛋白水解酶能使红细胞表面某些隐蔽抗原暴露,增强其对某些抗体的检出率,但缺点是对一些抗原起破坏作用,如 M、N、S、Fy^a、Fy^b 等,影响对这些抗原相应抗体的检出,此法目前已很少使用。

(五)微柱凝胶法

在微柱凝胶中加入抗 -IgG 和抗 -C3d,该法可以筛查 IgG 类抗体。该法敏感性高,特异性强,结果易于观察和保存,临床广泛应用。

二、意外抗体鉴定

抗体筛查试验结果为阳性时应进一步做抗体鉴定,以确定其特异性。抗体鉴定是用抗体鉴定谱红细胞与患者血清在不同介质反应,来鉴定抗体特异性。

所谓谱红细胞(panel red cell)是指用于抗体鉴定的试剂红细胞。谱红细胞是商品化试剂,由 8～16 个人份 O 型红细胞组成,表达不同血型系统的各种抗原,根据反应格局,一般可以鉴定出常见意外抗体。谱细胞至少应包括以下常用血型系统抗原:Rh 系统 D、C、E、c、e 抗原;MNS 系统 M、N、S、s 抗原;P1PK 系统 P1 抗原;Kell 系统 K、k 抗原;Kidd 系统 Jk^a、Jk^b 抗原;Duffy 系统 Fy^a、Fy^b 抗原;Lewis 系统 Le^a、Le^b 抗原等。Rh、Duffy、MNS 和 Kidd 系统的多数抗体均表现出剂量效应,如抗 -E、抗 -C、抗 -M、抗 -S,故试剂红细胞上相应的抗原应为纯合子。谱细胞能鉴定大多数抗体和多种混合抗体,但可能无法区分复合抗体和 / 或混合抗体(如复合抗 -Ce、混合抗 -C、混合抗 -e)。由于人种之间的血型抗原存在差异,抗体鉴定细胞的选择应符合本地区意外抗体的分布特点。

意外抗体的类型包括 IgM 和 IgG,抗体鉴定的种类分为同种抗体和自身抗体鉴定。根据谱红细胞与待检血清在两种介质(盐水介质法加另外一种介质法)中反应的结果加以判定。

1. 原理 检测原理基本同意外抗体筛查。

2. 简要操作流程 以盐水介质法为例,取 12 支试管,分别标记 1～11 号及自身对照→加患者血清 2 滴→各管分别加 1～11 号谱红细胞及自身 2%～5% 红细胞 1 滴→ $1\,000 \times g$ 离心 15 秒→观察结果。

3. 结果判断 同意外抗体筛查,被检血清与谱红细胞反应格局见表 3-9。

4. 其他方法 检测原理、操作流程及质量保证基本同意外抗体筛查。

表 3-9 被检血清与谱红细胞反应格局表举例

序号	Rh					Kidd		MNS				Duffy		Diego	
	D	C	E	c	e	Jk^a	Jk^b	M	N	S	s	Fy^a	Fy^b	Di^a	Di^b
1	+	+	−	−	+	+	+	+	+	−	+	+	−	−	+
2	+	+	+	−	−	+	−	−	+	−	+	+	−	−	+
3	+	+	−	−	+	+	+	+	−	+	+	+	−	−	+
4	+	−	+	+	+	+	+	+	+	−	−	+	+	−	/
5	+	+	+	−	+	+	+	+	−	+	+	+	−	−	+
6	−	+	+	+	+	+	+	+	+	+	+	+	+	−	+
7	−	−	+	+	+	+	+	+	+	−	+	+	−	−	+
8	+	+	+	−	+	+	+	+	+	+	−	+	−	−	/
9	+	+	+	+	−	+	+	+	+	+	+	+	−	−	+
10	+	−	+	+	+	+	+	+	+	+	+	+	+	−	/
Pc		−													

序号	Kell		Lewis		P1PK	DO		Yt		试验结果		
	K	k	Le^a	Le^b	P1	DO^a	DO^b	Yt^a	Yt^b	盐水	IAT	酶法
1	−	+	−	+	+	−	+	+	−	−	−	+
2	−	+	−	+	+	−	+	−	−	−	+	+
3	−	+	−	+	+	−	+	+	−	−	−	−
4	−	+	/	+	+	/	/	/	/	−	−	−
5	−	+	−	+	+	−	+	+	−	−	+	+
6	−	+	−	+	+	−	+	+	−	−	−	−
7	−	+	+	+	−	+	+	+	−	−	−	−
8	−	+	−	+	+	−	+	−	−	−	−	−
9	−	+	+	+	−	−	+	+	−	−	−	−
10	+	+	/	+	+	−	+	+	−	−	−	−
Pc										−	−	−

+:阳性；−:阴性；/:未检测；Pc:患者细胞；IAT:盐水间接抗球蛋白试验

（王海燕 乔凤伶）

第六节 抗体效价测定

抗体效价测定是一种半定量的血清学检验技术，可以用来测定血清（浆）标本的抗体浓度，通常抗体的浓度与效价呈正相关关系。血型抗体效价测定主要包括 IgM、IgG 两类，检测方法主要有试管法、微量板法、微柱凝集法、酶免疫技术、流式细胞技术等。

一、IgM 抗体效价测定

1. 原理 待检血浆或血清经生理盐水连续倍比稀释，加相应抗原红细胞悬液，以肉眼可见凝集强度"1+"的最高血清稀释倍数的倒数来表示效价。

2. 主要试剂 2%～5% 标准红细胞悬液（如 B 型红细胞）、生理盐水。

3. 简要操作流程 取 10 支小号试管编号→每管加生理盐水 200μl→在第 1 支试管中加血清 200μl，混匀→移出 200μl 血清稀释液至第 2 支试管，依次倍比稀释（第 10 管吸 200μl 血清稀释液弃去，稀释度分别为 1:1、1:2、1:4、1:8、1:16……1:512）→每管加 100μl 2%～5% 标准红细胞悬液，混匀→1 000×g 离心 15 秒→从稀释倍数最高的试管起，肉眼观察有无凝集。

4. 结果判断 肉眼观察凝集为"1+"的最高稀释度的倒数即为效价（表 3-10）。如果最高稀释度的凝集强度仍大于"1+"，需继续倍比稀释试验至无凝集为止。

表 3-10 抗体效价判断举例

标本序号		血清稀释度									效价
		1:1	1:2	1:4	1:8	1:16	1:32	1:64	1:128	1:256	
标本 1	凝集强度	4+	3+	2+	2+	2+	+	+	weak +	−	64
标本 2	凝集强度	4+	4+	3+	2+	+	+				32
标本 3	凝集强度	3+	2+	+	+						8

5. 质量保证

（1）效价测定是半定量技术，倍比稀释准确性非常重要，吸取量要非常准确，混匀时尽量不要产生气泡。稀释的体积太小对稀释准确性有一定影响，推荐 0.2ml 血清加 0.2ml 盐水混匀倍比稀释。如果抗体效价极高，也可先对血清进行稀释，而后进行倍比稀释，这样结果更加准确。

（2）前带现象可以引起第 1 管的反应比稀释度更高的反应弱一些，看结果时最好从最高稀释度的管开始。若最高稀释度的凝集强度仍大于"1＋"，需继续稀释与测定。

（3）在效价比较试验中，应有 3 个或 3 个以上稀释度差异，才具有意义。因为技术上的差异或生物变异可使两次试验的结果产生正负一个稀释倍数的差异，如抗体效价为 32 时，重复试验的最高稀释度可能是 1:32，也可能是 1:64 或 1:16。

6. 方法学评价　抗体效价测定是一种抗体半定量的分析方法，只能得到一个大概的抗体浓度值，并不是血清中实际抗体含量。可以根据凝集反应强度进行效价评分，总评分相差 10 分或以上可认为反应性的差别有意义。

二、IgG 抗体效价测定

在 ABO 血型系统中，部分个体血型抗体（如抗 -A）可以有 IgM 和 IgG 两种类型的免疫球蛋白同时存在，在孕育过第一胎或者妊娠前有过输血史的女性体内，亦可能同时存在 IgM 和 IgG 型的 Rh 血型抗体。因此测定 IgG 效价时，应先将母体或胎儿的血清标本做 IgM 抗体灭活，再用测 IgG 抗体的方法进行测定。灭活血清 IgM 抗体的常用方法有二硫苏糖醇法（dithiothreitol，DTT）或 2- 巯基乙醇法（2-mercaptoethanol，2-Me），本节介绍 DTT 法。灭活 IgM 抗体后，测定 IgG 效价可以采用间接抗球蛋白介质法、LISS 介质法、聚凝胺介质法或木瓜酶介质法等。

1. 原理　用 DTT 或 2-Me 裂解二硫键，破坏 IgM 抗体的 J 链，IgM 抗体裂解为 6～7 个 s 亚单位，从而破坏 IgM 抗体，使之失去活性，但对 IgG 抗体分子没有影响。血清标本在经过含巯基类还原剂处理后，再用抗体效价测定的倍比稀释法即可测定标本中 IgG 抗体效价。

2. 主要试剂　0.2mol/L 2-Me，2%～5% 标准 A 型红细胞（测定 IgG 类抗 -A），多价抗人球蛋白试剂（抗 IgG 抗体）。

3. 简要操作流程

（1）灭活 IgM 抗体：取小试管 1 支→加待检血清 400μl→加 2-Me 400μl，混匀→分别加塞→置 37℃ 孵育 30 分钟。

（2）测定 IgG 效价：取 10 支小号试管编号→从第 2 管开始每管加盐水 200μl→在第 1 管加上述处理血清 200μl→在第 2 支试管中加上述处理血清 200μl，混匀→移出 200μl 血清稀释液至第 3 支试管，依次倍比稀释（第 10 管吸 200μl 稀释处理血清弃去，稀释度分别为 1:1、1:2、1:4、1:8……1:512）→每管加 100μl 2%～5% 标准红细胞悬液，混匀→37℃ 孵育 30 分钟→各管 1 000×g 离心 1 分钟，用生理盐水洗涤红细胞 3 次，除尽上清液→各管加 50μl 多价抗人球蛋白试剂→1 000×g 离心 15 秒，肉眼观察、判读结果。

（3）判断结果：以凝集为"1＋"的最高稀释度的倒数为效价结果。

4. 质量保证

（1）表达某血型抗原红细胞要根据胎儿红细胞血型来进行选择，如母亲为 O 型，胎儿为 A 型，则选择 A 型红细胞；如胎儿为 B 型，则选择 B 型红细胞；如母亲为 RhD 阴性，胎儿为 RhD 阳性，则选择 RhD 阳性红细胞。

（2）对于抗 -D 阳性的 Rh 阴性孕妇，应建议在妊娠第 24 周时进行抗体效价测定，以此作为抗体基础水平。如果检测到 ABO 以外抗体或高效价 IgG 抗 -A（B），建议每月复查 1 次。第 2 次检测在妊娠第 28～30 周进行，以后每隔 2～4 周测定 1 次，以随访观察抗体增加速度。如果抗体效价上升快，提示新生儿溶血病的可能性大。第 2 次检测时，最好同时采用第 1 次冻存的标本做平行对照，以排除试验技术和试剂红细胞的干扰。

三、临床应用

1. 大量输血与器官移植中的应用　大多数输血和器官移植引起的免疫反应多由 IgM 型 ABO 抗

体所致,如 ABO 不合的造血干细胞移植中,ABO 血型抗体可引起溶血、红细胞和血小板植入延迟。在实施 ABO 血型不合的造血干细胞移植或实体器官移植前,检测 ABO 血型 IgM 抗体效价对制订治疗方案、评估其预后非常重要。

2. 孕妇血清同种免疫性疾病中的应用 对于 ABO 血型不合的新生儿溶血病,当产前孕妇血清中 IgG 型抗 -A(B)抗体效价 > 1 : 64 时,以及对于 Rh 血型不合的新生儿溶血病,产前孕妇血清中抗 -D 抗体效价上升且 > 1 : 32 时,应监测产妇与胎儿的相关指标以便及时采取措施。产后测定产妇血清中 IgG 抗体的效价,如 IgG 抗 -A 抗体、抗 -B 抗体以及抗 -D 抗体,也可作为诊断母亲与新生儿不合的新生儿溶血病的指标之一。

3. 输血检测质量控制中的应用 抗体效价是血型试剂质量控制的重要指标之一,各国对血型抗体试剂效价均有明确要求,我国标准抗 -A$_1$ 对 A$_1$ 为 1 : 128,对 A$_2$B 为 1 : 16;抗 -B 为 1 : 128。

(胡志坚 乔凤伶)

第七节 吸收放散试验

抗体可与相应抗原在适当的条件下结合或发生凝集,但这种结合是可逆的,在改变某些物理(如温度)或化学(如 pH)条件下,抗体与相应抗原彼此解离或抗体从结合的红细胞上释放出来,此种试验方法称为吸收放散试验。

一、吸收试验

红细胞与血清混合,在一定条件下,红细胞表面某种抗原可特异性地与血清中相对应的抗体结合,使血清中该抗体的效价显著降低或消失,称为吸收试验(absorption test)。

当待检红细胞加入已知抗体效价的抗血清后,如红细胞上有相应抗原,便吸收血清中抗体,再将吸收前后血清倍比稀释,用已知抗原的红细胞滴定,比较吸收前、后抗体效价,便可证明待检红细胞上有无相应抗原及强度,此法用于检测红细胞上弱表达的血型抗原。如果待检血清中有含红细胞自身抗体,可能干扰血型鉴定、交叉配血、意外抗体筛查及鉴定等,可采用自身红细胞吸收血清中的自身抗体后再进行检测。

根据待检标本中所含抗体的最适反应温度,对其进行吸收。IgM 类冷抗体 4℃ 反应最强,常用冷吸收试验(同种抗体用相对应的红细胞吸收,自身抗体用自身红细胞吸收,其他冷抗体用 3~5 人份 O 型红细胞代替自身红细胞吸收)。IgG 类抗体为温抗体,通常在 37℃ 的吸收效果最好,但难以完全吸收;某些酶增强的抗体如 Rh 抗体,可用酶处理红细胞后进行吸收。

(一)冷抗体吸收试验

用已知效价抗 -A、抗 -B 检测红细胞 ABO 血型为例。

1. 原理 IgM 类抗体为冷抗体,将含有已知效价和特异性抗体(或未知特异性抗体)的血清中加入未知(或已知)相应抗原的红细胞,放置 4℃ 条件下吸收。测定吸收前、后血清中抗体效价,若吸收后的血清抗体效价低于吸收前,证明抗体已被红细胞吸收,从而推测出红细胞相应抗原(或未知抗体)的特异性。该方法既可以用已知抗体鉴定未知抗原红细胞(抗原种类及强度),也可用已知抗原红细胞鉴定未知抗体。

2. 主要试剂 抗体效价 32 的抗 -A、抗 -B 分型血清,2% 标准 A 及 B 型红细胞等。

3. 标本 待检者盐水洗涤压积红细胞(检测待检红细胞血型)

4. 简要操作流程

(1)抗体吸收:标记 A、B 试管→分别加 1ml 待检压积红细胞→A 管加抗 -A,B 管加抗 -B 各 2ml→混匀→4℃ 放置 1 小时,每 10 分钟摇动试管一次→离心,取上清液。

(2)抗体效价测定:取试管 20 支,放置 4 排→各管加生理盐水 0.2ml→第 1、3 排第 1 管分别加抗 -A 及抗 -B 吸收液 0.2ml,第 2、4 排分别加未吸收抗 -A 及抗 -B 标定血清 0.2ml→各排试管分别进行 2~

32 倍比稀释→第 1、2 排各管分别加 2% 标准 A 型红细胞 0.2ml；第 3、4 排分别加 2% 标准 B 型红细胞 0.2ml→混匀，1 000×g 离心 15 秒→观察红细胞凝集反应。

5. 结果判断　①吸收后抗体效价较吸收前降低 2 个滴度以上（Am 亚型除外）者为阳性；②吸收后抗 -A 效价较未吸收抗 -A 效价显著降低或消失者为 A 型红细胞，吸收后抗 -B 效价较未吸收抗 -B 效价显著降低或消失者为 B 型红细胞，吸收后抗 -A 及抗 -B 效价均比未吸收抗 -A 及抗 -B 效价显著降低者为 AB 型红细胞，吸收后抗 -A 及抗 -B 效价比未吸收抗 -A 及抗 -B 效价无明显差异者为 O 型；③若试验目的是鉴定 A 亚型，则按待检红细胞的吸收强度 $A_1 > A_2 > A_3 > A_x > A_m$ 规律判定，B 亚型鉴定与此相似。

6. 质量保证

（1）标本：新鲜且血型适宜的红细胞，以排除同种抗原抗体反应的干扰。冷自身抗体吸收时需采集两份标本，一份为抗凝标本，采集后放 37℃ 水浴箱，以防止冷抗体吸收到红细胞上，且用温生理盐水洗涤后制备自身压积红细胞备用；另一份为不抗凝标本，用于分离血清备用。

（2）抗体试剂选择及标化：试验所用的抗 -A、抗 -B 血清最好为人源性（多克隆），抗血清效价不宜过高，应先将抗血清进行标化，一般效价稀释到 1∶32 或稀释到与检测红细胞呈 3+ 凝集反应强度的最大稀释倍数为宜。避免抗血清效价过高，被亚型红细胞吸收后效价下降不明显，难以判断结果。

（3）压积红细胞制备：末次洗涤后应尽量去除盐水，避免被检血清中的抗体被稀释（被检血清和压积红细胞的比例一般为 1∶1）。

（4）患者自身抗体处理：①如要测定患者红细胞抗原，要先除去吸附在红细胞上的自身冷抗体。在吸收抗体前，自身红细胞如果已经被自身冷抗体致敏，可用 ZZAP 试剂［ZZAP 试剂的主要成分是二巯基苏糖醇（DTT）和被半胱氨酸激活的木瓜酶］先处理自身红细胞（1ml 压积红细胞 + 2ml ZZAP 试剂，37℃ 放置 30 分钟），除去自身抗体，以免干扰抗体吸收。另外也可用 37~45℃ PBS 洗涤 3 次除去吸附的自身抗体。②如要测患者血清中特异抗体，可用自身红细胞在冷环境中吸附自身抗体，再检测特异性抗体。

（5）吸收：①红细胞与抗体接触面积越大，抗体吸收越有效，尽可能选择较大的试管吸收（直径在 13mm 以上）。② ABO 抗体主要为 IgM 抗体，最佳温度为 4℃，Rh 系统抗体主要为 IgG 抗体，最佳温度为 37℃。抗体吸收过程要防止温度升高引起抗体释放。③待检血清一次吸收后，如自身冷抗体仍然存在，可进行多次反复自身吸收，直至吸收完全，必要时用二期酶法处理自身红细胞后做吸收试验。

（6）其他：因 O 型红细胞可吸收抗 -A、抗 -B 以外的其他同种抗体，故 O 型红细胞吸收后的血清可用于 ABO 血型鉴定，但不能用于抗体筛查及交叉配血试验。

7. 临床意义

（1）同种抗体冷吸收试验可以间接证明红细胞血型抗原及其强度，用于冷抗体对应的红细胞抗原鉴定。常用于 ABO 亚型鉴定、全凝集或多凝集红细胞的定型以及红细胞血型抗原减弱时的定型。

（2）利用已知抗原的红细胞吸收抗体，以鉴定抗体的特异性。

（3）去除血清中不需要的抗体，保留某种需要的特异性抗体，达到获取单一特异性抗体的目的。

（4）消除干扰 ABO 反定型、交叉配血、抗体筛查及鉴定的冷自身抗体：可通过试验去除患者自身红细胞所吸附的冷自身抗体，再用处理的红细胞冷吸收患者血清的自身抗体。

（5）可结合放散试验鉴定待检血清中抗体的特异性及效价。

（二）温抗体吸收试验

以去除温自身抗体为例。

1. 原理　温自身抗体可遮盖具有临床意义的同种抗体，可用自身红细胞吸收温自身抗体，同时使血清中存在的同种抗体被检测出来。血液中有温自身抗体的患者，其红细胞上已包被了温自身抗体，用自身红细胞吸收血清中温自身抗体前，首先要去除红细胞上的温自身抗体，最有效的方法是用 ZZAP 试剂处理，去除红细胞上的温自身抗体。

2. 主要试剂　ZZAP 试剂：其中木瓜酶可使免疫球蛋白分子失去完整性并从红细胞上解离，同时木瓜酶能分解红细胞表面的唾液酸，缩短红细胞间的距离，增强红细胞与 IgG 类抗体的结合能力；二硫苏糖醇能提高 IgG 对蛋白酶的敏感性。

3. 标本 待吸收的 2ml 血清或血浆，2ml 自身压积红细胞。

4. 简要操作流程

(1) 去除红细胞上温自身抗体：自身压积红细胞→加 ZZAP 试剂→混匀，37℃，30 分钟→生理盐水洗涤 3 次，尽可能去除盐水。

(2) 吸收自身抗体：加等体积自身血清或血浆于上述处理过的压积红细胞中→混匀，37℃，30 分钟，每 10 分钟摇动试管 1 次→离心→转移血清或血浆至另一试管中→重复→直至抗体吸收完全。

5. 结果判断及分析 ①两次吸收后，一般可以去除自身抗体，使同种抗体能被检测出来；②用谱红细胞鉴定吸收后的血清，若该血清表现出抗体特异性，则表明存在同种异体抗体；③若血清与所有谱红细胞都反应，则应继续吸收温自身抗体。

6. 质量保证

(1) 输血影响：对近期输血的患者，因其循环中含输入的异体红细胞，可吸收同种异体抗体，故其红细胞不能用于自身吸收试验。

(2) 标本预处理：在用 ZZAP 处理红细胞之前，不必洗涤红细胞。

(3) 酶处理影响：ZZAP 处理红细胞会破坏所有 Kell 系统抗原和其他能够被蛋白酶破坏的血型抗原，包括 M、N、Fy^a、Fy^b、S、s 抗原，以及 LW、Gerbich、Cartwright、Domgbrock、Knops 系统抗原。若怀疑自身抗体的特异性属于这些血型系统中的任何一种，应换用其他自身吸收方法，如只用 1% 半胱氨酸激活木瓜酶或 1% 无花果酶处理自身红细胞。

(4) 其他：同 IgM 抗 -A、抗 -B 冷吸收试验。

7. 临床意义 分为自身抗体温吸收试验和同种抗体温吸收试验。

(1) 自身温抗体吸收试验：除去干扰血型鉴定、交叉配血、抗体筛查及鉴定的温自身抗体，再在吸收后的血清中加入谱红细胞试剂，使用间接抗球蛋白试验（温抗体一般为 IgG 类抗体），检测血清中是否存在同种抗体，如存在同种抗体需要鉴定抗体特异性。

(2) 同种抗体温吸收试验：检测血清中是否含有有临床意义的红细胞同种温抗体，红细胞血型抗体最常见的温抗体是 Rh 血型抗体，如抗 -D、抗 -E、抗 -C、抗 -e、抗 -c。可用谱红细胞（包含 Rh 血型表型 CcDEe 的谱红细胞）37℃ 温吸收患者血清，再对吸收前后抗体效价有无明显降低（间接抗球蛋白试验）来确认患者是否存在以上抗体。

二、放散试验

通过改变某些理化条件，把结合到红细胞上的抗体解离下来，用于其他目的的试验方法称为放散试验（elution test）。放散的方法多种多样，没有一个方法适合各种情况（不同 Ig 类型，不同抗体特异性等）。如果某种方法放散的效果不满意，可以换另一种方法。一般 ABO 血型抗体首选热放散方法，Rh 血型抗体首选乙醚放散方法。

根据放散试验条件的不同，将放散试验分为物理放散和化学放散。物理放散主要有热放散试验、冻融放散试验和微波放散试验等；化学放散主要有乙醚、磷酸氯喹、枸橼酸、氯仿放散试验等。

（一）热放散试验

1. 原理 在 56℃ 条件下将结合在红细胞上的抗体解离下来，释放到溶液中成为游离的抗体。可用于抗体种类及其强度的判定，亦用于被检红细胞抗原特异性的判定。

2. 主要试剂 6% 牛白蛋白盐水溶液或无抗体活性的 AB 型血清、合适抗原的标准红细胞、合适效价及特异性的标准抗血清等。

3. 标本 待放散红细胞（直接抗球蛋白试验阳性红细胞）。

4. 简要操作流程

(1) 热放散：洗涤后压积红细胞与 6% 牛白蛋白等体积混合→56℃，10 分钟，其间每隔 15～30 秒摇动试管 1 次→离心→转移上清液（放散液）至 1 个洁净的试管中。

（2）检测放散液：以末次洗涤液为对照用相应抗原红细胞鉴定放散液抗体特异性和强度。

5. 结果判断及分析

（1）放散液抗体鉴定：①若放散液只与含某一抗原的红细胞发生凝集反应，而末次洗涤液与含该抗原红细胞及 O 型红细胞均不凝集，则放散液中含有该抗原抗体；②若放散液与含某一抗原的红细胞及 O 型红细胞均不凝集，则表明放散试验或标准红细胞选择失败；③若放散液与含有某一抗原红细胞及 O 型红细胞均发生凝集反应，提示放散液含有 ABO 血型系统以外的抗体，也可能是红细胞未洗干净；④若末次洗涤液与含某一抗原的红细胞发生凝集反应，提示放散失败。

（2）放散后红细胞血型鉴定：①若放散后红细胞与某一特异性抗血清发生凝集反应，则红细胞该抗原阳性；②若放散后红细胞与某一特异性抗血清不发生凝集反应，则红细胞该抗原可能为阴性，也可能是红细胞放散过程中抗原破坏，放散失败，应更换其他放散方法。

6. 质量保证

（1）温度和时间：放散时应严格注意温度和时间。温度过高红细胞易裂解，若需要鉴定放散后的红细胞血型，最好用 45℃代替 56℃，放散时间可以延长至 15 分钟。温度过高，抗体可能变性；温度过低，红细胞上抗体解离不完全。

（2）判定洗涤效果：为了解待放散红细胞洗涤效果，可通过检测末次洗涤液中是否有残存抗体来判定。如果末次洗涤液中检出残存抗体，表明洗涤不充分，影响放散效果。

（3）放散液抗体浓度：为保证放散液抗体水平，可增加直接抗球蛋白阳性压积红细胞量，或增加吸附待检血清的红细胞比例，以提高试验成功率。

（4）抗体释放：放散过程中，为确保抗体释放完全，应注意振摇试管，以促使抗原抗体分离；同时放散后必须立即分离，防止抗原抗体重新结合。

（5）放散液保存：放散液中抗体易变性，故应尽早进行鉴定。若要保存放散液，可用无抗体活性的 AB 型血清或牛白蛋白液保存。

7. 临床意义 常用于红细胞冷抗体的释放与鉴定。

（1）常用于 ABO 抗体的放散，还用于红细胞弱抗原、ABO 亚型鉴定、全凝集和多凝集细胞的血型鉴定。

（2）用于抗体特异性鉴定。

（3）用于新生儿溶血病诊断及研究，免疫性输血反应的抗体鉴定。

（4）获得没有抗体吸附的红细胞。

（二）冻融放散试验

1. 原理 当细胞冰冻时，红细胞膜周围有冰晶形成，在冰晶形成过程中，要吸附周围的水分，导致剩余的细胞外液渗透压升高，造成细胞内渗透压低于细胞外液，使细胞内水分向细胞外渗透，最终导致细胞解体，当细胞破碎时，结合在细胞膜上的抗体就解离下来，用谱红细胞可以鉴定放散液中抗体的特异性。

2. 主要试剂 6% 牛白蛋白盐水溶液或无抗体活性的 AB 型血清、合适抗原的标准红细胞、合适效价及特异性的标准抗血清等。

3. 标本 同热放散试验。

4. 简要操作流程 洗涤后的压积红细胞与 6% 牛白蛋白（或生理盐水）等体积混合→混匀，-70～-20℃冷冻，10 分钟→冲洗试管外壁，使红细胞快速融化→离心→转移上清液（放散液）至一个洁净的试管中。

5. 检测放散液及结果判定 同热放散试验。

6. 质量保证

（1）冷冻：操作过程中，应使内容物全部充分冰冻，以获得更多的放散液。

（2）放散效果：冻融放散法和热放散法的效果基本相同，可根据试验条件自由选择。

（3）放散液检测：应将放散液平均分配在检测细胞中，以提高检出率。

7. 临床应用　冷冻放散法一般常用于 ABO 血型系统抗体放散，如新生儿溶血病的相关检测试验。

（三）乙醚放散试验

1. 原理　乙醚作为有机溶剂，可以破坏红细胞膜，使 IgG 型抗体从红细胞表面解离下来，用谱红细胞可以鉴定放散液中抗体的特异性。

2. 主要试剂　乙醚（分析纯）、AB 型血清、6% 牛白蛋白盐水溶液等。

3. 标本　同热放散试验。

4. 简要操作流程

（1）乙醚放散：洗涤后的压积红细胞：生理盐水：乙醚 = 1 : 1 : 2→颠倒混匀 10 分钟→离心，分离放散液→置 37℃ 水浴，30 分钟，除尽乙醚→离心→转移上清液（放散液）至一个洁净的试管中。

（2）检测放散液：以末次洗涤离心的上清液做平行对照，用间接抗球蛋白试验检测放散液中是否有 IgG 抗体，操作方法见第三章第二节"间接抗球蛋白试验"。

5. 结果判断及分析　以 Rh 血型抗 -D 抗体为例，放散液与 CcdEE、CcdEe、ccdee 细胞不凝集，与 CCDee、ccDEE、ccDee 均发生凝集反应，提示该放散液中含 IgG 抗 -D 抗体。

6. 质量保证

（1）放散液有机溶剂去除：放散液中有机溶剂应完全去除，否则剩余的乙醚会使检验用红细胞发生溶解。乙醚蒸发时应防止放散液溢出。

（2）放散液鉴定：乙醚放散液检测最好用抗球蛋白技术，否则检查凝集反应会因红细胞的凝集与暗红色的放散液颜色相似，导致结果判读困难。标本量多时，可适当多加红细胞。

7. 临床应用　乙醚放散主要用于获取红细胞致敏的各种 IgG 抗体（获得性和自身免疫性产生的），如 Rh 血型系统抗体放散。放散液可用于特殊情况下的配血，如有温自身免疫性抗体患者。

（四）其他放散试验

1. 磷酸氯喹放散试验　二磷酸氯喹可中和抗体分子中氨基酸上的电荷，维持抗体分子的三级结构并使抗体从红细胞上解离下来，同时保持红细胞膜的完整性和抗原活性。主要用于解离直接抗球蛋白试验阳性红细胞膜上的 IgG 抗体，获得没有任何抗体吸附的红细胞，用于抗原鉴定。但是该方法不能将蛋白质从细胞膜上完全分离，如果细胞被 IgG 和补体包被，氯喹处理后只能用于测定抗 IgG。

2. 枸橼酸放散试验　枸橼酸可以解离红细胞上致敏的 IgG 抗体，但枸橼酸放散过程中需要用碎冰保持低温。该放散法可保持红细胞结构的完整性，因此放散后红细胞可用于血型鉴定，放散液可用于抗体性质和强度测定。但枸橼酸可破坏 Kell 系统的抗原，不能用于该系血型抗原鉴定。

三、吸收放散试验临床应用

1. 去除血清中不需要的抗体　当存在冷抗体、自身抗体或抗血清的试剂中混有其他特异性抗体时，可利用吸收试验去除这些不必要或干扰试验的抗体。

2. 证实存在于红细胞上的弱抗原　如在 ABO 亚型鉴定中，红细胞上的 ABH 抗原有时很弱，可能与相应试剂血清反应后不出现明显凝集反应。经过吸收放散后，测定放散液中的抗体，可以确定红细胞上带有的抗原。

3. 分离、鉴定混合抗体　当血清中存在多种血型抗体，并要求鉴定抗体特异性时，可以利用吸收放散试验将抗体分离开来，并分别加以鉴定。

4. 浓缩低效价抗体　当血清抗体效价很低时，可以利用吸收放散试验浓缩抗体。如利用红细胞膜进行吸收放散试验可以浓缩低效价的抗血清，使之成为可利用的试剂。

5. 鉴定抗体特异性　用已知抗原红细胞吸收抗体，有助于鉴定、核实该抗体特异性。

6. 其他　利用吸收放散技术鉴定引起新生儿溶血病和免疫性输血反应的抗体。研究鉴别免疫性溶血性贫血的抗体。

（乔凤伶　龚道元）

第八节 凝集抑制试验

某些血型抗原可以游离的形式存在于血浆、血清、唾液、尿液等体液中，称为可溶性血型物质。这些血型物质可与相应的血型抗体结合，从而使该抗体凝集对应红细胞的能力受到抑制，称为凝集抑制试验（agglutination inhibition test）。

一、唾液中可溶性 ABH 血型物质检测

1. 原理 待检标本（如唾液等体液）与已知效价的试剂血清（相应抗体）一起孵育，若存在可溶性血型抗原物质，则可与相应抗体结合，从而抑制该抗体再与相应红细胞抗原发生凝集反应，由此可以判断受检标本中是否有血型物质存在及其类型。

2. 主要试剂 抗 -A、抗 -B、抗 -H 血清试剂，2% A、B、O 型标准红细胞等。

3. 标本 待检唾液，已知分泌型（阳性对照）、非分泌型（阴性对照）个体唾液。

4. 简要操作流程

（1）制备唾液标本：收集唾液→离心，转移上清液至一支洁净试管中→煮沸 10 分钟，使唾液淀粉酶失活，离心→转移上清液至另一支洁净试管中。

（2）标化试剂抗血清：已知抗体从 1∶2 进行连续倍比稀释至 1∶256→加标准红细胞→离心→观察结果（选择凝集强度为 3+ 的最高稀释度用作凝集抑制试验）。

（3）ABH 血型物质凝集抑制试验：取试管 3 支，分别标记抗 -A、抗 -B 及抗 -H→加待检者处理唾液 50μl→分别加标化抗 -A、抗 -B 及抗 -H 50μl 于相应试管中→混匀，室温 10 分钟→分别加标化 A、B 及 O 型红细胞 100μl 于相应试管中（O 型红细胞加入抗 -H 试管中）→混匀，置室温 1 小时→1 000×g 离心 15 秒→观察结果。

（4）对照试验：取试管 2 支，分别标记阳性及阴性→分别加分泌型和非分泌型唾液 50μl 于相应试管中→加抗 -H 最适稀释度血清 50μl→混匀，室温 10 分钟→各管加 2% O 型红细胞 100μl 作指示→混匀，置室温 1 小时→1 000×g 离心 15 秒→观察结果。

5. 结果判断 ①指示细胞与抗体发生凝集反应，表明唾液中不含相应血型物质；②指示细胞与抗体不发生凝集反应，表明唾液中含有相应血型物质；③指示细胞与盐水对照管抗体不发生凝集反应，则唾液试验无效，这通常是由于试剂稀释度太大，需要重新寻找最适稀释度并按上述步骤重新试验。

6. 质量保证

（1）制备唾液标本：通过冰冻保存、加热方式取得清晰不含黏液、其他细胞及蛋白酶的唾液，必要时可稀释唾液，避免血型物质浓度太高导致假阴性结果。

（2）保存唾液标本：样品 4℃ 下可保存几小时，−20℃ 下可保存数年。

（3）选择试剂血清：必须使用人源性多克隆血清，避免单克隆血清造成假抑制。

（4）标化试剂血清：试剂血清必须标准化校正后使用，否则易出现假阳性或假阴性。

（5）对照试验选择：①用已知分泌型和非分泌型人的唾液作为对照，如 ABH 物质检测，使用鉴定为 Se 和 sese 人的唾液作对照；②为防止弱分泌型漏检，必须同时作生理盐水对照试验，比较两者凝集强度。

7. 临床应用

（1）辅助 ABO 血型亚型分类及特殊情况下（完全溶血或抗原较弱时）进行血型鉴定。

（2）证明可溶性血型物质的存在，还可用于可溶性血型物质半定量测定（盐水连续稀释法）。

（3）中和血清中的 IgM 抗体，分离具有同一特异性的 IgM 和 IgG 两种抗体。

（4）辅助鉴定被检血清中抗体的特异性。如怀疑某血清中可能含有抗 -P1 抗体时，可用商品化 P1 物质鉴定。

（5）用于司法鉴定及考古鉴定。

二、其他组织液中血型物质检测

人体体液中的血型物质仅见于分泌型个体,而人体的血管内皮细胞、消化道组织切片均含有 ABH 物质,与分泌状态无关。在许多组织中有残存红细胞,同样可以利用吸收放散方法测定血型。实验证明,在人的毛发、骨骼、血管内皮、食管上皮、胃、空肠、阑尾、胆囊的黏膜上皮细胞、黏膜腺上皮及黏液腺体、肾小球血管及肾远曲小管上皮细胞、膀胱、输尿管、肾盂黏膜的移行上皮中均含有与红细胞相同的血型物质。因此可利用它们做凝集抑制试验以鉴定 ABO、MN 等血型,此方法常见于司法鉴定及考古鉴定。

1. 原理及主要试剂　同唾液可溶性 ABH 物质检测。

2. 标本　受检者组织。

3. 简要操作流程

(1) 组织准备:组织用生理盐水冲洗→碎化(剪切)。

(2) 试剂血清标化:同唾液可溶性 ABH 物质检测。

(3) 凝集抑制试验:取 3 支小试管,分别加组织碎块,标记→加试剂抗血清,混合→4℃,20 小时→离心,取上清→加标准红细胞,混合→离心→观察结果。

(4) 结果解释:①标准红细胞与已知抗体发生凝集反应,表明组织中不含相应抗原;②标准红细胞与已知抗体不发生凝集反应,表明组织中含相应抗原。

4. 质量保证

(1) 组织准备:用生理盐水充分冲洗,避免残存血液中相关抗原影响。

(2) 不同组织 ABH 物质检出时限:①皮肤、肺组织、心肌室温 32 天,4℃ 69 天;②脾、肾、肝室温 22 天,4℃ 35 天;③胰、胃、小肠、大肠、食管室温 10 天,4℃ 25 天。

5. 临床应用　主要用于司法鉴定及考古鉴定。

(乔凤伶)

第九节　红细胞血型分子生物学检测

红细胞血型分子生物学检测技术主要用于疑难血型鉴定,如 ABO 疑难血型,血清学方法无法进行准确的血型鉴定,多次输血导致血清学方法对血型判断不明,D 变异血型的区分等方面。

一、红细胞血型分子生物学检测技术

1. 聚合酶链反应 - 限制性片段长度多态性(polymerase chain reaction-restriction fragment length polymorphism,PCR-RFLP)　PCR-RFLP 分析是根据个体间抗原特异性来自氨基酸顺序的差别,后者由编码基因的碱基顺序不同所决定。这种碱基顺序的差别造成限制性内切酶识别位置及酶切位点数目的不同,从而产生数量和长度不一的 DNA 酶切片段。用特异性探针对整个基因组 DNA 酶切片段进行杂交,即可分析限制性长度片段多态性。一定的内切酶组合可以和传统方法测定的 ABO 特异性型别相关。对 ABO 基因型进行亚型区分,PCR-RFLP 方法较烦琐,且 PCR-RFLP 法所用的酶价格较为昂贵。

2. PCR- 序列特异性引物(PCR-sequence specific primer,PCR-SSP)　PCR-SSP 分析是使用能够特异识别特定等位基因的引物通过 PCR 扩增检测序列多态性的方法,也称作等位基因特异性引物 PCR 法。该技术原理在于依据 ABO 基因序列中特异性的碱基差异设计引物,使用序列特异性引物特异地扩增 ABO 基因。检测过程中,通常在 PCR 反应混合物中加入另一对引物,它们能扩增所有个体的 DNA,故又称内对照引物,用来指示 PCR 反应是否正常。结果判定,根据是否得到特异性 PCR 产物,以及产物片段大小来判断 ABO 基因型。PCR-SSP 方法操作简便,试验结果容易判断。该方法不足之处在于,为检出所有的等位基因,必须用多个引物扩增。目前已有采用 PCR-SSP 技术,利用 ABO 基因发生突变位点的不同核苷酸分别设计一系列序列特异性引物,直接扩增出 *ABO* 或 *Rh* 基因片段。使该方法不仅快速、便于操作,而且降低了成本。

3. PCR- 单链构象多态性分析(PCR-single strand conformation polymorphism,PCR-SSCP) 研究发现单链 DNA 片段呈复杂的空间折叠构象,这种立体结构主要是由其内部碱基配对等分子内相互作用力来维持的,当有一个碱基发生改变时,会在一定程度上使其构象发生改变,空间构象有差异的单链 DNA 分子在聚丙烯酰胺凝胶中受排阻大小不同。因此,可以通过非变性聚丙烯酰胺凝胶电泳(PAGE),非常敏锐地将构象上有差异的分子分离开。若发现单链 DNA 带迁移率与正常对照的相比发生改变,就可以判定该链构象发生改变,进而推断该 DNA 片段中有碱基突变。该方法简便、快速、灵敏,不需要特殊的仪器,适合临床实验的需要。但其不足之处在于,只能作为一种突变检测方法,要最后确定突变的位置和类型,还需进一步测序。另一方面,由于 SSCP 是依据点突变引起单链 DNA 分子立体构象的改变来实现电泳分离的,这样就可能会出现当某些位置的点突变对单链 DNA 分子立体构象的改变不起作用或作用很小时,再加上其他条件的影响,使聚丙烯酰胺凝胶电泳无法分辨造成漏检。

4. PCR- 序列特异性寡核苷酸探针(PCR-sequence specific oligonucleotide,PCR-SSO) PCR-SSO 分析是根据目的基因的突变或多态性设计、合成与等位基因互补的寡核苷酸探针,以放射性核素或者异羟基洋地黄毒苷元、辣根过氧化物酶等非放射性核素标记,与 PCR 产物即目的 DNA 片段杂交。如果目的 DNA 与已知核苷酸系列并标记放射性核素或非放射性核素的探针互补(A-T、G-C),则两者结合,通过放射显影或酶底物显色,便可分析被检标本的突变或多态性。该方法操作简便,结果容易观察。

二、分子生物学检测技术在红细胞血型检测中的应用

1. ABO 疑难血型鉴定 多项血清学检测技术的成熟和应用为血型鉴定提供了坚实的技术保障。但是,在特殊情况下,ABO 亚型、RhD 变异体,如弱 D、极弱 D(Del),红细胞被抗体致敏、表型被疾病干扰(如消化道肿瘤化疗患者)、血型特异性物质过高等血型不易鉴定时,基因分型是血型鉴定不可或缺的辅助手段。

输血科开展 ABO 血型分子生物学检测技术前,建议先确认血型的血清型。当血清学 ABO 正反定型不符、疑似 ABO 亚型或疑难血型时,观察确定其存在哪种基因(*A* 基因或者 *B* 基因),才能进行基因检测。若基因分型无法确定结果,进一步进行 ABO 基因测序。当然,也可以直接进行基因测序。鉴定流程如图 3-10。

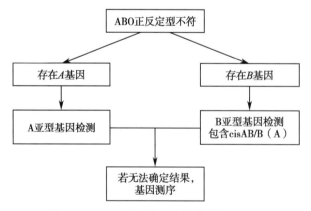

图 3-10 ABO 血型分子生物学鉴定流程图

2. 新生儿溶血病的辅助诊断 如果以母亲外周血细胞或血浆 DNA 预测胎儿血型,鉴定父亲 Rh(D)或 ABO 基因是纯合子或杂合子等,能够预测新生儿溶血病发生的概率。

3. ABO 基因突变研究 分析生物学检测技术可以为血型基因中常见的单核苷酸点突变研究提供方便。目前,中国汉族人 *A* 基因和 *O* 基因的点突变研究取得新的研究成果。

血型分子生物学分析技术的出现,为血型鉴定带来了方法学补充。也就是说,我们不但可以采用

血清学分析方法对血型进行表型鉴定,在血型分子生物学分析技术成熟以后,同时可以采用基因分析方法,对血型基因型进行互补鉴定。

(祝丽丽　龚道元)

本 章 小 结

输血前相容性试验主要有ABO血型鉴定、RhD血型鉴定、意外抗体筛查与鉴定、交叉配血试验等,所采用的是血清学试验方法,根据抗原与相应抗体在合适条件下可以特异性结合原理,采用技术主要有盐水介质、聚凝胺、酶介质、抗球蛋白试验及凝胶凝集试验等技术,根据反应载体不同分为平板试管法、(玻片)法、微孔板法及微柱卡法。其中血型鉴定盐水介质试管法或微柱凝胶卡法,意外抗体筛查与鉴定、交叉配血试验常用盐水介质试管法、抗球蛋白微柱凝胶卡法或凝集胺介质法。

红细胞血型其他相关项目检查如主要抗体效价测定、吸收放散试验、凝集抑制试验及红细胞血型分子生物学检查,可用于输血前相容性试验、疑难血型鉴定及新生儿溶血病检查。

附　案例分析

案例 3-1　意外抗体(抗 -E 抗体)

【病例资料】　患者,男,48岁,2019年1月入院就诊。入院主要诊断:壶腹部肿瘤;其他诊断:梗阻性黄疸、胆总管扩张、胰管扩张。入院3年前车祸伤,有既往输血史。入院后,完善各项检查,意外抗体筛查阳性。拟行胰腺十二指肠切除术,术前常规备去白细胞红细胞悬液4个单位。

【实验室检查】　血型鉴定、意外抗体筛查、意外抗体鉴定、Rh表型其他抗原检测,操作方法均按文献及操作说明书进行。

【检测结果】

1. 全自动微柱凝胶卡血型鉴定　结果见表3-11。

表 3-11　全自动微柱凝胶卡血型检测结果

试剂	抗 -A	抗 -B	抗 -D	Ctrl	A₁ 细胞	B 细胞
凝集强度	4+	0	4+	0	0	3+

2. 意外抗体筛查试验(盐水介质、微柱凝胶卡)　结果见表3-12。

表 3-12　意外抗体筛查试验结果

筛查细胞	Rh					Kell		Duffy		Kidd		Lewis		P
	D	C	E	c	e	K	k	Fyᵃ	Fyᵇ	Jkᵃ	Jkᵇ	Leᵃ	Leᵇ	P1
Ⅰ	+	+	0	0	+	+	+	+	0	+	+	0	+	+
Ⅱ	+	0	+	+	0	0	+	0	+	+	0	+	0	+
Ⅲ	+	+	0	0	+	0	+	+	+	+	0	+	0	+
自身对照														

筛查细胞	MNS				Luther		Mia	结果	
	M	N	S	s	Luᵃ	Luᵇ		盐水介质法	微柱凝胶卡
Ⅰ	0	+	0	+	0	+		0	0
Ⅱ	+	+	+	+	0	+		0	3+
Ⅲ	+	0	0	+	0	+	Mi(a+)	0	0
自身对照								0	0

3. 意外抗体鉴定试验(微柱凝胶卡)　结果见表 3-13。

表 3-13　意外抗体鉴定试验(微柱凝胶卡)结果

Rh-Hr	Rh								Kell						Duffy	
	C	D	E	c	e	CW	f	V	K	k	Kp^a	Kp^b	Js^a	Js^b	Fy^a	Fy^b
1　R1WR1	+	+	0	0	+	+	/	/	+	+	0	+	/	+	+	+
2　R1R1	+	+	0	0	+	0	/	/	+	+	0	+	/	+	+	0
3　R2R2	0	+	+	+	0	0	/	/	0	+	0	+	0	+	0	+
4　R0	0	+	0	+	+	0	/	/	+	+	0	+	/	+	0	+
5　r′r′	+	0	0	+	+	0	/	/	0	+	+	0	/	+	+	+
6　r″r″	0	0	+	+	0	0	/	/	0	+	0	+	/	+	+	+
7　rr	0	0	0	+	+	0	/	/	+	0	0	+	/	+	0	+
8　rr	0	0	0	+	+	0	/	/	0	+	0	+	/	+	+	0
9　rr	0	0	0	+	+	0	/	/	+	+	0	+	/	+	+	+
10　rr	0	0	0	+	+	0	/	/	0	+	0	+	/	+	+	0
11　RzR1	+	+	+	0	+	/	+	0	0	+	0	+	/	+	+	+

Rh-Hr	Kidd		Lewis		P	MNS				Luther		Xg	凝胶卡
	Jk^a	Jk^b	Le^a	Le^b	P1	M	N	S	s	Lu^a	Lu^b	Xg^a	
1　R1WR1	+	+	0	+	+	+	0	+	0	0	+	0	0
2　R1R1	0	+	+	0	+	+	0	0	+	0	+	+	0
3　R2R2	+	+	0	0	+	+	0	+	0	0	+	0	3+
4　R0	+	+	0	+	+	+	+	+	0	0	+	+	0
5　r′r′	0	+	0	+	+	+	+	+	0	0	+	+	0
6　r″r″	0	+	0	+	+	+	+	+	0	0	+	+	3+
7　rr	+	0	+	0	+	+	0	+	0	0	+	+	0
8　rr	0	+	0	+	+	+	0	+	0	0	+	0	0
9　rr	+	0	0	+	+	+	0	0	+	0	+	0	0
10　rr	w	0	0	+	+	+	0	0	0	0	+	0	0
11　RzR1	+	+	0	+	+	+	+	0	+	0	+	+	3+

4. Rh 表型其他抗原检测(微柱凝胶卡)　结果见表 3-14。

表 3-14　Rh 表型其他抗原检测(微柱凝胶卡)结果

细胞	抗-C	抗-c	抗-E	抗-e	对照
患者红细胞	4+	0	0	4+	0

5. 血清学结论　A 型 CCDee,血清中存在 IgG 抗 -E 抗体。

6. 输血策略　输注 A 型、CCDee 表型红细胞制品。该患者术后输注 4 个单位 CCDee 表型的红细胞,血红蛋白由 79g/L 上升至 98g/L,输血治疗有效,无输血不良反应。

【结果分析】　微柱凝胶卡血型鉴定 A 型,正反定型相符,表 3-12 显示意外抗体筛查试验盐水介质呈阴性,微柱凝胶抗球蛋白卡呈阳性,自身对照阴性。由试验结果基本得出该患者存在同种 IgG 抗体,但无法确定意外抗体的特异性,需要进行抗体鉴定试验。表 3-13 谱细胞反应格局符合抗 -E 抗体,可以排除其他血型系统同种抗体和自身抗体,且表 3-14 检测相应 E 抗原为阴性,进一步确定患者血清中存在抗 -E 抗体。

【问题思考】　Rh 抗体血清学特点及临床意义有哪些?

案例 3-2 血型正反定型不符（ABO/Rh 血型鉴定）

【病例资料】 患者，女，29 岁，孕 8 周，平素体健，无高血压，无肝炎等传染病史，无手术史，无外伤史，无输血史，血型鉴定时发现正反定型不一致（正定型为 O 型，反定型为 B 型）。

【实验室检查】 输血相容性检测：血型鉴定、意外抗体筛查及吸收放散试验。

【检查结果】

1. 全自动微柱凝胶卡血型鉴定 结果见表 3-15，抗体筛查初检结果见表 3-16。

表 3-15 全自动微柱凝胶卡血型鉴定结果

试剂	抗-A	抗-B	抗-D	A₁ 细胞	B 细胞	O 细胞	自身细胞
凝集强度	0	0	4+	4+	0	0	0

2. 手工试管法复检 ABO 血型鉴定结果见表 3-16，抗-H 结果见表 3-17。

表 3-16 试管法血型鉴定结果

试剂	抗-A	抗-B	抗-D	A₁ 细胞	B 细胞	O 细胞	自身细胞
凝集强度	0	0	4+	4+	0	0	0

表 3-17 抗 H 检测结果

试剂	患者	成人 B 细胞	成人 O 细胞
抗 H	4+	2+	4+

3. 意外抗体筛查试验（盐水介质、微柱凝胶卡） 结果见表 3-18。

表 3-18 意外抗体筛查试验结果

筛查细胞	Rh					Kell		Duffy		Kidd		Lewis		P
	D	C	E	c	e	K	k	Fyᵃ	Fyᵇ	Jkᵃ	Jkᵇ	Leᵃ	Leᵇ	P1
I	+	+	0	0	+	+	+	+	0	+	+	0	+	+
II	+	0	+	+	0	0	+	0	+	+	0	+	0	+
III	+	+	0	0	+	0	+	+	0	+	0	+	+	0
自身对照														

筛查细胞	MNS				Luther		Mia	结果	
	M	N	S	s	Luᵃ	Luᵇ		盐水介质法	微柱凝胶卡
I	0	+	0	+	0	+		0	0
II	+	+	+	+	0	+		0	0
III	+	0	0	+	0	+	Mi(a+)	0	0
自身对照								0	0

4. 吸收放散试验 将患者的红细胞洗涤后用抗-B 在 4℃吸收至少 1 小时。红细胞充分洗涤后，进行放散试验，将最后一次洗涤液及放散液分别与 A、B、O 细胞反应，结果见表 3-19。

表 3-19 吸收放散试验结果

试剂	A 细胞	B 细胞	O 细胞
最后一次洗涤液	0	0	0
患者放散液	0	4+	0
O 细胞对照	0	0	0

5. 血清学结论 红细胞上存在弱 B 抗原,疑似 B 亚型。

6. 输血策略 如需输血,建议输注 O 型洗涤红细胞。

【结果分析】 ABO 血型正反定型不符主要考虑两个因素,首先考虑红细胞上抗原为弱抗原,其次为血清中缺乏相应的抗体。通过血清学检查,初步确定该患者为 B 亚型。以 B_X 或 B_m 血型的可能性大,如需确认还需进一步进行基因血型鉴定。

【问题思考】 血型正反定型不符原因及对策有哪些?

案例 3-3 交叉配血不合案例(抗 M 抗体)

【患者资料】 患者,女,年龄不详,产科,孕 2 产 1,孕 31 周 +4 天,胎儿血红蛋白 43g/L(脐血),申请宫内输血 1U。

【实验室检测】

1. 全自动微柱凝胶卡法血型鉴定 正反定型不相符,结果见表 3-20。

表 3-20 患者血型正反定型反应格局(试管法)

试剂	抗-A	抗-B	抗-D	A₁细胞	B 细胞	O 细胞	自身细胞
凝集强度	4+	0	4+	±	3+	1+	0

2. 意外抗体筛查试验(盐水介质、微柱凝胶卡) 结果见表 3-21。

表 3-21 意外抗体筛查试验结果

筛查细胞	Rh					Kell		Duffy		Kidd		Lewis		P
	D	C	E	c	e	K	k	Fyᵃ	Fyᵇ	Jkᵃ	Jkᵇ	Leᵃ	Leᵇ	P1
I	+	+	0	0	+	+	+	+	0	+	+	0	+	+
II	+	0	+	+	0	0	+	0	+	+	0	+	0	+
III	+	+	0	0	+	0	+	+	0	+	+	0	+	+
自身对照														

筛查细胞	MNS				Luther		Mia	结果	
	M	N	S	s	Luᵃ	Luᵇ		盐水介质法	微柱凝胶卡
I	0	+	0	+	0	+		0	0
II	+	+	+	+	0	+		+	2+
III	+	0	0	+	0	+	Mi(a+)	2+	3+
自身对照								0	0

3. 意外抗体鉴定试验(微柱凝胶卡) 结果见表 3-22。

4. 血清学结论 检出抗-M 抗体(患者 MN 血型为"NN")。

【交叉配血】 选择 M 抗原阳性献血者红细胞与该孕妇进行交叉配血,结果在盐水介质和抗人球蛋白介质中均有凝集,交叉配血不相合;选择 M 抗原阴性献血者红细胞与该孕妇进行交叉配血,结果在盐水介质和抗人球蛋白介质中均无凝集、无溶血,交叉配血相合。

【结果分析】 M 抗原阴性个体在受到外源抗原刺激时会天然或免疫产生 IgM 或 IgG 型抗 M 抗体,如为 IgM 型抗体,多为冷抗体,会干扰血型反定型结果和盐水介质交叉配血,一般不会引起新生儿溶血病或者严重的输血反应;如为 IgG 型抗体,一般在 37℃有反应活性,会引起严重的新生儿溶血病,具有重要的临床意义。

【问题思考】 抗-M 抗体阳性的患者在进行交叉配血时需要注意哪些事项?

表 3-22　意外抗体鉴定试验（盐水介质、微柱凝胶卡）结果

序号	Rh					Kidd		MNS				Duffy		Diego	
	D	C	E	c	e	Jk^a	Jk^b	M	N	S	s	Fy^a	Fy^b	Di^a	Di^b
1	+	+	0	0	+	+	+	+	0	+	0	+	0	0	+
2	+	0	+	+	0	0	+	+	+	0	+	+	0	0	/
3	+	+	0	+	+	+	0	0	+	0	+	+	+	+	/
4	+	+	0	0	+	0	+	+	0	+	+	+	0	0	/
5	+	0	+	+	+	0	+	+	0	S	0	+	0	0	+
6	0	0	+	+	0	0	+	+	+	0	+	+	0	0	+
7	0	0	0	+	+	+	+	+	0	0	+	+	0	0	0
8	+	+	+	+	+	+	+	+	0	0	+	0		0	+
9	0	0	0	+	+	0	+	+	0	0	+	+	0	0	+
10	+	+	0	0	+	+	+	+	0	0	+	+	0	0	0

序号	Kell		Lewis		P	DO		Yt		结果	
	K	k	Le^a	Le^b	P1	Do^a	Do^b	Yt^a	Yt^b	盐水介质法	微柱凝胶卡
1	0	+	0	0	+	0	+	+	0	1+	0
2	0	+	0	+	+	/	/	/	/	1+	0
3	0	+	+	0	+	/	/	/	/	0	0
4	0	+	+	+	+	/	/	/	/	2+	0
5	0	+	0	+	+	0	+	+	0	1+	±
6	0	+	0	+	0	/	/	/	/	1+	±
7	0	+	0	+	+	/	/	/	/	1+	0
8	0	+	0	+	+	/	/	/	/	0	0
9	0	+	+	0	+	/	/	/	/	0	0
10	0	+	0	+	+	/	/	/	/	1+	0

案例3-4　分子生物学鉴定疑难血型

【病例资料】　患者，男，42 岁，既往体健，因股骨颈骨折入院。查体：体温 36.5℃，血压 90/60mmHg（1mmHg＝0.133kPa），无颈静脉怒张，双肺呼吸音清，未闻及干湿啰音，心率 100 次 /min，肝肋下未及，双下肢无水肿。心电图正常，凝血功能正常，拟手术备血。

【实验室检查】

（1）输血科血清学鉴定：发现 ABO 正反定型不符，疑似 AB 型。格局见表 3-23。

表 3-23　正反定型不符血清学格局

正定型		反定型			自身对照
抗 -A	抗 -B	A$_1$c	Bc	Oc	自身 c
1+^{S}	4+	2+^{S}	−	−	−

1+^{S} 表示凝集强度比 1+ 强一点，2+^{S} 表示凝集强度比 2+ 强一点。A$_1$c：A$_1$ 型红细胞；Bc：B 型红细胞；Oc：O 型红细胞

（2）抗 -A、抗 -B 人源血清与患者红细胞（Pc）反应：阴性对照用 O 型红细胞与抗 -A、抗 -B 人源血清反应，与抗 -A 凝集为 1+，推测此例标本为 ABO 亚型。见表 3-24。

（3）抗 -H 与患者红细胞反应：检测患者红细胞上 H 抗原。结果显示抗 -H 反应增强，且与 A$_1$c 有反应，参照 ABO 亚型对照表，高度怀疑为 B（A）亚型。见表 3-25。

表 3-24　抗-A、抗-B 人源血清与患者红细胞反应

反应条件	抗-A(人源)	抗-B(人源)	Oc
立即离心	1+	4+	-
二次离心	1+	4+	-
4℃ 15min	1+	4+	-

表 3-25　抗-H 与患者红细胞反应

反应条件	抗-A(人源)	抗-B(人源)	O 型红细胞
立即离心	3+	3+	1+

（4）经分子生物学实验进一步证实该患者的基因型为 B(A)04 O，见图 3-11。

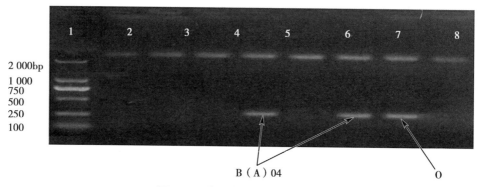

图 3-11　分子生物学验证基因型

1 为 marker，2 为 B(A)01，3 为 B(A)02，4 为 B(A)03，5 为 B(A)04，6 为 B(A)05，6 为 B(A)04，8 为 O，9 为 B

【检查结果】　患者为 B(A)04 O 基因型。至今为止，文献已报道的 B(A) 等位基因有 6 个，即 B(A) 01～06 型，其中 B(A)02、B(A)04～06 基因型均首先在中国人群中发现。本病例中 B(A)04 型，是中国人群表型频率最高的基因型，为 1.6/10 万，其次是 B(A)02 型，为 0.78/10 万。B(A)04 O 基因型表示该患者为一个正常的 O 基因和一个发生突变的 B 基因即 B(A)04 组成，因此血清学除表现 B 特异性，还表现少许 A 特异性，血清学显示为 AB 血型，见表 3-23。B(A) 血型是遗传学上的 B 型，其红细胞膜上有少量 A 抗原和基本正常的 B 抗原。其 H 抗原含量较为丰富，几乎与 O 型细胞上的含量持平。这是因为 B(A) 亚型是 B 基因上的碱基发生突变，导致 B 基因产生变异，改变了部分功能活性酶的活性及效力，红细胞膜血清学正定型除了有正常的 B 抗原以外，还会发现有少量 A 抗原，且红细胞膜上 H 抗原增多。该受检者的基因型为 B(A)04 O，AB 型血的人与 O 型血的人不可能生出 AB 型子代，但这种罕见的 B(A) 型与 O 型人，却能生出血清表现为 AB 型的子代，检测时需高度注意，条件允许的情况下，还可进一步进行测序验证及开展家系调查。

【结果分析】　与传统的血型血清学试验相比，ABO 血型基因分型具有以下 3 个优点和长处：①自身抗体、意外抗体筛查阳性的患者，不影响对其血型鉴定。②患者疾病导致的抗原、抗体变化，可及时排除其干扰及影响。③血清学试验多需依照 ABO 血型亚型表做判断，受人为主观判断凝集差异影响大，基因学实验不受此影响。因此，临床中遇到疑难血型鉴定时，在非急诊的情况下，可以用更准确的分子生物学技术来解决输血治疗问题。但需要重视的是，目前国内建立的各种 ABO 亚型数据库尚不完全，市面上购买的 ABO 基因检测试剂盒还无法全面覆盖检测所有 ABO 疑难血型，无法确定时还需借助测序手段进行鉴定。

（祝丽丽　刘 艳）

第四章
白细胞抗原系统与检验

通过本章学习,你应能回答下列问题:

1. 主要组织相容性复合体(MHC)与 HLA 的概念是什么?
2. *HLA-I* 类、*HLA-Ⅱ* 类、*HLA-Ⅲ* 类基因结构是如何定位的?
3. HLA-Ⅰ、HLA-Ⅱ 分子如何进行命名?
4. HLA 系统可引起哪些输血不良反应?
5. 粒细胞抗原系统的临床意义表现在哪些方面?
6. HLA 分型方法主要有哪些?
7. 微量淋巴细胞毒试验的基本原理是什么?
8. HLA 常用的基因分型技术有哪些?
9. HLA 抗体常用检测方法有哪些? 其检测原理是什么?

第一节 概 述

人类白细胞表面表达多种抗原,其中与输血医学有关的是白细胞血型抗原。它主要包括三类:与红细胞共有的血型抗原、与其他组织细胞共有的血型抗原和白细胞所特有的血型抗原。

1. 与红细胞共有的血型抗原 人类白细胞膜除表达本身所特有的抗原外,还表达一些红细胞血型系统抗原,如 ABO、P、Lewis、Diego、Ii、MNS、Kidd、Kell 血型系统中的 A、B、H、Tj^a、Le^a、Le^b、Di^b、I、i、U、Jk^a、Jk^b、K、k 等抗原,但这些红细胞抗原在白细胞膜上表达量比较少,临床意义不大。

2. 与其他组织细胞共有的血型抗原 1958 年 Dausset 首次发现,肾移植患者与供者组织细胞表面的同种异型抗原存在着差异,患者出现排斥反应;反复输血患者血清中存在着与供者白细胞发生反应的循环抗体,这些抗体针对人体所有有核细胞表面的靶分子。这些代表个体特异性并能引起迅速而强烈排斥反应的同种异型抗原为主要组织相容性抗原(major histocompatibility antigen,MHA),由一组紧密连锁的基因编码,其编码的基因群称为主要组织相容性复合体(major histocompatibility complex,MHC)。人的主要组织相容性抗原首先在白细胞表面被发现,故又称为人类白细胞抗原(human leucocyte antigen,HLA)或 HLA 分子,其编码基因被称为 *HLA* 复合体或 *HLA* 基因。

HLA 是一组由人类主要组织相容性复合体编码产生的糖蛋白,具有个体特异性,表达在细胞表面,识别自体和异己成分,参与机体免疫调节,调节细胞免疫和体液免疫,对用于移植的器官组织源或血液制品种类的选择均具有重要的临床意义。

3. 白细胞本身所特有的血型抗原 白细胞本身所特有的血型抗原主要有粒细胞及其前体细胞的特异性抗原[人类粒细胞抗原(HNA)-1a、HNA-1b、HNA-1c、HNA-2a、HNA-3a 等]和淋巴细胞上的 Gr 系统抗原等。

(曾 涛 钟国权)

第二节　人类白细胞抗原系统

白细胞抗原系统包括一系列复杂的基因及其编码的蛋白。*HLA* 基因编码的 HLA 分子是白细胞上免疫原性最强的同种抗原。

一、*HLA* 复合体

HLA 复合体位于人第 6 号染色体短臂 6p21.31（图 4-1A），全长 3 600kb，共有 224 个基因位点，其中 128 个为功能基因，96 个为假基因。*HLA* 基因具有多基因性、多态性和连锁不平衡等遗传特点，从而构成复杂的基因多样性。

（一）*HLA* 复合体分类

HLA 复合体按其编码分子的结构、表达方式、组织分布和功能等特性不同，可分为三类，即 *HLA-I* 类、*HLA-II* 类和 *HLA-III* 类，各类基因均含有多个基因位点（图 4-1）。

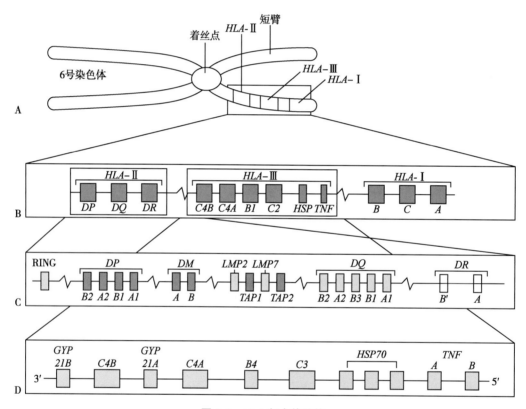

图 4-1　*HLA* 复合体结构
A. *HLA* 复合体在 6 号染色体上的定位；B. *HLA* 复合体结构示意图；C. *HLA-II* 类基因结构示意图；
D. *HLA-III* 类基因结构示意图

1. *HLA-I* 类基因　位于 6 号染色体顶端，长度为 2 000kb，包括经典 *HLA-I* 类基因和非经典 *HLA-I* 类基因。

（1）经典 *HLA-I* 类基因：又称 *HLA-Ia* 基因，包括 *HLA-A*、*HLA-B* 和 *HLA-C* 基因座位，每个基因座位上存在多个等位基因，编码三组高免疫原性、高度多态性的糖蛋白分子（HLA-A、HLA-B、HLA-C），即 HLA-I 类分子的重链（图 4-1B）。

（2）非经典 *HLA-I* 类基因：又称 *HLA-Ib* 基因，为免疫功能相关基因，包括 *HLA-E*、*HLA-F*、*HLA-G*、*HLA-H*、*HLA-J*，分别编码相应免疫原性和多态性均较低的分子。例如，*HLA-E* 基因编码 NK 细胞表面 C 型凝集素受体家族成员（CD94/NKG2）识别的专一性配体；*HLA-E*、*HLA-F* 在多种胚胎和成人组织中表达;*HLA-G*特异地高表达于胎母界面的滋养层,在胎母免疫中起重要作用。

2. *HLA-Ⅱ*类基因 靠近染色体着丝点,从中心侧开始依次为*DP、DM、LMP2、TAP1、LMP7、TAP2、DQ*及*DR*基因亚区域(图4-1C),包括经典*HLA-Ⅱ*类基因(*DP、DQ*和*DR*)和非经典*HLA-Ⅱ*类基因(*LMP、TAP*和*DM*)。经典*HLA-Ⅱ*类基因编码经典HLA-Ⅱ类分子,即双肽链(α、β)分子;*LMP、TAP*和*DM*为与抗原加工和提呈有关的基因,其编码的分子为非经典HLA-Ⅱ类分子。

3. *HLA-Ⅲ*类基因 位于*HLA-Ⅱ*类和*HLA-Ⅰ*类基因中段,长度为1 000kb,包括*C4B、C4A、C2、Bf、TNF*和*HSP70*基因,分别编码免疫系统相关因子(C4、C2、B因子)、肿瘤坏死因子(TNF-α、TNF-β)和热休克蛋白70分子(HSP-70)(图4-1D)。

(二)*HLA*等位基因的命名

*HLA*复合体在一对同源染色体同一基因座位上可有多对等位基因,其命名遵循以下原则:

1. 基因座位 以*A、B、C、DR、DQ*及*DP*等表示。星号(*)作为基因座位与等位基因的分隔符。

2. *HLA*等位基因 用四组阿拉伯数字表示,数字间用冒号分隔。第一组数字表示基因组,与血清学中的同种异型抗原特异性对应;第二组数字表示等位基因的亚型,依据DNA序列进行编号;第三组数字用于区分编码序列同义突变的等位基因;第四组数字用于区分非编码区(内含子、5′或3′侧翼非翻译区)序列多态性的等位基因。前两组数字不同,核苷酸不同,其编码蛋白质的氨基酸序列也不同。

3. 等位基因数字后的字母 表示基因表达状态,如"N""L""S""C""A"和"Q",分别表示"基因不表达""基因编码蛋白低表达""基因编码可溶性分泌型分子""等位基因产物为细胞质内分子""蛋白是否表达有疑问""等位基因突变影响其正常表达水平"。例如,*HLA-A*24:02:01:02L*表示编码区外发现突变,细胞表面编码蛋白明显减弱的等位基因。

二、HLA分子

(一)HLA分子的结构

依据*HLA*基因分类情况,其编码的产物依次被称为HLA-Ⅰ类分子、HLA-Ⅱ类分子和HLA-Ⅲ类分子。其中,HLA-Ⅰ类分子、HLA-Ⅱ类分子为膜结合蛋白,HLA-Ⅲ类分子则为非膜结合蛋白。

1. HLA-Ⅰ类分子结构 所有HLA-Ⅰ类分子均由两条多肽链组成。一条是由*HLA*基因编码的α链,可以区分为3个区,即胞外区、跨膜区和胞内区;另一条是由第15号染色体上非*HLA*基因编码的β链(β₂微球蛋白)。两者通过非共价链结合形成HLA-Ⅰ类分子。

2. HLA-Ⅱ类分子结构 HLA-Ⅱ类分子的空间结构与HLA-Ⅰ类分子类似,由α链和β链通过非共价链连接组成,两条多肽链的2/3以上在细胞外。

(二)HLA分子的命名

HLA分子命名遵循下列原则:

1. *HLA-A、B、C、DR、DQ*及*DP*基因位点的产物分别命名为HLA-A、B、C、DR、DQ及DP抗原。

2. HLA-A抗原特异性用基因位点后的数字表示,从1开始按顺序排列。HLA-A、B抗原特异性的数字相互不重复,例如有HLA-A1、HLA-A2、HLA-A3和HLA-B7、HLA-B8,但没有HLA-B1、HLA-B2、HLA-B3和HLA-A7和HLA-A8。

3. 通过细胞学技术及处理淋巴细胞试验确定HLA-D、HLA-DP特异性,以HLA-D_w、HLA-DP_w表示。

4. 一般情况下,基因产物单一,血清学特异。但有些HLA抗原可以进一步裂解,如HLA-A10可以裂解为HLA-A25和HLA-A26,裂解前为宽特异性,裂解后为窄特异性,因此需进行宽特异性标记,如HLA-A25(10)或HLA-A26(10)。

5. 抗原特异性之间以","隔开,各位点之间以";"隔开。例如,某个体的HLA型别可以书写为HLA-A2,25(10)。

(三)HLA分子的组织分布

HLA-Ⅰ类与HLA-Ⅱ类分子主要分布在细胞表面,也可在血、尿液、唾液、精液及乳汁中检出。HLA-Ⅲ

类分子以可溶性形式存在。

1. HLA-Ⅰ类分子　广泛分布于体内所有有核细胞表面,但是不同组织细胞表达 HLA-Ⅰ类分子的密度不相同。淋巴细胞表达水平最高;其次为巨噬细胞、树突状细胞及中性粒细胞;而心、肝、肺、成纤维细胞、肌细胞、神经细胞及角膜细胞 HLA-Ⅰ类分子表达水平较低。某些特殊类型的红细胞(如网织红细胞)也能检出 HLA-Ⅰ类分子,但成熟红细胞和滋养层细胞不表达 HLA-Ⅰ类分子。

2. HLA-Ⅱ类分子　表达范围极其狭窄,主要表达在某些免疫细胞表面,如 B 淋巴细胞、树突状细胞、单核巨噬细胞等。此外,精子细胞和活化 T 淋巴细胞表面也表达 HLA-Ⅱ类分子,其表达水平与细胞分化及抗原刺激有关;内皮细胞和某些组织上皮细胞表达的 HLA-Ⅱ类分子与某些自身免疫性疾病的发生有关。而中性粒细胞、未致敏的 T 细胞、肝、肾、脑及胎儿滋养层细胞等均不表达 HLA-Ⅱ类分子。

三、HLA 抗体

HLA 基因具有遗传多态性,其编码的 HLA 抗原具有较强的免疫原性,致使个体之间细胞膜表面的 HLA 抗原分子相容性概率很低,人类容易通过输血、妊娠及移植等免疫刺激形成同种免疫,产生 HLA 抗体。目前,国内各级采供血机构所提供的红细胞悬液、血浆制品和血小板虽然会进行去白细胞处理,但这些血液制品中仍会或多或少存在着一定量的白细胞,并且血小板上本身就含有 HLA 抗原,所以反复输注血液制品的患者可能会因为 HLA 抗原的刺激而诱发机体免疫学反应,产生 HLA 抗体,导致临床出现多种相关的输血不良反应。

四、HLA 系统在医学中的应用

某些疾病状态可出现 HLA 表达异常,HLA 系统在移植医学、输血医学和法医学等学科中均具有重要作用。

(一) HLA 系统在移植医学中的应用

HLA 作为人体组织细胞的遗传学标志,在抗原识别、提呈、免疫应答、免疫调控等方面均具有重要作用,是器官移植免疫排斥反应的主要抗原。在器官移植中,移植物能否存活很大程度上取决于供受者 HLA 型别是否匹配。

1. HLA 系统在造血干细胞移植中的应用　造血干细胞来源于骨髓、脐带血及外周血,含有大量的免疫细胞(如成熟的 T 淋巴细胞),可以引起严重的免疫排斥反应。在器官移植中,供、受者 *HLA-A*、*HLA-B*、*HLA-C*、*HLA-DR*、*HLA-DQ* 及 *HLA-DP* 基因位点可能全部匹配,也可能部分匹配。但在造血干细胞移植中,对上述基因位点匹配程度的要求严格,一般首选 *HLA* 基因位点全部匹配的同胞供者或非血缘关系的供者。

2. HLA 系统在实质器官移植中的应用　影响肾移植的基因位点主要有 *HLA-A*、*HLA-B* 及 *HLA-DR*。*HLA-DR* 位点与移植后肾近期存活有关,而 *HLA-A* 及 *HLA-B* 位点与移植后肾远期存活有关。近几年,随着临床新型免疫抑制剂的不断应用,HLA 不匹配肾移植的近期存活率已经明显提高,但是不匹配肾移植长期存活率还有待进一步证实,临床上仍应选择 *HLA* 位点匹配的供肾进行肾移植。目前,临床在肝脏移植、胸腔器官移植中,未完全要求 HLA 匹配移植。

(二) HLA 系统在输血医学中的应用

HLA 抗原具有高度的免疫原性,人类可通过妊娠、输血及移植等途径产生 HLA 抗体。HLA 抗原与 HLA 抗体作用可引起多种输血不良反应,如发热性非溶血性输血反应(febrile non-haemolytic transfusion reaction,FNHTR)、输血相关性急性肺损伤(transfusion-related acute lung injury,TRALI)、血小板输注无效(platelet transfusion refractoriness,PTR)、嵌合体及输血相关移植物抗宿主病(transfusion-associated graft versus host disease,TA-GVHD)等。

1. FNHTR　FNHTR 是临床较为常见的一种输血反应。受血者在输血期间或输血停止后 4 小时内出现寒战或体温较输血前升高 1℃ 或 1℃ 以上,通常与白细胞和 / 或血小板抗体以及血液保存中产生的细胞因子(如白细胞介素等)有关。受血者因多次输血或多次妊娠,体内免疫产生 HLA 抗体,HLA 抗体与供血者血液中的白细胞抗原发生免疫学反应,引起白细胞的破坏和致热原的释放,诱发机体温度升高。

2. TRALI TRALI 是在输血过程中或输血后 6 小时内发生的一种急性呼吸窘迫综合征。HLA 系统引起 TRALI 的可能机制为:输入的血液成分中的 HLA 抗体,与受血者白细胞抗原发生抗原抗体反应并激活补体,引起白细胞黏附和肺内聚集,导致内皮损伤和毛细血管渗漏,产生急性肺损伤、肺水肿或呼吸窘迫等。

3. PTR 受血者输注血小板后,血小板计数未见有效增高,甚至较输注前降低,临床出血症状未见明显改善的现象。引起血小板输注无效的主要因素有免疫因素和非免疫因素。免疫因素,如受血者由于反复输血或妊娠体内免疫产生了 HLA 抗体,与供血者血小板的 HLA 抗原结合,破坏输入的血小板,引起血小板输注无效。

4. TA-GVHD TA-GVHD 是一种严重的输血相关并发症,指来源于亲缘关系较近人群的新鲜血液成分(主要是 T 淋巴细胞),在受血者体内不被受血者免疫系统识别和排斥,而是把宿主 HLA 抗原作为外来抗原,被激活、增殖并袭击宿主,从而导致患者在输血后发生 GVHD。

(三)HLA 在法医学中的应用

HLA 基因终生不变,是一个最为复杂的遗传多态性系统,被看作是最能代表人体特异性的遗传标志。无关个体之间 HLA 型别完全相同的概率极低。*HLA* 基因型或表型检测已成为法医学上个体识别和亲子鉴定的重要手段之一。

1. 个体识别 将搜集到的血迹、分泌物或其他组织标本进行 HLA 检测,并与要求被认定对象的 HLA 结果进行比对,从而得出个体识别的结论。

2. 亲子鉴定 理论依据是孟德尔遗传的分离律。在肯定孩子的某个遗传基因来自亲生父(母)亲,而假设父(母)亲并不带有这个基因,可以排除假设父(母)亲是孩子的亲生父(母)亲;而假设父(母)亲带有这个基因,则不能排除假设父(母)亲是孩子的亲生父(母)亲的可能性。

近年来,随着分子生物学技术的发展,采用短串联重复序列检测或线粒体 DNA 序列分析用于个体识别或亲子鉴定更加简便与准确。目前,以上两种技术已逐渐取代 HLA 检测成为个体识别或亲子鉴定的重要手段。

(曾 涛 叶先仁)

第三节 粒细胞抗原系统

20 世纪初期,人们发现某些患者的血清可以引起其他一些患者的白细胞发生凝集,之后在多次输血患者中检测到粒细胞抗体。1960 年 Lalezari 在研究同种免疫性中性粒细胞减少症的新生儿中,首次发现了粒细胞抗原,随后新的粒细胞抗原不断被发现。由于粒细胞胞质内充满着被液态膜包裹的溶酶体,一旦粒细胞损伤,很容易自溶和自发凝集,很难对其进行采集、体外处理、保存及进一步研究,因此对粒细胞抗原、抗体的研究和认识远远落后于红细胞和血小板。近几年,随着分子生物学技术的发展,对粒细胞抗原的研究取得了迅速的进展。

一、粒细胞抗原

粒细胞表面抗原一般分为两大类:一类为与其他组织或细胞共有的抗原,另一类为粒细胞特异性抗原。

1. 与其他细胞共有的抗原 粒细胞表面存在与其他细胞共有的同种抗原。例如,与红细胞血型系统共有的抗原有 Lewis、P、Kx、Ge、Ii 系统抗原等,但没有 ABO 血型系统的 A、B、H 抗原;与血小板和淋巴细胞共有的抗原,如 5a、5b 及经典 HLA-Ⅰ、HLA-Ⅱ抗原等。

2. 粒细胞特异性抗原 粒细胞特异性抗原是指仅分布于粒细胞表面的抗原,这些特异性抗原除分布在中性粒细胞表面外,也可能分布于嗜酸性粒细胞和嗜碱性粒细胞表面上。由于正常人血中嗜酸性粒细胞和嗜碱性粒细胞数量极少,鉴定比较困难,故统称为粒细胞特异性抗原。

粒细胞同种特异性抗原新的命名原则:①命名为人类粒细胞抗原(human neutrophil alloantigen,HNA);②抗原糖蛋白膜位点以HNA后用数字依次编号表示,同一糖蛋白位点上的不同抗原用小写英文字母表示,如HNA-1a、HNA-lb和HNA-1c等;③中性粒细胞的命名原则以"中性粒细胞特异性抗原"的英文首个字母N为字头,第二个大写字母表示控制该抗原的基因位点,然后再标出这个位点的等位基因的特异性编码,如NAl、NA2和NBl等;④新发现的粒细胞抗原暂时用字母缩写命名,直至粒细胞工作委员会提出正式命名。到目前为止,HNA系统包括12种抗原,分属于5个粒细胞抗原系统。见表4-1。

表4-1 人类粒细胞特异性抗原

抗原系统	发现年代	基因	定位	抗原	曾用名
HNA-1	1960	FcGR3B*01	FcrRⅢb	HNA-1a	NA1
		FcGR3B*02		HNA-1b	NA2
		FcGR3B*03		HNA-1c	SH
	2013	FcGR3B*02		HNA-1d	
HNA-2	1971	CD177*01	GP56-64	HNA-2a	NB1
	2004	CD177*02		HNA-2b	
HNA-3	1964	SLC44A2*01	GP70-95	HNA-3a	5b
		SLC44A2*02		HNA-3b	5a
HNA-4	1986	ITGAM*01	CD11b	HNA-4a	MART
		ITGAM*02		HNA-4b	
HNA-5	1979	ITGAL*01	CD11a	HNA-5a	OND
		ITGAL*02		HNA-5b	

二、粒细胞抗体

粒细胞抗原免疫刺激产生粒细胞抗体,如HNA-1a、HNA-lb、HNA-1c、HNA-1d、HNA-2a、HNA-2b、HNA-3a、HNA-3b、HNA-4a、HNA-4b、HNA-5a和HNA-5b抗体,多数为IgG,但也存在IgM抗体,以及IgM与IgA的混合抗体。多数情况下,IgG抗体致敏在粒细胞表面,与粒细胞抗原结合,导致粒细胞被肝和脾的单核吞噬细胞系统清除。

三、粒细胞抗原系统的临床意义

粒细胞抗原诱导产生粒细胞抗体,粒细胞抗体与粒细胞抗原发生免疫学反应,破坏粒细胞,引起各种免疫性粒细胞减少症和输血后不良反应。

(一)粒细胞抗体引起多种免疫性粒细胞减少症

1. 新生儿同种免疫性粒细胞减少症(neonatal alloimmune neutropenia,NAN) NAN与新生儿溶血病发病机制相似,表现为粒细胞减少。父亲遗传给胎儿的粒细胞抗原为母体所缺乏,该抗原刺激母体产生IgG粒细胞抗体,后者通过胎盘破坏新生儿粒细胞。诱导NAN发病的抗体多表现为HNA-1a、HNA-1b和HNA-2a抗体,少数病例也能检测到HNA-1c、HNA-3a和HNA-4a抗体。

2. 自身免疫性粒细胞减少症(autoimmune neutropenia,AIN) AIN是由于机体产生针对自身粒细胞的自身抗体,引起粒细胞破坏、减少。AIN分为原发性和继发性,前者无明确病因,后者常继发于自身免疫性疾病。引起AIN的粒细胞抗体有HNA-1、HNA-2a和HNA-4a抗体等。

3. 药物诱导的免疫性粒细胞减少症(drug-induced immune neutropenia,DIN) DIN发病机制比较复杂,包括药物作为抗原诱导机体产生破坏粒细胞的抗体、药物相关免疫复合物与粒细胞结合后引起粒细胞破坏,药物通过补体介导的免疫性粒细胞破坏等。已经发现,抗炎药、止痛药、抗抑郁症药、抗惊厥药、抗精神病药、抗甲状腺功能亢进药及抗生素等均可诱发 DIN。DIN 常发生在患者接受药物治疗后数小时至 2 天内，可能患者以前已经接触过此种药物。

4. 骨髓移植后同种免疫性粒细胞减少症（alloimmune neutropenia after bone-marrow transplantation，ANBT） ANBT 是指患者体内的粒细胞抗体（IgM、IgG 抗体）在骨髓移植后引发的免疫性粒细胞减少。

（二）粒细胞抗体引起的几种输血不良反应

1. 输血相关性同种免疫性粒细胞减少症（transfusion-related alloimmune neutropenia，TRAN） TRAN 是指供血者血浆中含有高滴度 HNA 抗体（如 HNA-1b 抗体），受血者体内含有相应抗原（HNA-1b），输血后通过免疫反应引起患者体内粒细胞的破坏和减少。TRAN 发病率较低。

2. TRALI 由于供血者血液中含有粒细胞抗体，受血者输入含有粒细胞抗体的血液成分后，供者血中的粒细胞抗体与受血者体内的粒细胞抗原结合，引起中性粒细胞在肺循环中聚集、黏附，形成肺浸润，释放蛋白酶、酸性脂质和氧自由基等，并激活补体，使肺血管内皮细胞受损、血管通透性增强，致使液体由血管内外渗到肺间质和肺泡内，导致肺水肿及呼吸窘迫综合征的发生。

3. FNHTR 当受者体内产生粒细胞抗体时，与输入血液成分中的粒细胞发生抗原抗体反应并激活补体，导致粒细胞破坏和致热原释放，引起患者出现发热反应。

（彭克军　曾　涛）

第四节　白细胞抗原系统检验

一、HLA 系统检测

HLA 高度复杂的多态性特征以及其重要的生物学功能使得 HLA 分型及 HLA 抗体检测具有重要的临床意义。HLA 分型技术已广泛应用于 HLA 群体遗传学研究、器官和造血干细胞移植供受者组织相容性配型、HLA 与疾病关联性研究等方面。HLA 分型方法主要包括三种：血清学分型、细胞学分型和基因分型。早期主要采用血清学方法、细胞学方法检测 HLA 的抗原并进行分型，随着分子生物学技术的发展和应用，通过检测 *HLA* 等位基因的分型技术得到飞速发展，基因分型技术已成为 HLA 分型的主流。

知识拓展

群体反应性抗体检测及应用

群体反应性抗体（panel reactive antibody，PRA）是指因移植、输血、妊娠及其他因素导致产生的群体反应性抗人类白细胞抗原的抗体。PRA 是一项反映移植受者 HLA 抗原的致敏状态的指标。PRA 检测通常是采用一组已知特异性的 HLA 抗原来筛选受者血清中是否有预存的 HLA 抗体，其结果以阳性孔数或阳性抗原数占总孔数或总抗原数的百分比表示（%PRA）。PRA 在器官移植尤其是肾移植中得到了广泛重视和应用，在移植前检测 PRA 和移植后监测 PRA，对于预测移植风险、减少或避免体液性排斥反应有重要临床意义。此外，PRA 也可用于血小板输注无效及 HLA 相关输血不良反应的风险预测等。PRA 检测技术在不断地发展，最初是采用经典的补体依赖的淋巴细胞毒试验方法来筛查 PRA，随着 HLA 抗原纯化技术及固相免疫技术的发展，酶联免疫技术、流式细胞检测技术、Luminex 免疫微球技术等高灵敏度、可鉴定 HLA 抗体特异性的技术方法都相继应用于 PRA 的检测中。

（一）HLA 血清学分型

HLA 血清学分型是采用一系列已知的抗 HLA 标准血清检测待检淋巴细胞表面的 HLA 抗原的方法。能用血清学方法检测的抗原被称为 SD 抗原（serologically defined antigen），包括 HLA-A、HLA-B、HLA-C 抗原和 HLA-DR、HLA-DQ 抗原。临床上应用最广泛的 HLA 血清学分型方法是微量淋巴细胞毒试验(lymphocytotoxicity test,LCT)。微量淋巴细胞毒试验由美国加州大学洛杉矶分校的Terasaki等发明并将其应用于HLA分型,于1970年被美国国立卫生研究院(NIH)推荐为HLA血清学分型国际通用的标准方法。

1. 基本原理 HLA分型标准血清中的HLA抗体与待检淋巴细胞表面相应的HLA抗原结合,在补体的作用下,破坏或损伤淋巴细胞膜,并导致淋巴细胞死亡。受损细胞膜的通透性增强,染料可渗入细胞内使细胞着色。若淋巴细胞表面无相应的HLA抗原,则不引起细胞毒反应,染料不能进入膜完整的活细胞内,故活细胞不着色。在相差显微镜下观察并计算死细胞占全部细胞的比例,判断评估抗原抗体反应的强度。

2. 操作步骤 分离制备受检者淋巴细胞(检测HLA-Ⅱ类抗原时需分离纯化得到B淋巴细胞)→将待检淋巴细胞悬液加入含有各种HLA标准抗血清的微量反应板各孔内,22~25℃孵育30~40分钟→加入兔补体,22~25℃孵育1小时→加入5%伊红染色5~10分钟→加入甲醛溶液固定静置→倒置相差显微镜下观察,记录每孔死细胞(着色细胞)数。

3. 结果判断 死细胞被伊红染色,体积增大,变扁平,无折光性;活细胞未着色,大小正常,折光性强,较透亮。根据着色细胞的百分比进行阳性程度判断,计分标准见表4-2。

表4-2 微量淋巴细胞毒试验读数计分标准

死细胞所占比例	计分	意义
	0	未试验或无法读取
0~10%	1	阴性
10%~20%	2	阴性可疑
21%~40%	4	阳性可疑
40%~80%	6	阳性反应
>80%	8	强阳性反应

4. 方法学评价 以微量淋巴细胞毒试验为代表的HLA血清学分型方法能够检测HLA-Ⅰ类和HLA-Ⅱ类抗原,但由于HLA-Ⅱ类抗原是在B淋巴细胞表面表达而非T细胞,检测时需要分离纯化B淋巴细胞;此外,由于HLA-DPB1、HLA-DQA1等抗原表达较弱,常导致分型困难,因此临床上主要应用于HLA-Ⅰ类抗原的分型。血清学分型方法操作简便易行,无需特殊设备,经济实用,在基因分型技术出现之前作为HLA分型的主要方法一直沿用到20世纪90年代。但是血清学分型存在以下不足:①试验结果容易受到标准抗血清的特异性、淋巴细胞和补体的活性以及操作者的经验技术等多种因素影响;②检测的是HLA抗原分子,分辨率低,无法获得精确的分型结果;③尽管对微量淋巴细胞毒试验也做了一些技术改进,如使用免疫磁珠分离淋巴细胞、使用抗人球蛋白提高敏感性以及引入快速荧光染色技术等,但敏感性仍较低。

(二)HLA细胞学分型

HLA细胞学分型技术是通过测定细胞识别非己HLA抗原后发生增殖反应来分析抗原型别。能用细胞学方法检测的抗原被称为LD抗原(lymphocyte defined antigen),包括HLA-D、HLA-DP。HLA细胞学分型技术曾在早期应用于HLA-Ⅱ类抗原的指定,但由于该技术方法存在细胞来源困难、操作烦琐、试验过程长、指定抗原偏差较大等不足,且随着基因分型技术的普及应用,现已很少应用于HLA分型。细胞学分型方法主要有混合淋巴细胞培养试验(mixed lymphocyte culture,MLC)、纯合分型细胞试验(homozygote typing cell,HTC)和预致敏淋巴细胞试验(primed lymphocyte test,PLT),其基本原理简述如下。

1. 混合淋巴细胞培养试验 MLC是一种测定受体和供体主要组织相容性抗原(HLA抗原)相容程度的试验方法。其基本原理是将两个无关、个体功能正常的淋巴细胞在体外混合培养时,由于细胞膜上HLA-Ⅱ类抗原不同,可相互刺激对方的T细胞发生增殖、转化,此为双向混合淋巴细胞培养;若将其中一方的淋巴细胞先用丝裂霉素C处理或用X线照射使细胞中DNA失去复制能力,但仍能刺激另一方淋巴细胞发生增殖、转化，称为单向混合淋巴细胞培养。两个体间 HLA 抗原差异程度越大，反应越强烈，可通过细胞数量、形态检查或 ³H 标记的胸腺嘧啶核苷（³H-TdR）掺入率检测反应细胞的增殖水平。

2. 纯合分型细胞试验 HTC 基本原理是用已知 HLA-Dw 型别的、经灭活的纯合子细胞作为刺激细胞，待检细胞作为反应细胞，将这两种细胞进行混合淋巴细胞培养。若发生刺激反应，表明受检细胞能够识别刺激细胞的抗原，受检细胞不具有纯合子细胞拥有的 HLA-Dw 型别；相反，若不发生反应或反应较弱，则表明受检细胞与纯合子分型细胞有相同的 HLA-Dw 型别，即受检细胞与纯合子分型细胞反应为阴性时，才能指定抗原，故也称为阴性分型法。

3. 预致敏淋巴细胞试验 PLT 基本原理是将应答细胞与刺激细胞进行初次 MLC 后，应答细胞增生为淋巴细胞后又回到小淋巴细胞，这种处于静止状态的小淋巴细胞即为预致敏淋巴细胞（PL）。当这种 PL 再次遇到相应抗原刺激后，可迅速发生淋巴细胞转化和增殖。试验时将待检淋巴细胞处理作为刺激细胞，分别与一系列 PL 进行单向 MLC，若待检细胞与 PL 预先识别的抗原相同，PL 会迅速转化增殖，反之，则没有此刺激反应。该试验是用阳性反应作为判断标准，故也称为阳性分型法。

（三）HLA 基因分型

以 1980 年 *HLA-B7* 的 cDNA 克隆以及随后的限制性内切酶技术应用于 HLA 多态性分析为标志，HLA 分型开始步入基因分型阶段。到了 20 世纪 90 年代中期，随着 PCR 技术等分子生物学技术的迅猛发展，*HLA* 基因分型已基本取代了血清学分型。目前临床上用于 *HLA* 基因分型的主要技术方法有：PCR- 序列特异性引物（PCR-sequence specific primer，PCR-SSP）、PCR- 序列特异性寡核苷酸探针（PCR-sequence specific oligonucleotide，PCR-SSO）、测序分型（sequencing based typing，SBT）以及新一代测序（next generation sequencing，NGS）等技术。

1. PCR 序列特异性引物技术（PCR-SSP） PCR-SSP 的 HLA 分型原理是：基于 *HLA* 核苷酸序列的多态性，设计一系列等位基因型别特异性引物，若引物 3′ 末端碱基与靶 DNA 序列是互补配对的，则 Taq 聚合酶延伸与 3′ 端匹配的引物，通过 PCR 技术可扩增获得等位基因型别特异的 DNA 片段，利用琼脂糖凝胶电泳检测扩增产物的有无来确定 HLA 的基因型。该方法操作较为简单、耗时较短、结果判断简便，可根据特异性引物的数量及组合进行从低分辨率到中高分辨率的分型，适用于小批量的样本检测，常用于临床上器官移植的配型。缺点是 DNA 样本使用量较大、易产生非特异性的假阳性反应、不易自动化以及不能检测新的等位基因等。

2. PCR- 序列特异性寡核苷酸探针（PCR-SSO） PCR-SSO 是核酸杂交的代表性技术。其分型原理是：PCR 扩增涵盖 HLA 分型位点的目的 DNA 片段，扩增产物变性后与已知序列的特异性寡核苷酸探针进行杂交，由于特异性引物或寡核苷酸探针预先经过酶或生物素标记，若扩增的 DNA 片段与探针的碱基互补则形成特异性互补链，加入酶促反应体系或显影剂时可产生显色反应的杂交信号，通过分析杂交信号和分型格局来判定 HLA 的基因型别。核酸杂交时，需要将 PCR 扩增产物或探针交联固定在固相载体上，若是将 PCR 扩增产物固定在固相载体上，与一系列标记的探针进行杂交的方法，称为正向 PCR-SSO；反之，将一系列寡核苷酸探针交联在固相载体，用标记的 PCR 产物与之杂交，则称为反向 PCR-SSO。

传统的 PCR-SSO 分型方法使用的寡核苷酸探针数量少，固相载体以硝酸纤维膜或尼龙膜为主，存在分辨率低、操作烦琐等缺点。随着科学技术的发展，在传统 PCR-SSO 分型方法的基础上发展起来的基因芯片技术及 Luminex 液相芯片技术等分型技术得到了广泛的应用。其检测原理介绍如下：

（1）基因芯片技术：在特定材料载体（玻璃、硅等）上高密度有序地排列特定寡核苷酸探针（即为基因芯片），PCR 扩增待测 *HLA* 基因片段并荧光标记后与芯片探针进行杂交反应，激光共聚焦荧光检测系统对芯片进行扫描，检测发生特异性互补杂交的探针的荧光信号，计算机系统根据多个探针杂交信号结果进行分析并指定 *HLA* 基因型。*HLA* 基因芯片分型技术具有快速、高通量、重复性好等优点。

（2）Luminex 液相芯片技术：是反向 PCR-SSO 技术、流式荧光免疫技术、免疫微球技术相结合的分型技术。采用的检测平台为 Luminex 多功能流式点阵仪，又称为 Luminex 液相芯片系统，先后推出了 Luminex 100、Luminex 200 及 Luminex Flex map3D 等系列。Luminex 液相芯片系统整合了荧光编码微球、激光检测、应用流体学、高速数字信号和计算机运算法则等多项技术，可以高通量地检测蛋白和核酸。其检测 *HLA* 基因分型的原理是：①用不同配比的 2～3 种荧光染料将直径约 5.6μm 的聚苯乙烯微球染色并编码，获得数百种不同颜色微球，每种颜色微球上共价结合荧光标记的具有 HLA 型别特异性的核苷酸探针；②将这些共价结合有不同的核苷酸探针、具有不同荧光信号的编码微球悬浮于一个液相体系中，加入变性的 PCR 扩增产物与其充分进行杂交反应，洗脱未结合 DNA，再加入亲和素标记的荧光报告分子；③检测时检测系统发射两束激光，一束为红色激光，激发微球本身的荧光，用于鉴别微球的种类；另一束绿色激光激发报告分子结合的荧光，通过检测荧光的强度，鉴定 *HLA* 基因型别（图 4-2）。Luminex 液相芯片检测技术具有高特异性、高灵敏度、高通量及重复性好等优点，是目前骨髓库及临床实验室常用的 HLA 分型方法之一。

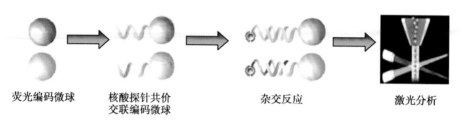

荧光编码微球　　核酸探针共价　　　　杂交反应　　　激光分析
　　　　　　　交联编码微球

图 4-2　Luminex 液相芯片技术进行 *HLA* 基因分型

3. 测序分型技术（SBT）　SBT 法进行 HLA 分型的原理：PCR 扩增所检测位点的 DNA 片段，Sanger 双脱氧终止法对 DNA 扩增片段进行序列测定，应用相关软件将测序结果中 *HLA* 多态性位点等位基因与已知的等位基因序列比对，从而指定 *HLA* 等位基因型别。该方法通过直接测定 *HLA* 基因外显子的核苷酸序列进行分型，结果准确可靠，可用于新等位基因确认，属于高分辨率分型方法，目前被视为 HLA 分型的"金标准"，也是骨髓库建设 HLA 分型的主要方法之一。其缺点是需要测序仪、检测耗时长、价格较高，此外，由于是双链测序，可能存在模棱两可的分型结果。

4. 新一代测序技术（NGS）　近年来 NGS 已开始应用于 *HLA* 基因分型。目前市场上主流的新一代测序技术平台包括 GS 454 FLX、IonTorrent PGM、Illumina MiSeq/HiSeq 和 Pacific Biosciences SMRT 等，不同技术平台的检测原理和操作过程存在差异。NGS 技术在 HLA 分型的试验中基本流程包括：构建 DNA 模板文库并在末端连上接头，变性的单链模板固定在芯片或微球表面，DNA 片段单分子扩增，并行测序反应，数据采集分析及 DNA 序列拼接。由于 NGS 测定序列为单链结果，因此有助于解决经典双链测序存在的模糊指定问题。NGS 的 HLA 分型技术具有快速、低成本、高通量、准确性高等优点，有良好的临床应用前景。

5. *HLA* 基因分型方法学评价　与血清学及细胞学分型方法相比，*HLA* 基因分型方法具有分辨率高、错误率少、样本需要量少且可长期保存、分型试剂可大量制备且来源不受限制、试验结果精确可靠且重复性好等诸多优点，现已完全取代了血清学及细胞学分型方法。临床常用 *HLA* 基因分型方法的优缺点简要比较见表 4-3。

表 4-3　*HLA* 基因分型常用方法比较

方法	检测时间	检测程序	分辨能力	检测成本	结果准确性	设备要求
PCR-SSP	最短	最简单 PCR 扩增＋电泳	低、高分辨	较低	较准确，可能出现漏带或假阳性条带现象	PCR 仪
PCR-SSO	较长	较复杂 PCR 扩增＋杂交反应＋检测	低、中分辨	较低	较准确，部分探针易出现干扰	PCR 仪＋杂交设备
基因芯片技术	较长	较复杂 PCR 扩增＋杂交反应＋检测	中、低分辨	较低	较准确，可能受信号干扰	PCR 仪＋杂交设备＋读数设备

续表

方法	检测时间	检测程序	分辨能力	检测成本	结果准确性	设备要求
Luminex 液相芯片技术	较长	复杂 PCR 扩增＋杂交反应＋检测	中、高分辨	较低	较准确，受探针数量影响	PCR 仪＋Luminex 仪
SBT	最长	复杂 PCR 扩增＋测序反应＋测序	高分辨	较高	最准确，用于新等位基因确认	PCR 仪＋测序仪

（四）HLA 抗体检测

HLA 同种抗原可刺激机体引起免疫应答并产生 HLA 抗体。HLA 抗体检测在 HLA 相关的输血不良反应诊断及治疗、器官移植配型及移植后监测等方面有重要临床意义。目前用于 HLA 抗体检测的方法有多种，常见的方法为补体依赖的淋巴细胞毒法（complement dependent cytotoxicity，CDC）、酶联免疫吸附试验（ELISA）、流式细胞检测技术、Luminex 免疫微球检测技术。

1. 补体依赖的淋巴细胞毒试验 Terasaki 等建立的微量淋巴细胞毒试验技术不仅可应用于 HLA 血清学分型，还可应用于 HLA 抗体的检测。区别之处在于 HLA 血清学分型是用已知特异性的分型抗血清检测受检者淋巴细胞的 HLA 抗原，而检测 HLA 抗体时则是用已知 HLA 抗原的淋巴细胞或供者淋巴细胞检测受检者血清。其原理及操作不再赘述。

2. ELISA 根据试剂的不同分为下列两种：①将抗 HLA-Ⅰ类（或 HLA-Ⅱ类）单克隆抗体直接包被在酶联检测板孔上并捕获可溶性 HLA 抗原制成 ELISA 反应板，当样本中存在抗 HLA-IgG 抗体时，发生抗原抗体特异性结合，加入抗人 IgG 酶联试剂，发生酶显色反应，从而检出是否存在抗 HLA-IgG 抗体；②将纯化的可溶性 HLA 抗原直接包被在 ELISA 板上，加入待检血清，若待检血清中存在 HLA 抗体，则在相应的孔内发生抗原-抗体反应，再加酶标二抗，经显色后测定其吸光度值来判断结果。

3. 流式细胞术检测技术 流式细胞术检测 HLA 抗体的基本原理是：以淋巴细胞作为靶抗原，加入待检血清进行反应。若待检血清中存在 HLA 抗体，可在淋巴细胞表面形成抗原-抗体复合物，洗涤后再加荧光标记的第二抗体，形成抗原-抗体-荧光标记抗体复合物，洗涤后经流式细胞仪测定淋巴细胞上的荧光值，荧光值大小与抗体强度呈一定关系，以此判断待检血清中是否存在 HLA 抗体。该方法不能区分 HLA-Ⅰ类和 HLA-Ⅱ类抗体，以整个淋巴细胞作为靶抗原，可能产生 5%～10% 的假阳性；本法可根据荧光标记二抗的特性，判断待检免疫球蛋白类型。

4. Luminex 免疫微球检测技术 Luminex 免疫微球检测技术用于 HLA 抗体检测的基本原理是：以包被 HLA 抗原的免疫微球作为靶细胞，每种微球包被一种抗原，多种微球可以在同一体系内反应；加入待检血清与微球孵育，若待检血清中存在 HLA 抗体，则与包被不同 HLA 抗原的微球结合；洗涤后再加入荧光标记的抗人 IgG 抗体，形成抗原-抗体-荧光标记抗体复合物，洗涤后经 Luminex 仪器测定微球上的荧光值并通过识别颜色区分微球的类型，根据微球的荧光值大小和反应特性判断 HLA 抗体的强度和特异性。该技术可以进行 HLA 抗体筛选及鉴定。

5. 方法学评价 补体依赖的淋巴细胞毒试验可以检测 IgG、IgM 类的 HLA-Ⅰ类和 HLA-Ⅱ类抗体，但只能检测补体依赖的抗体，并且该方法特异性较低，不能有效地区分 HLA 特异性抗体和非特异性抗体。ELISA 方法可测定 HLA-Ⅰ类或 HLA-Ⅱ类抗体，可区分免疫球蛋白类型和进行较准确的定量分析，但很难指定抗体的抗原特异性。流式细胞术采用淋巴细胞为靶抗原，结合荧光检测技术，其敏感性高，能进行较准确的定量分析，但操作烦琐，需特殊设备。Luminex 检测技术结合了流式细胞术和荧光免疫标记技术，其敏感性高、特异性好，可区分 HLA-Ⅰ类和 HLA-Ⅱ类抗体，并进行抗体强度分析，可指定抗体的抗原特异性，但该技术需特殊设备，价格昂贵。

二、粒细胞抗原系统检测

粒细胞抗原系统检测在免疫性粒细胞减少症、粒细胞相关输血不良反应的诊断及治疗中有重要的应用价值。检测方法可分为血清学方法和分子生物学方法，血清学方法用于检测 HNA 抗原及粒细胞抗体，分子生物学方法则检测 HNA 的等位基因并进行基因分型。

（一）粒细胞抗原、抗体血清学检测

血清学技术检测粒细胞抗原或抗体的方法主要有粒细胞凝集试验（granulocyte agglutination test，GAT）、粒细胞免疫荧光试验（granulocyte immunofluorescence test，GIFT）、流式细胞检测技术（flow cytometric granulocyte immunofluorescence test，Flow-GIFT）和单克隆抗体特异性粒细胞抗原捕获试验（monoclonal antibody immobilization of granulocyte antigen，MAIGA）以及 Luminex 免疫微球检测技术等。

1. 粒细胞凝集试验 GAT 是最早应用于检测粒细胞抗原、抗体的经典方法。以检测 HNA 抗原为例，其基本原理是用密度梯度离心法分离受检者的新鲜粒细胞，加入已知特异性的 HNA 抗血清后，37℃孵育，若粒细胞表面存在相应抗原，则发生抗原 - 抗体反应，在显微镜下可见中性粒细胞凝集成团、成块。该方法操作简单，可检测 HNA 系统的所有抗原及应用于 HNA 抗体的筛查，尤其适用于检测 HNA-3 抗原或抗体，但其不足之处在于敏感性及特异性均不高，在结果观察及判断时需要有经验与技巧且存在一定主观性等。

2. 粒细胞免疫荧光试验 GIFT 方法引入了荧光标记技术，其基本原理是待检粒细胞与 HNA 抗血清反应或待检血清与标准粒细胞反应，洗涤后加入荧光标记的抗人 IgG 第二抗体，再次洗涤后在荧光显微镜下观察粒细胞的荧光状况，以判断是否存在抗原 - 抗体反应。与 GAT 相比，该方法的敏感性和特异性均有提高，但需要荧光显微镜。

3. 流式细胞检测技术 Flow-GIFT 的检测原理是在粒细胞抗原 - 抗体反应后，加入荧光标记的抗人 IgG-Fc 第二抗体，再次洗涤并经多聚甲醛固定，然后使用流式细胞仪检测粒细胞的荧光状况。该方法敏感性、特异性均较好，是目前大多数实验室的常用方法。

4. 单克隆抗体特异性粒细胞抗原捕获试验 MAIGA 基本原理是：①将分离获取的粒细胞用多聚甲醛固定后与待检血清反应，若血清中存在相应抗体，即可形成抗原 - 抗体复合物，再加入特异性的小鼠抗人中性粒细胞糖蛋白单克隆抗体，形成单克隆抗体 - 抗原 - 抗体三联复合物；②将细胞裂解、离心并取上清液（含三联复合物），将其加入到包被特定抗体（针对单克隆抗体特性）的 ELISA 板微孔内反应，形成包被抗体 - 单克隆抗体 - 粒细胞抗原 - 待检抗体复合物；③洗涤后再加入酶标记的抗人 IgG 抗体及相应底物，通过显色反应判断是否存在 HNA 抗体以及抗体类型。MAIGA 方法灵敏度高，特异性好，且由于该技术使用的是抗人中性粒细胞糖蛋白单克隆抗体，不会受到受检血清中 HLA 等抗体的干扰，可以检测 HNA-1，2，4，5 系统的抗体，是 HNA 抗体特异性鉴定的常用方法。

5. Luminex 免疫微球检测技术 Luminex 免疫微球技术同样也可应用于 HNA 抗原或抗体的检测。各种颜色的微球上包被 HNA 系统的各种特异性抗原，若待检血清存在相应的 HNA 抗体，加入荧光标记抗体后，在微球表面形成抗原 - 抗体 - 荧光标记抗体复合物，经 Luminex 仪器检测分析免疫微球上的荧光，可区分 HNA 抗体的种类及强度。Luminex 免疫微球检测技术目前多应用于 HNA-1，2 抗体的检测。

（二）HNA 基因分型

HNA 分子多态性的基础已经阐明，HNA 系统抗原表达的差异是由单核苷酸多态性（SNP）引起的，因此，可以通过提取受检者 DNA 及检测 HNA 的 SNP 进行基因分型。常用的 HNA 基因分型方法有 PCR-SSP、PCR-RFLP 和 PCR-SBT 等。HNA 基因分型的 SNP 检测位点见表 4-4。

表 4-4 HNA 等位基因以及 SNP

抗原	等位基因	SNP 位置	氨基酸改变	对照基因
HNA-1a	FCGR3B*01	227A，349G	65N，106V	NG_032926.1
HNA-1b	FCGR3B*02	147T，266C	381L，78A	
HNA-1c	FCGR3B*03	147T，266A	381L，78D	
HNA-1d	FCGR3B*02	266C，277G	78A，82D	

续表

抗原	等位基因	SNP 位置	氨基酸改变	对照基因
HNA-2a	CD177*01	42C	3P	NC_000019.10
HNA-2b	CD177*02	42G	3G	
HNA-3a	SLAC44A2*01	461G	154R	NC_000019.10
HNA-3b	SLAC44A2*02	461A	154Q	
HNA-4a	ITGAM*01	302G	77R	NG_011719.1
HNA-4b	ITGAM*02	302A	77H	
HNA-5a	ITGAL*01	2466G	766R	NC_000016.10
HNA-5b	ITGAL*02	2466C	766T	

（叶先仁　龚道元）

本 章 小 结

人类 MHC 称为 HLA 复合体或 HLA 系统,分为 HLA-I 类、HLA-II 类、HLA-III 类基因,其编码的产物相应称为 HLA-I 类、HLA-II 类及 HLA-III 类分子。HLA 等位基因以及 HLA 分子的命名均遵循一定的原则。HLA 分子在不同组织中的分布是不同的。HLA 复合体的遗传特点包括单体型遗传、多态性现象及连锁不平衡。HLA 系统在输血医学、法医学及移植医学均有重要的意义。HLA 系统引起的输血不良反应包括 TRALI、FNHTR 及 PTR 等。

HLA 分型方法主要包括三种:血清学分型、细胞学分型和基因分型。血清学分型方法以微量淋巴细胞毒试验为代表,是早期 HLA 分型的主要方法。细胞学分型方法包括混合淋巴细胞培养试验、纯合分型细胞试验和预致敏淋巴细胞试验。HLA 基因分型的主要方法有 PCR-SSP、PCR-SSO、SBT 以及 NGS 等。HLA 抗体的常用检测方法有补体依赖的淋巴细胞毒法、ELISA 法、流式细胞检测技术及 Luminex 免疫微球检测技术。

HNA 包括 12 种抗原,归属于 5 个抗原系统。HNA 及其相应抗体可引起 TRALI、FNHTR 及多种免疫性粒细胞减少。粒细胞抗原或抗体的检测有血清学方法与基因分型方法。

第五章

血小板血型系统与检验

血小板是血液中的有形成分之一,除具有激活、黏附、聚集、释放等基本功能外,还有辅助、调控炎症和免疫反应的功能。血小板的免疫结构复杂,含有多种抗原成分,在血小板同种免疫、自身免疫和药物诱导免疫反应中起重要作用,对血小板性质和功能有着重要的影响。

知识拓展

血小板发现过程

1882 年意大利的病理和组织学家比佐泽罗第一个提出血小板是循环血液中不同于红细胞和白细胞的第三种有形成分,并发现它们在血管损伤后的止血过程中起着重要作用。在最早关于血小板的报道中比佐泽罗写道:"血液中恒定存在一种微粒,不同于白细胞和红细胞,许多学者怀疑它的存在已经有一段时间了。"在此之前,血小板曾长期被看作是血液中无功能的细胞碎片,有人认为它是已退化或裂解的白细胞、纤维蛋白凝块或是一种特殊的微生物。比佐泽罗用针轻轻压迫麻醉后的家兔和豚鼠的肠系膜动脉壁上某处,发现"血小板随着血流很快在这个位置聚集,一开始只看到几个血小板,很快数量达到数百个,通常还有部分白细胞混杂其中,很快血栓堵住了血管腔,血流越来越慢。现在,我们知道,血小板在止血、伤口愈合、炎症反应、血栓形成等生理和病理过程中均有重要作用。

第一节 血小板血型系统抗原及抗体

一、血小板血型系统抗原

血小板表面具有复杂的抗原系统,由遗传决定。血小板血型系统抗原主要分为两大类,即血小板相关性抗原(platelet-associated antigen)和血小板特异性抗原(platelet-specific antigen)。

(一)血小板相关性抗原

血小板相关性抗原又称血小板非特异性抗原,主要包括人类白细胞抗原(HLA)和一些红细胞血型系统抗原,除表达在血小板表面外,也表达于其他组织或细胞表面。

1. 与红细胞血型系统共有抗原 现已证明血小板表面存在 ABH、Lewis、Ii、P 等红细胞血型系统抗原,但无 Rh、Duffy、Kell、Kidd 和 Lutheran 等红细胞血型系统抗原。血小板上的 ABH 抗原大部分从巨核细胞分化而来,或者是血小板膜糖蛋白表达的,小部分是从血浆中吸附的。血小板表面表达的 ABH

抗原具有一定遗传特征,在血小板表面的分布存在个体差异,不同个体血小板表面的 ABH 抗原含量差异很大,即使同一个体血小板上的 ABH 抗原量也不相同,其高表达量与血清中糖基转移酶的活性增高有关。部分非 O 型个体血清中的糖基转移酶表达水平较高,血小板膜上含有极高水平的 A/B 物质,这也是临床出现血小板输注无效或新生儿同种免疫性血小板减少性紫癜的主要原因之一。

早期研究认为,血小板上的 ABH 抗原是从血浆中吸附的。体外试验中,将 O 型血小板与 A 或 B 型人血清温育,血小板上黏附有 A 或 B 抗原,由此证明血小板上的 A 或 B 抗原是从血浆中吸附的。但近些年的研究表明,血小板表面的 ABH 血型抗原是血小板膜糖蛋白(glycoprotein, GP)本身所表达的,如 GPⅡb、GPⅢa、GPⅣ、GPⅤ、PECAM-1、GPⅠb/Ⅸ、GPⅠa/Ⅱa 和 CD109 等。在 GP 中,GPⅡb/Ⅲa 上表达的 ABH 血型抗原最多,而在血小板表面,GPⅡb 和 PECAM-1 表达的 ABH 血型抗原最多。

由于血小板表面存在着 ABH 血型抗原,因此目前临床血小板输血推荐 ABO 血型同型输注。因为 ABO 血型不相合的血小板输注,容易出现血小板输注无效。例如,ABO 主侧不相容时的血小板输注:A/B 型血小板输注给 O 型患者,A/B 型血小板表面的抗原物质与 O 型受血者血清中高效价抗 A 和 / 或抗 B 抗体可以发生免疫反应,导致 O 型受血者血小板输注无效;ABO 次侧不相容时的血小板输注:O 型血小板输注给 A/B 型患者,O 型血清中的抗 A 和 / 或抗 B 抗体可以和受血者血清中的可溶性 A/B 物质结合形成抗原 - 抗体复合物,后者通过 Fc 受体结合在血小板表面,加速血小板的破坏。

2. 与 HLA 系统共有血型抗原　血小板上存在 HLA-A、HLA-B 和 HLA-C 位点的 HLA-Ⅰ类抗原,位于血小板内膜,是血小板膜的组成部分之一。迄今未发现血小板表面存在 HLA-DR、HLA-DP 和 HLA-DQ 位点的 HLA-Ⅱ类抗原。但在特定细胞因子的刺激下,血小板表面可以表达 HLA-DR 抗原。目前研究结果已明确,HLA-Ⅰ类抗原是血小板细胞膜固有蛋白,在巨核细胞生成阶段及血小板生成后持续表达,而不是血小板从血浆中吸附着的成分。多次输血可能产生 HLA 抗体,这一免疫作用对多次接受血小板输注的患者有重要临床意义。

3. 其他血小板非特异性抗原　血小板表面除了表达红细胞血型系统抗原、HLA 系统抗原外,还表达 CD36 抗原。CD36 存在于血小板的 GPⅣ上,也可视为血小板特异性抗原。CD36 缺失人群,经多次输血或妊娠后可产生抗 CD36 抗体,导致血小板输注无效或者输血后紫癜。

(二)血小板特异性抗原

血小板特异性抗原又称为人类血小板抗原(human platelet antigen, HPA),是血小板膜糖蛋白携带的一类特异性抗原(图 5-1),由特定的抗原决定簇组成,表现血小板独特的遗传多态性。血小板特异性抗原基因属于双等位共显性遗传系统,具有单核苷酸多态性(single nucleotide polymorphisms, SNP)。HPA 是通过相应特异性抗体检测而被发现的,是血小板膜结构的一部分,具有独特的型特异性,表达在血小板和巨核细胞上。根据免疫多态性数据库(IPD)数据显示,截至 2018 年 10 月,通过血清学方法已检出 35 个 HPA 抗原(HPA-1～HPA-29bw)。最新研究发现 HPA 并非血小板所特有,HPA 也分布于其他细胞上,如 HPA-1 和 HPA-4 存在于内皮细胞、成纤维细胞和平滑肌细胞上;HPA-5 存在于活化的 T 淋巴细胞和内皮细胞上。大部分 HPA 定位于细胞膜糖蛋白 GPⅡb/Ⅲa、GPⅠa/Ⅱa、GPⅠb/Ⅸ上(图 5-1)。

1. 血小板特异性抗原的命名　以前血小板特异性抗原大多以发现者的名字或以最先提供抗血清患者的名字进行命名,如 Ko、Bak、Yuk、Gov、Mo、Max 等抗原。为了避免血小板抗原名称混淆,1990 年国际血液学标准化委员会 / 国际输血协会(ICSH/ISBT)统一了血小板特异性抗原系统国际命名方法:①血小板特异性同种抗原系统一律命名为人类血小板抗原,用英文缩写 HPA 表示;②不同的抗原系统按发现时间的先后进行数字编号;③共显性双等位基因遗传系统中,基因频率大于 50% 为高频率抗原,用"a"表示,基因频率小于 50% 为低频率抗原,用"b"表示,而"w"则表示没有对应等位基因的抗原。如 HPA-1 系统含有 HPA-1a 和 HPA-1b 两个抗原,它们由相应等位基因控制。今后发现新的 HPA 系统,须经该工作委员会议批准,方能取得正式国际命名。

2. 血小板特异性抗原系统　目前已知分子机制的 35 个血小板同种特异性抗原,其基因多态性大多是由于相应血小板膜糖蛋白结构基因中的单核苷酸多态性引起,导致相应位置单个氨基酸变异。血小板特异性抗原分布及其多态性见表 5-1。

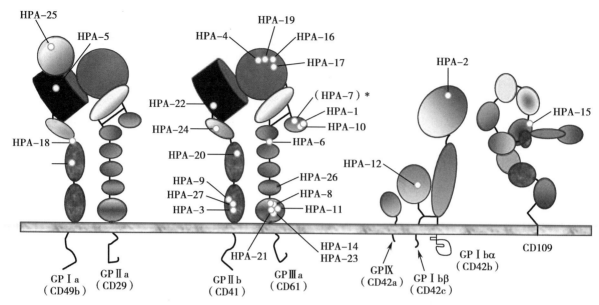

图 5-1　血小板膜糖蛋白上的特异性抗原示意图

表 5-1　血小板抗原系统

系统	国际命名	曾用名	发现年代	糖蛋白（GP）	氨基酸改变	编码基因	CD
HPA-1	HPA-1a	Zw^a, P1^{A1}	1959	GPⅢa	Leu33Pro	ITGB3	CD61
	HPA-1b	Zw^b, P1^{A2}	1961				
HPA-2	HPA-2a	Ko^b	1961	GPⅠbα	Thr145Met	GPIBA	CD42b
	HPA-2b	Ko^a, Sib^a	1965				
HPA-3	HPA-3a	Bak^a, Lek^a	1980	GPⅡb	Ile843Ser	ITGA2B	CD41
	HPA-3b	Bak^b	1988				
HPA-4	HPA-4a	Pen^a, Yuk^b	1985	GPⅢa	Arg143Gln	ITGB3	CD61
	HPA-4b	Br^b, Zav^b	1986				
HPA-5	HPA-5a	Br^b, Hc^a, Zav^a	1998	GPⅠa	Glu505Lys	ITGA2	CD49b
	HPA-5b	Br^a, Hc^a, Zav^a	1989				
	HPA-6bw	Ca^a, Tu^a	1993	GPⅢa	Arg489Gln	ITGB3	CD61
	HPA-7bw	Mo^a	1993	GPⅢa	Pro407Ala	ITGB3	CD61
	HPA-8bw	Sr^a	1990	GPⅢa	Arg636Cys	ITGB3	CD61
	HPA-9bw	Max^a	1995	GPⅡb	Val837Met	ITGA2B	CD41
	HPA-10bw	La^a	1997	GPⅢa	Arg62Gln	ITGB3	CD61
	HPA-11bw	Gro^a	1994	GPⅢa	Arg633His	ITGB3	CD61
	HPA-12bw	Iy^a	1995	GPⅠbβ	Gly15Glu	GPIBB	CD42c
	HPA-13bw	Sit^a	1999	GPⅠa	Met799Thr	ITGA2	CD49b
	HPA-14bw	Oe^a	2002	GPⅢa	Lys611del	ITGB3	CD61
HPA-15	HPA-15a	Gov^b	1990	CD109	Ser682Tyr	CD109	CD109
	HPA-15b	Gov^a	1995	CD109			
	HPA-16bw	Duv^a	2002	GPⅢa	Thr140Ile	ITGB3	CD61
	HPA-17bw	Va^a	1992	GPⅡb/Ⅲa	Thr195Met	ITGB3	CD61
	HPA-18bw	Cab^a	2009	GPⅠa	Gln716His	ITGA2	CD49b
	HPA-19bw	Sta	2009	GPⅢa	Lys137Gln	ITGB3	CD61
	HPA-20bw	Kno	2009	GPⅡb	Thr619Met	ITGA2B	CD41
	HPA-21bw	Nos	2009	GPⅢa	Glu628Lys	ITGB3	CD61

续表

系统	国际命名	曾用名	发现年代	糖蛋白（GP）	氨基酸改变	编码基因	CD
	HPA-22bw	Sey	2012	GPⅡb	Lys164Thr	*ITGA2B*	CD41
	HPA-23bw	Hug	2012	GPⅢa	Arg622Trp	*ITGB3*	CD61
	HPA-24bw	Cab2[a+]	2011	GPⅡb	Ser472Asn	*ITGA2B*	CD41
	HPA-25bw	Swi[a]	2011	GPⅠa	Thr1087Met	*ITGA2*	CD49b
	HPA-26bw	Sec[a]	2012	GPⅢa	Lys580Asn	*ITGB3*	CD61
	HPA-27bw	Cab[3a+]	2013	GPⅡb	Leu841Met	*ITGA2B*	CD41
	HPA-28bw	War	2013	GPⅡb	Val740Leu	*ITGA2B*	CD41
	HPA-29bw	Kha[b]	2015	GPⅢa	Thr7Met	*ITGB3*	CD61

（1）HPA-1 系统：是最早被人们认识且具有临床意义的血小板同种特异性抗原，位于 GPⅢa 分子上，HPA cDNA 链上的 T176C 出现多态性，导致 GPⅢa 分子第 33 位氨基酸 Leu33Pro 的变化，决定了 HPA-1a/HPA-1b 的特异性。HPA-1 系统抗原可以诱导产生 HPA-1 特异性抗体，导致输血后紫癜和新生儿同种血小板减少性紫癜等。

（2）HPA-2 系统：1962 年 van der Weerdt 等发现血小板特异性抗原 Ko，1989 年 Saji 在日本通过 1 例血小板输注无效患者发现了 Sib[a] 抗原，现已证实 Sib[a] 与 Ko[a] 具有相同的抗原特异性。HPA-2 抗原定位于 GPⅠbα 上，HPA cDNA 的 C482T 核苷酸突变导致 Thr145Met 的转变，产生了 HPA-2a 和 HPA-2b 抗原。Ko[b]（HPA-2a）为高频抗原，Ko[a]（HPA-2b）为低频抗原，Ko 抗原免疫刺激所产生的抗体多为 IgM 型，可直接使血小板凝集。

（3）HPA-3 系统：1980 年 Von dem Borne 在荷兰人中发现 1 例由于抗 Bak[a] 导致新生儿血小板减少，1989 年 McGrath 等也报告抗 Bak[b] 与新生儿血小板减少有关，并通过家系调查证实 Bak[b] 和 Bak[a] 呈等位基因分布。1984 年 Boizard 等证实血小板抗原 Bak[a] 和 Lek[a] 具有相同的特异性。HPA-3 系统抗原位于 GPⅡb 上，由于单核苷酸 T2621G 变异引起氨基酸 Ile843Ser 转变，产生 HPA-3a 和 HPA-3b 抗原。

（4）HPA-4 系统：1985 年 Friedman 等发现抗 Pen 抗体与新生儿血小板减少症相关，1986 年 Shibata 等报道 Yuk[a] 抗原也引起新生儿血小板减少，并且 Yuk[a] 和 Yuk[b] 为一对新的血小板抗原系统，后来证实 Yuk[b] 与 Pen[a] 的抗原特异性相同。HPA-4 系统抗原位于 GPⅢa 上，单核苷酸 G506A 变异引起多肽链 Arg143Gln 的转变，产生了 HPA-4a 和 HPA-4b 抗原。

（5）HPA-5 系统：1988 年 Kiefel 等报道的 Br[a]，1989 年 Smith 等报道的 Hc[a] 和 Woods 等报道的 Zav[a] 抗原特异性相同，除表达在血小板 GPⅠa 外，还表达在淋巴细胞上。由于血小板 GPⅠa 多肽链 cDNA G1600A 多态性引起 Glu505Lys 的替换，产生了 HPA-5a 和 HPA-5b 抗原。

（6）HPA-15 系统：1990 年 Kelton 等在血小板输注无效患者血液中发现了一对新的血小板抗原（Gov[b] 和 Gov[a]），定位于 CD109 糖蛋白上，由于 cDNA C2108T 多态性引起 Ser682Tyr 的替换，国际命名为 HPA-15a 和 HPA-15b 抗原。

（7）其他 HPA：目前共有 23 个不同的低频抗原被检出，见表 5-1，这些抗原均与胎儿新生儿同种免疫性血小板减少症有关。多数抗原均局限于首次报道的病例，而 HPA-6bw 和 HPA-21bw 例外，这两个抗原在日本人群中的频率分别是 1% 和 2%。另外，HPA-9bw 也在数例胎儿新生儿同种免疫性血小板减少症病例中被检出。

二、血小板血型系统抗体

血小板抗原 HLA 和 HPA 均具有多态性，可介导同种抗体的产生，如 HLA 抗体、血小板特异性抗体和血小板自身抗体等，引发同种免疫性血小板减少。

1. HLA 抗体　血小板上 HLA 抗原的免疫原性比白细胞上的弱，但其在血小板上的数量较多，约占外周血 HLA-Ⅰ类抗原总量的 70%，对于多次输注血小板进行治疗的患者来说，仍会刺激机体产生免疫学反应,产生 HLA 抗体,引起血小板输注无效等输血不良反应。多种因素可以影响 HLA 抗体的产生,与患者基础疾病、免疫抑制剂的使用以及血液制剂中是否含有足量白细胞等因素有关。若供体血液制剂含有足量白细胞,由于白细胞上有 HLA-Ⅰ、HLA-Ⅱ类抗原,可能导致患者出现初期同种免疫,产生记忆性 B 淋巴细胞,当患者再次接受含有少量 HLA 抗原的血小板(或其他血液制剂)时,机体就会产生强烈的免疫学反应,产生大量的 HLA 抗体,导致输入血小板的破坏。因此,临床要求血液制剂输注前增加白细胞滤过处理步骤,以降低白细胞造成的不利影响。

2. 血小板特异性抗体　HPA 是血小板表面所具有的血小板独特性抗原,具有多态性。受血者因输注与之不配合的血小板,或因多次妊娠等免疫刺激,机体可能会产生抗血小板抗体(如 HPA-1a、HPA-2b、HPA-3a、HPA-4a 抗体等),引起血小板输注无效(platelet transfusion refractoriness,PTR)、输血后紫癜(post-transfusion purpura,PTP)或新生儿同种免疫性血小板减少症(neonatal alloimmune thrombocytopenia,NAITP)。由于人种间血小板抗原频率不相同,因此同种免疫产生的特异性抗体也不尽相同。欧美国家 PTR 和 NAITP 多数是由于 HPA-1a 抗体引起。中国由于 HPA-1a 阳性率 >99%,HPA-1a 阴性率低,故因 HPA-1a 抗体引起的 PTR 不多见,但 HPA-3a、HPA-4a 抗体可以引起 NAITP。中国和日本曾有 HPA-2b 抗体引起 PTR 的个案报道。

3. 血小板自身抗体　由于患者体内自身免疫系统失调,机体产生针对自身血小板抗原(如 HPA、HLA 等)的抗体,多为 IgG 或 IgA 型抗体,可引起特发性血小板减少性紫癜(idiopathic thrombocytopenic purpura,ITP)。

(周小玉　龚道元)

第二节　血小板血型检测技术

血小板抗体的实验室检测为协助临床诊断血小板血型抗原引起的同种免疫反应提供了重要依据。国际输血协会血小板免疫学工作组推荐使用多种方法进行血小板抗体的检测,包括用糖蛋白特异性检测方法、完整血小板的检测方法以及 HPA 基因分型的方法,以建立一套完善的体系进行血小板血型抗原和抗体的鉴定。传统研究血小板血型的方法主要依靠血清学分型,近年来,随着分子免疫学、分子生物学的发展和各种标记技术(如流式细胞术、荧光显微镜、免疫电镜等)在医学领域的应用,血小板血清学检测方法有了很大进展,一些分子生物学技术也开始应用于血小板血型分型。

血小板血型(包括血小板抗原及其对应抗体)在临床医学和输血实践中具有重要意义。

一、血清学检测

血小板血型血清学检测包括血小板抗原鉴定、抗体筛查和鉴定以及血小板配型,而血小板血型血清学检测发展缓慢,主要是由于缺乏能推广使用的单克隆抗体以及行之有效的抗原抗体反应检测技术。以下介绍目前国内外常用的血小板血清学检测方法。

(一)固相红细胞吸附试验

固相红细胞吸附试验(solid phase red blood cell adherence assay,SPRCA)使用未裂解的完整血小板,广泛用于血小板抗体(HLA 和 HPA)检测和配型试验,也可用于血小板抗原鉴定以及血小板自身和药物依赖性抗体检测。简易致敏红细胞血小板血清学技术(simplified sensitized erythrocyte platelet serology assay,SEPSA)和单克隆抗体固相血小板抗体试验(monoclonal antibody solid phase platelet antibody test,MASPAT)均属于这一技术,现以 SEPSA 为例进行介绍。

1. 血小板抗体检测　将血小板固相包被在微孔中,再与患者血清孵育,洗涤后加入抗人 IgG 多抗和人 IgG 致敏的指示红细胞,静置或离心,肉眼判读结果(图 5-2),如果指示细胞在孔底形成紧密的细胞扣,判为阴性;若指示细胞平铺在孔底或沉积于孔底四周,判为阳性。由于氯喹或酸可以破坏血小板表面的 HLA 抗原,故血小板经氯喹或酸预处理,则可区分抗 -HPA 和抗 -HLA,同时结合已知抗原特异性的血小板谱,可判断患者血清抗体特异性;若血小板未经预处理,则无法区分抗 -HPA 和抗 -HLA,仅能判断患者血清中有无血小板相关抗体。

2. 血小板配型试验 首先将献血者血小板包被在微孔内,再加入患者血清,反应后经指示红细胞观察结果,取阴性献血者血小板(配合型血小板)进行输注。

3. 血小板抗原鉴定 患者血小板被固定在微孔中后,加入已知特异性抗体反应,经过指示红细胞观察反应结果,并根据已知抗体判断血小板特异性抗原。

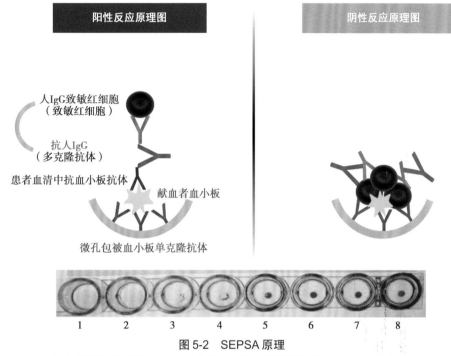

图 5-2 SEPSA 原理
图中微孔板从左到右 1~4 孔为阳性,阳性程度依次递减,5~8 孔为阴性

使用低离子强度介质(LISS)可以提高血小板抗原抗体反应的敏感性。SEPSA 技术可以同时检出 HPA 抗体和 HLA 抗体,操作简便、快速、微量、敏感,不需要特殊仪器,而且固相化的血小板及抗 IgG 指示细胞能长期保存,使用方便。该技术可大样本批量操作,适宜于免疫性血小板减少症的发病机制及诊断的研究,以及开展配合型血小板输注治疗等工作。

(二)单克隆抗体特异的血小板抗体抗原固定试验

单克隆抗体特异的血小板抗原固定试验(monoclonal antibody-specific immobilization of platelet antigens assay,MAIPA)是 1987 年 Kiefel 等报道的一项应用较为广泛的免疫学技术。血小板先结合人的同种抗体,然后与不同的抗血小板膜糖蛋白的(抗 GPⅠb、GPⅡb、GPⅢa、GPⅨ、HLA 等)鼠抗人血小板单克隆抗体孵育。经洗涤后裂解血小板,将产物移至包被的羊抗鼠 IgG 微孔板内,通过加入辣根过氧化物酶标记羊抗人 IgG,经酶底物显色可以检测血小板膜糖蛋白特异的同种抗体(图 5-3)。

该项技术的特点是敏感性强,如血小板膜上表达很少的 HPA-5 抗原,也能很好地检测出来。该技术可以仅固定 GPs,因此可以去除血小板非特异性抗体,尤其是 HLA 抗体的干扰,单独检测 HPA 抗体。在疑为胎儿新生儿同种免疫性血小板减少症(FNAIT)时,采用本法可以对双亲进行配型,以检出许多低频的同种异体抗原。但是未知抗体检测必须使用一组单克隆抗体,后者不能对所有糖蛋白具有活性。患者体内的同种抗体与单克隆抗体和同一抗原决定簇反应,可能引起假阴性结果。

(三)改良的抗原捕获酶联免疫吸附试验

改良的抗原捕获酶联免疫吸附试验(modified antigen capture ELISA,MACE)是将献血者或随机混合血小板与患者血清混匀反应。血小板被抗体致敏,洗涤后加入血小板细胞裂解液,将裂解后的抗原-抗体复合物分别加入包被有抗 GPⅠb、GPⅡb、GPⅢa、GPⅨ、HLA 等小鼠抗人单克隆抗体的微孔内,复合物中的血小板膜蛋白与相应的抗体结合而被固定在微孔中。再加入酶标羊抗人-IgG(该二抗仅与原

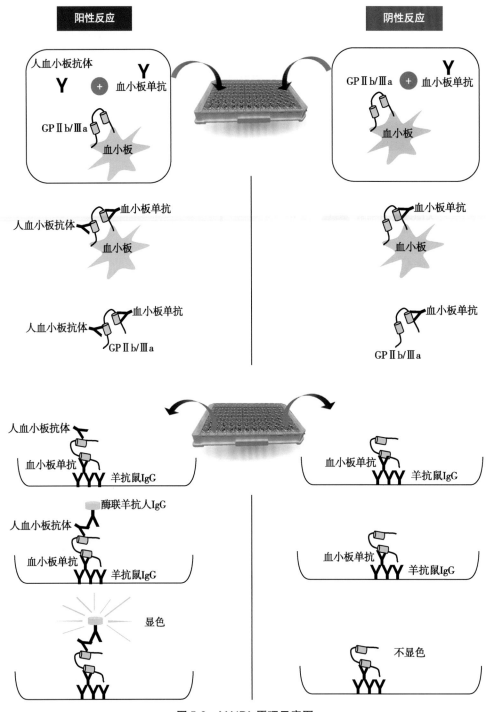

图 5-3　MAIPA 原理示意图

复合物中的抗体结合，而不与包被在微孔中的抗体结合)，经底物显色，终止反应后测 405nm 处吸光度 A，待测样本 A 值大于或等于 2 倍阴性对照 A 值为阳性(图 5-4)。此法特异性较高，血小板无需氯喹或酸预处理就能区分血清中的 HLA 和 HPA 抗体。

(四)流式细胞术

1. 血小板抗原鉴定　应用流式细胞术(flow cytometry, FCM)鉴定血小板抗原，是取患者血小板与已知特异性的血小板抗体反应，再加入荧光素(如 PE)标记的抗人 -IgG，避光反应后加入 PBS 悬浮，上机分析。根据细胞在流式细胞仪上的前向角和侧向角确定血小板区域，排除红细胞、白细胞和碎片的干扰，并分析血小板区的荧光强度。阴性对照管内以血小板抗体阴性血清代替待检血清，根据阴性血清确定 cut-off 值，判断反应结果。可以根据已知血小板抗体的特异性来鉴定血小板抗原特异性。

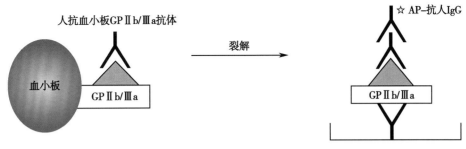

图 5-4 MACE 原理示意图

2. 血小板抗体检测和配型试验 若检测已致敏血小板上的血小板相关抗体，则血小板经洗涤后直接加入荧光标记抗人 -IgG 作为二抗，并上机检测。若检测血清中游离的血小板抗体，则需增加随机混合血小板与患者血清致敏步骤，其余步骤类似，该试验尚不能确定抗体特异性。

FCM 法检测血小板抗体敏感性非常高，该法使用完整血小板，可以检测 MAIPA 和 MACE 法不易检测的裂解后不稳定 GP 表位的同种抗体。此法缺点是需要特殊仪器和专业操作人员，成本较高。

（五）微柱凝胶血小板定型试验

微柱凝胶血小板定型试验（microcolumn gel test for platelet typing）是建立在传统血小板检测和免疫微柱凝胶基础上的一项新技术。将血小板、待检血清和指示红细胞加到微柱反应腔中，经孵育和离心后，观察结果。如果血小板被抗体致敏，则形成血小板 - 血小板抗体 - 抗IgG- 指示红细胞四位一体的凝集网络，离心后被滞留在微柱上面或中间，结果显示阳性；如指示红细胞离心后沉淀到柱底，则为阴性结果。该法操作简便、快速、敏感性强，结果易于观察，试验结果见图 5-5（HPA-1a 为抗体阳性结果）。

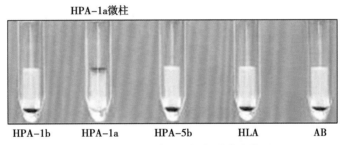

图 5-5 微柱凝胶血小板定型试验结果

（六）检测血小板自身抗体的试验

很多血小板抗体检测试验被用于 ITP 患者血小板自身抗体检测，虽然这些方法都较为敏感，但缺乏特异性。一些针对血小板 GPⅡb/Ⅲa、GPⅠa/Ⅱa 和 / 或 GPⅠb/Ⅸ复合物上的特异性表位的抗体检测方法可以提高区分 ITP 和非免疫性血小板减少症的特异性，但其敏感性较低。近年报道了使用洗涤血小板的放散液进行血小板谱检测的方法，在 ITP 患者自身血小板上，可检出与之结合的自身抗体，但约 17% 的案例在血清中未检出类似反应性的血小板自身抗体。

（七）检测药物依赖性血小板抗体的试验

各项检测血小板抗体的血清学试验均可改良后用于检测药物依赖性血小板抗体。患者血清 / 浆与正常血小板同时在药物存在或不存在两种情况下进行检测。FCM 法是最敏感和最常用的检测 IgG 和 lgM 型药物抗体的方法。然而，存在一些因素如药物抗体可能针对药物代谢物而非药物本身，很多药物的最适检测浓度尚未确定，疏水性药物较难溶解等，导致药物抗体检测方法还存在较大局限性。

二、分子生物学检测

HPA 血清学分型受人源抗血清稀少及 FNAIT、PTP 或 PTR 患者较难获取足够的血小板由于血清学检测的限制，故一直希望有一种更好的方法取代血清学方法。20 世纪 90 年代后，血小板同种抗原系统的相应基因序列被阐明,分子生物学技术的不断发展和对血小板抗原、基因结构研究的突破性进展,血小板血型的基因分型成为可能。由于目前所知的大部分 HPA 等位基因多态性皆为单核苷酸多态性(SNP),故 HPA 的基因分型方法与 SNP 检测方法类似,目前主要有以下方法用于血小板抗原基因分型。

1. PCR-RFLP　PCR- 限制性片段长度多态性(PCR-RELP)是扩增针对血小板目的等位基因的 DNA 片段用特异性的核酸内切酶消化和电泳分析鉴定各等位基因。PCR-RFLP 法比较简单,DNA 纯度要求不高,试验重复性好,可进行大批量检测,如人群基因频率调查。缺点是酶切条件不易掌握,特别是双酶切时的反应体系和温度,而且 PCR-RFLP 法需要一定的限制性酶切图谱,故并非每一个 HPA 等位基因都可以直接使用此法进行分型。通过引物修饰产生人为的酶切位点,使 PCR 产物能直接用于 RFLP,已能成功地用于大部分 HPA 等位基因分型。

2. PCR-ASO　PCR- 等位基因特异性寡核苷酸探针(PCR-allele specific oligonucleotide probes,PCR-ASO)是用一对特异性引物扩增包含 HPA 等位基因多态性的一段 DNA,然后将 PCR 扩增产物点样固定于杂交膜上,分别与 2 个 5′ 端标记有地高辛的特异性寡核苷酸探针进行杂交。这 2 个探针仅有 1 个碱基的差别,如在 HPA-1 系统中,分别针对 HPA-1a 和 HPA-1b。可根据杂交结果判断 HPA 特异性。PCR-ASO 具有特异性强的优点,但杂交过程比较费时、烦琐,杂交背景较强或杂交信号较弱时结果难以判断。

3. PCR-SSP　PCR- 序列特异性引物(PCR-SSP)是最简单、常用的血小板 HPA 分型方法。将多态性核苷酸设计为引物的 3′ 端,就可以分别扩增不同的 HPA 等位基因,再进行电泳成像分析(图 5-6)。该技术具有快速、简便和可靠的优点。在分型过程中,除引物设计必须合理、特异外,在反应中要仔细调节 Mg^{2+} 浓度,严格控制退火温度。

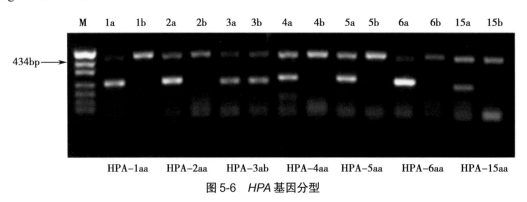

图 5-6　*HPA 基因分型*

4. DNA 序列分析　DNA 序列分析是利用 PCR 或克隆纯化制备 DNA 或 cDNA 模板,用 DNA 序列分析仪对 HPA 多态性位点进行序列分析。该法能直接检测 HPA 的未知多态性位点,但耗时较长,常用于新突变位点的检测。

血清学方法简单、快速、成本低,血型抗原的血清学定型是基因分型的前提。目前还没有合适的分子生物学方法进行血小板抗体检测和血小板配型试验。分子生物学方法结果准确、可靠,样本要求低(不需要血小板)。两者各有所长,应相互参考,相互补充。目前,血小板血型抗原分型主要运用分子生物学技术,而血小板抗体检测和配型试验主要运用血清学技术。针对不同试验检测目的,各实验室可以根据各种检测方法的特点,选择适合自己的试验方法。

(周小玉　龚道元)

第三节　血小板血型临床意义

通过妊娠、输血或骨髓移植等免疫刺激,患者体内均有可能产生同种血小板抗体,导致血小板输注无效、输血后紫癜、新生儿同种免疫血小板减少症和骨髓移植相关的血小板减少症等。由于自身免疫系统失调,患者体内产生的血小板自身抗体可以诱导自身免疫性血小板减少症。

一、血小板抗原的同种免疫作用

血小板表面存在众多复杂的血型抗原，包括血小板相关抗原（HLA抗原、ABO抗原）和血小板特异性抗原（HPA），这些抗原均可通过怀孕或输血等免疫刺激，引起机体发生同种免疫学反应，诱发机体血小板减少或血小板输注无效。

1. HLA抗原的同种免疫　　血小板上HLA的同种免疫与输血史、妊娠史、输注血液成分的类型和剂量、患者的疾病情况等有关。反复输血或多次妊娠是引起血小板HLA同种免疫的主要原因。随着输血次数或者妊娠次数的增加，HLA抗体产生的频率亦升高。患者初次免疫虽然产生了HLA抗体，但如果不再接触相应的抗原，HLA抗体会不断消耗并消失。血小板表面HLA抗原的免疫原性比较弱，刺激机体产生HLA抗体的可能性较小，但输注红细胞、血浆、血小板等含有白细胞或白细胞碎片的血液制剂时，HLA抗体产生的概率明显高于输注纯化血小板时的概率。因此，为了有效降低或避免HLA抗原同种免疫，血液输注时需要采取相应的措施去除血液中的白细胞，如尽量使用单一供者来源的血小板（单采血小板），使用白细胞滤器过滤后的血液制剂，或者使用具有去除白细胞功能的细胞单采机来制备血液制剂，以及采用紫外线照射血小板，阻止血小板制剂中的树突状细胞与患者的T淋巴细胞反应，阻断HLA抗体的产生。

2. 红细胞血型抗原的同种免疫　　血小板膜上有红细胞血型抗原，如ABO、P、Lewis血型抗原，ABO抗原最为重要，ABO主、次侧配血不合对血小板输注均有明显的不良影响。ABO主侧不合：受血者体内的抗A或抗B抗体与输入的血小板表面的A/B抗原相互作用，导致血小板破坏或寿命缩短；ABO次侧不合：供者血液中的ABO抗体与受者体内可溶性的ABO抗原物质形成复合物，被血小板膜上的Fc受体和补体受体吸附，再被单核巨噬细胞吞噬破坏。ABO血型不相合的血小板输注，更容易产生HLA抗体和HPA抗体。

3. HPA抗原的同种免疫　　血小板膜糖蛋白上的HPA具有人种特异性和地域性。对于白种人，GPⅢa上的HPA-1b和GPⅠa上的HPA-5b抗原容易产生血小板特异性抗体；对于黄种人，GPⅡb上的HPA-3b抗原容易产生血小板特异性抗体。由于反复输血或多次妊娠等免疫刺激，位于血小板膜糖蛋白上的HPA抗原可以诱导受血者机体产生血小板特异性抗体，引起新生儿血小板减少症和输血后紫癜等免疫学反应。大部分患者除产生HPA抗体外，可能会合并出现HLA抗体阳性，因此临床应综合考虑选择HLA/HPA相合的血小板输注。

二、血小板输注无效

血小板输注无效（platelet transfusion refractoriness，PTR）是指患者2次以上输入ABO血型相合且保存时间不超过72小时的充足治疗剂量（$\geqslant 2.5 \times 10^{11}$ 个/次）的血小板后，血小板上升低于预期值，或循环血液中血小板计数未见有效提高，有时反而会下降，临床出血表现未见明显改善。判定血小板输注效果可以通过校正后的血小板上升数（corrected count increment，CCI）或血小板回收率（percentage platelet recovery，PPR）来衡量。

$$CCI = \frac{输血后血小板增加数（10^9/L）\times 体表面积（m^2）}{输入的血小板总数（\times 10^{11}）} \times 1\,000 \qquad 式5-1$$

$$PPR = \frac{输血后血小板增加数（10^9/L）\times 血容量（L）}{输入的血小板总数（\times 10^{11}）} \times 100\% \qquad 式5-2$$

血小板计数单位为L，血容量按照每公斤体重75ml计算。

结果判定：输血后1小时CCI<7\,500，24小时CCI<4\,500说明血小板输注无效。或者输血后24小时PPR<20%也可判定为血小板输注无效。

免疫因素和非免疫因素均可导致血小板输注效果不佳。目前由非免疫性因素引起血小板寿命缩短逐渐成为血小板输注无效的主要原因。非免疫性因素包括：①血小板本身质量，采集血小板数量不足、不合适的温度、离心损伤或振荡、保存条件、保存时间、保存器材的质量、运输过程和输注过程中操作不当等均可影响血小板输注效果；②患者自身因素，感染、发热、败血症、药物作用、弥散性血管内凝血（DIC）和脾大伴脾功能亢进等，均可使血小板破坏或消耗增加，从而导致血小板输注无效。免疫性因素，如 HLA 和 HPA 同种免疫反应、ABO 血型不合、血小板自身抗体、药物相关的血小板抗体和异体血浆蛋白抗体等均可导致输入的血小板寿命缩短，血小板迅速被破坏，血小板计数不升高，甚至下降，临床疗效不佳，出现血小板输注无效状态。其中由 HLA 抗体引起的同种免疫性血小板输注无效占主导地位。

非免疫因素引起的 PTR 以治疗原发病为主，可采用缩短输注周期，增加血小板的输入量来提高血小板输注效果。免疫因素引起的 PTR 必须采用配合型输注措施，否则盲目输注血小板将导致严重的输血反应。

三、输血后血小板减少性紫癜

输血后血小板减少性紫癜是由于患者多次妊娠或输入不相容的血小板或其他血液成分而产生血小板抗体，破坏输入的和 / 或自身的血小板，引起急性、暂时性血小板减少的临床综合征。输血后血小板减少性紫癜多发生在有妊娠史和 / 或输血史的女性患者。患者体内可检测出高效价的血小板特异性抗体，如 GPⅡb/Ⅲa 上抗原所介导产生的 HPA-1a、HPA-1b、HPA-2b、HPA-3a 等抗体，不仅破坏输入的血小板，也破坏自身血小板。血小板特异性抗体破坏自身血小板的机制目前仍未完全阐明，认为可能是抗体致敏的外源性血小板吸附在自身血小板上而使其破坏，或者是抗体与自身和外源性血小板存在着交叉反应，致使自身血小板破坏。

对已发生输血后血小板减少性紫癜的患者，应采用血浆置换疗法、静脉注射大量免疫球蛋白、较大剂量的皮质激素短程治疗等方法避免血小板输血反应或改善临床症状。

为避免输血后血小板减少性紫癜和 PTR 的发生，提高血小板输注疗效，可以采取如下预防措施：①提倡血液中心建立 HLA、HPA 已知型供血者资料库，为患者提供 HLA、HPA 配合型的单采血小板。②提倡配合型血小板输注，包括选用 ABO 血型同型的血小板，RhD 阴性育龄妇女最好选用 RhD 阴性供者的血小板，以及 HPA 与 HLA 血型配合的血小板。对血小板输注无效患者应做血小板抗体检查，特别是对含有血小板（HLA 和 HPA）抗体的患者做血小板交叉配型试验是非常必要的。③预防 HLA 同种异型免疫反应，如采用过滤去除白细胞等措施避免由于 HLA 抗体引发的血小板免疫性输血反应的发生。

四、胎儿新生儿同种免疫性血小板减少症

胎儿新生儿同种免疫性血小板减少症（fetal-neonatal alloimmune thrombocytopenia，FNAIT）发病机制与新生儿溶血病相似。由于母婴血小板血型不合，妊娠后期胎儿的血小板抗原刺激母体产生血小板抗体，后者通过胎盘进入胎儿体内，与胎儿血小板反应，导致胎儿或新生儿的血小板破坏和减少。FNAIT 大多是由于血小板特异性抗体所导致，白种人主要由 HPA-1a 抗体引起，黄种人由于 HPA-1a 抗原频率极高，推测 HPA-3a、HPA-4a 抗体可能是引起 FNAIT 的主要原因。母体和胎儿 *HPA* 基因分型可为 FNAIT 产前诊断提供重要依据。其试验诊断原理：①母亲血小板特异性抗体测定以鉴别是否血小板减少是由血小板特异性抗体的反应引起；②母亲和父亲血小板抗原的基因分型以证实前者体内的抗体产生机制。FNAIT 第一胎孩子就可以发病，病情恶化可出现严重的出血体 - 颅内出血，甚至导致胎儿或婴儿死亡。一般主张对 FNAIT 患者以配合血小板输注或大剂量丙种球蛋白静脉输注进行治疗。HLA 和 ABO 血型不合一般不会引起 FNAIT。一旦 FNAIT 的诊断确立，母亲再次妊娠时有同样的患病风险，此时给予静脉注射免疫球蛋白或类固醇激素的治疗可以达到比较好的效果。

五、免疫性血小板减少性紫癜

免疫性血小板减少性紫癜，过去称之为特发性血小板减少性紫癜（ITP），是一种自身免疫性疾病。由于患者自身免疫系统失调，机体产生针对自身血小板抗原的抗体，使自身血小板大量破坏，从而引起免疫性血小板减少，出现出血症状。临床约 75% 的 ITP 患者可检测出血小板相关性自身抗体，自身抗

体与血小板抗原结合后，通过抗体 Fc 段结合单核巨噬细胞表面的 Fc 受体，从而吞噬破坏血小板。由于巨核细胞表面存在着与血小板相同的抗原成分，所以血小板自身抗体不仅结合自身或同种血小板，还能与巨核细胞结合抑制巨核细胞的分化，尤其是一些难治性 ITP 患者，可出现血小板生成障碍。慢性 ITP 临床上最为常见，往往在明确诊断前已经有数月至数年的隐匿性血小板减少，发病在性别上没有差异，疾病罕有自发缓解。治疗上可以首先采用类固醇激素和/或静脉注射免疫球蛋白，有效的免疫抑制剂和/或脾脏切除术可以作为二线治疗措施。急性 ITP 主要是在儿童病毒感染后出现的突发性血小板减少，患者在发病 2～6 个月后多数会自发缓解。静脉注射免疫球蛋白或抗 -D 免疫球蛋白提升血小板数量上往往有效。

患者体内针对自身血小板的抗体是本症血小板减少的主要原因，因此，ITP 治疗时血小板的输注仅在血小板计数（<20×10^9/L）低至可能引起生命危险的出血时考虑应用。

（周小玉　龚道元）

本 章 小 结

血小板表面抗原非常复杂，既有与其他组织或细胞共有的抗原，也有其特有的抗原。当个体经由妊娠或输血被血小板表面抗原免疫后可能产生相应的抗体，从而引起血小板输注无效、输血后紫癜、胎儿新生儿同种免疫性血小板减少症、免疫性血小板减少性紫癜等多种血小板相关免疫性疾病。

血小板血型（包括血小板抗原及其对应抗体）在临床医学和输血实践中具有重要意义，掌握血小板的血型系统及相关检测技术，利用可能的方法检测血小板抗体，可以提高血小板输注的安全性和有效性，在此基础上，为发现新的血小板抗原提供有效的手段。

附　案例分析

案例 5-1　免疫性血小板减少性紫癜

【病例资料】　患者，女，49 岁，因皮肤黏膜出现瘀点、瘀斑 2 年，加重 10 天，拟以"脾功能亢进、慢性胆囊炎、胆囊结石"收入院。入院前查血小板 4×10^9/L，患者于 2 年前在当地医院诊断为血小板减少症，一直未给予正规治疗。曾查骨髓象未见明显异常，B 超提示胆囊结石。患者入院后给予相关术前检查，同时给予输血小板等治疗，多次输注血小板（15 次），但血小板计数提升不理想，同时辅以丙种球蛋白冲击治疗，术前血小板计数 19×10^9/L，在全身麻醉下行肝组织活检 + 脾切除术，手术顺利，术后安返病房，给予抗炎、补液等处理，同时输血小板，免疫抑制剂、大剂量激素及丙种球蛋白冲击治疗，最终治疗好转出院。

【实验室检查】　血型、血常规等相关术前检查，血小板抗体检查。

【检查结果】　血型 O 型 Rh 阳性，入院后初次检查结果为白细胞计数 6.4×10^9/L、红细胞计数 3.30×10^12/L、中性粒细胞 81.80%、血红蛋白 108g/L、血小板计数 3×10^9/L；血培养发现革兰氏阳性球菌。血小板自身抗体检测阳性。每次输注血小板后计数回升不理想，均小于 10×10^9/L。

【结果分析】　患者为难治性免疫性血小板减少性紫癜病例，伴脾功能亢进、慢性胆囊炎、胆囊结石入院，拟行外科治疗缓解临床症状。术前检测发现血小板计数过低，并有出血倾向，手术风险大，申请输注血小板提升血小板计数，连续或隔日输注效果很差；血小板自身抗体阳性，但血培养阳性，不建议激素治疗，采用大剂量丙种球蛋白冲击，显效不明显；脾脏切除有效，可作为 ITP 患者二线治疗措施，缓解症状，提高患者生存质量。

【问题思考】　免疫性血小板减少性紫癜患者血小板输注的注意事项有哪些？

案例 5-2　血小板输注无效

【病例资料】　患者，女，64 岁，急性非淋巴性白血病 3 年，曾多次住院治疗，因血小板计数低下，此次住院期间数次输注血小板，每次都是单个供者的血小板随机输注，第三次输注后，临床反映输注后血小板计数不升反降,排除血小板质量问题,输血科建议完善相关检查并考虑输注配型相合的血小板。

【实验室检查】 血型,血小板抗体筛查,血小板输注前配型等。

【检查结果】 血型 A 型 Rh 阳性,固相红细胞吸附技术血小板抗体筛查结果为阳性(3+),用 ABO 同型血小板与患者血清进行交叉配合,在多个供者配合性试验中,选择阴性供者的血小板给予输注。

【结果分析】 许多血液病患者骨髓造血功能衰竭,长期处于输血依赖状态。在治疗过程中反复多次输入血小板,经常会产生同种血小板抗体,导致血小板输注无效。该患者固相红细胞吸附试验检测提示血小板同种抗体筛查阳性,因此再次输注血小板时采取配合性输注的策略。

固相红细胞吸附试验(SPRCA)技术可以同时检出 HPA 抗体和 HLA 抗体,操作简便、快速、微量、敏感,不需要特殊仪器,广泛用于血小板抗体(HLA 和 HPA)检测和交叉配合试验,本例选择交叉配合阴性的 ABO 同型的血小板给予患者输注,临床疗效明显,见表 5-2。

表 5-2 血小板输注前后计数结果

输注时机	患者输注前血小板计数($\times 10^9$/L)	患者输注后血小板计数($\times 10^9$/L)
随机输注	13	25
	12	20
	17(第三次)	15
配合输注	13	65
	13	53
	8	50

【问题思考】 如何评价临床血小板输注效果?

(周小玉)

第六章
献血者招募、血液采集与检验

通过本章学习,你应能回答下列问题:

1. 我国实行无偿献血政策的意义是什么? 什么叫固定无偿献血者?

2. 国外和国内1个单位全血各是多少毫升? 献血场所分为哪三类?

3. ACD、CPD-1、CPD-2保养液各自组成成分有哪些? 每个成分有何作用? 各种保养液对红细胞保存时间是多少?

4. 献血者献血采集前,要对献血者进行哪些血液学指标筛查? 采用的方法是什么?

5. 采集献血者血液时应注意哪些主要问题?

6. 献血者血液采集后在中心血站检验科要进行哪些项目的严格检测? 检测策略是什么? 如何判断献血者血液是否合格?

第一节　献血者动员与招募

世界卫生组织(WHO)制定了"各国应提供尽可能安全的血液和血液制品,价格合理且有充足的量以满足国内需求"的目标。为实现此目标制定的战略强调三个重要环节:采集的血液均来自低危献血者;所有血液进行人类免疫缺陷病毒(HIV)和其他可由输血传播的病毒的检测;将不必要的输血减少到最低程度。献血者血液安全教育(特别是HIV血液传播途径的教育)、招募并保留低危的自愿无偿献血者是血液安全的重要保障。

一、献血者类型与不宜献血者

(一)献血者类型

1. 有偿献血者 是指以收取钱财为目的的献血者。由于追逐利益,这部分献血者常隐瞒自己的健康状况(如有输血传染病、不宜献血的行为等),增加了血液传播病毒的危险。我国从1998年10月1日起实施《中华人民共和国献血法》,全面取消了有偿献血。

2. 无偿献血者 无偿献血是指公民在无报酬的情况下,自愿捐献自身血液的行为。由于不存在利益的驱逐,献血者不会隐瞒自己真实的健康状况,专业人员可真实地评估献血者是否适合献血,其献出的血液质量能得到保障。

3. 固定无偿献血者 固定无偿献血者是指至少献过3次血,且近12个月内献血至少1次,并承诺未来1年之内再次献血的。固定无偿献血者通常被认为危险性最小,因为他们的血经常得到检测,而且他们明白如果有危险行为就不能献血,血液质量更接近低危献血者(传播输血传染病危险性低的献血者)的标准。因此,建设好固定无偿献血者队伍有助于确保血源的安全、充足。

(二)不宜献血者

不符合献血标准,如健康状况不佳或营养不良者、有输血传染病史或输血传播性疾病病原体(艾滋病、丙型肝炎、乙型肝炎、梅毒等)感染者等即为不宜献血者。

二、献血者教育、动员和招募

无偿献血是血液安全的基础。通过宣传,增强公民无偿献血的意识,建立一支庞大的固定的无偿献血者队伍是保证血液安全、供应充足的有效方法。

(一)献血者教育、动员和招募的宗旨和目标

1. 宗旨

(1)在献血者健康不受损害的前提下,选择适合献血的人群以保证血液质量的需求。

(2)促进更多的人参与无偿献血以保证临床患者的需求。

2. 目标

(1)增强公民献血知识、促进其献血态度和观念的转变,使他们了解献血的重要性。

(2)促使人们行为的改变,使之成为固定无偿献血者。

(3)让潜在献血者了解血液安全的重要性,使健康状况不佳或带有输血传染病及有危险行为的人不参加献血。

(二)献血者教育、动员和招募的内容、方法及效果评价

1998年《中华人民共和国献血法》确立了我国实施无偿献血制度,明确了无偿献血是由政府主导、多部门支持、社会广泛参与的工作方法。"无偿献血,宣传先行",献血者教育、动员和招募与宣传密不可分,宣传是为了更广泛地加强教育,促进人们献血意识的提升。一般而言,献血者教育、动员和招募的主要内容和方法如下:

1. 内容 血液生理知识、无偿献血的意义、献血是否影响健康、献血是否会感染疾病、哪些人可以献血、哪些人不可以献血或暂时不能献血、不安全血液的危害、容易感染上血液传播性病毒的生活方式和行为有哪些、HIV传播途径有哪些、什么是"窗口期"感染、什么是保密性弃血、如何进行献血后回告、我国无偿献血的相关政策规定等。

2. 方法 通过广播、电视、报刊、网络等各种媒体,开展献血者教育、动员和招募工作;动员一些社会团体领导、教师、社会工作者和新闻工作者以及有社会影响力的人,作为号召者参与无偿献血活动;利用各种重大节日、纪念日,如每年6月14日的世界献血者日等,开展无偿献血宣传和推广;到社区、高校、机关等团体单位进行无偿献血教育和动员;通过献血表彰和奖励,使无偿献血者受到全社会的尊重,形成良好的社会环境和舆论氛围等。

3. 效果评价 主要评价的指标有:无偿献血的人数是否增加、固定无偿献血者的人数是否增加、每年献血者平均献血次数是否增加(在献血者可以承受的安全范围内)、千人口献血率是否有提升、由于有血液传播性病毒而不得不永久排除献血的献血者人数是否减少等。

(梁华钦 曹 科)

第二节 献血者登记与健康检查

我国实施自愿无偿献血制度,献血者献血前要按照国家有关献血者健康检查要求的规定进行健康检查,对检查结果进行综合分析和判断,做出是否适合献血的结论,保障献血者健康和安全。

一、献血者身份核对、登记与查询

(一)献血者身份信息核对

将献血者本人相貌与其有效身份证件原件核对。有效身份证件包括居民身份证、居民社会保障卡、驾驶证、军(警)官证、士兵证、港澳通行证和台胞证以及外国公民护照等。

(二)登记献血者身份信息

核查献血者身份无误后,将献血者身份信息录入血液管理信息系统(blood management information system,BMIS)。

（三）查询既往献血史

询问献血者和查询 BMIS 有无既往献血史。如献血者曾献血,献血间隔期应符合要求,不处于被暂时或永久屏蔽状态。

二、献血者告知

血站工作人员应在献血前对献血者履行告知义务,告知的主要内容有:实名制献血,禁止冒用他人身份献血;献血者应该如实填写健康状况征询表;安全献血的重要性;无偿献血的目的;具有高危行为者故意献血的责任;血液的处理流程;血液检测结果不合格仅表明捐献的血液不符合国家血液标准的要求,不作为感染或疾病的诊断依据等。

三、献血者健康征询及知情同意

血站根据《献血者健康检查要求》中的规定,制作献血者健康征询表。请献血者仔细阅读、理解并如实回答献血前健康征询问题,体检人员给予必要的指导和沟通,献血者每次可献全血 400ml、300ml、200ml,或者献单采血小板 2 个治疗单位、1 个治疗单位。征询完毕,请献血者签名,表明献血者已正确理解献血前须知内容并如实回答献血前健康征询问题,自主、自由、自愿地决定是否献血。

四、献血者一般检查项目及合格标准

按照献血者健康检查要求,对献血者进行一般检查,记录健康检查结果和结论并签名。常规项目包括:

1. **体重** 男≥50kg,女≥45kg。
2. **血压** 12.0kPa（90mmHg）≤收缩压＜18.7kPa（140mmHg）,8.0kPa（60mmHg）≤舒张压＜12.0kPa（90mmHg）,脉压≥4.0kPa（30mmHg）。
3. **脉搏** 60～100 次/min,高度耐力的运动员≥50 次/min,节律整齐。
4. **体温** 正常。

五、献血者献血前血液筛查项目及合格标准

（一）必须检查项目及标准

无论是献血者献全血还是单采血小板,常规检测项目很多,但一定要进行血红蛋白测定,血红蛋白一般采用硫酸铜目测法,硫酸铜法（copper sulfate method）是指用硫酸铜密度液（硫酸铜比重液）测定血液样品密度合格下限的方法。试验的原理是全血滴入标准硫酸铜溶液中,形成一层铜蛋白膜,包围在血滴外层。观察全血在已知相对密度（比重）硫酸铜溶液中沉浮情况,可判定其相对密度（比重）,从而确定其血红蛋白浓度。

合格下限男性献血者为 1.052 0,近似于血红蛋白 120g/L;合格下限女性献血者为 1.050 0,近似于血红蛋白 110g/L。用于男性献血者血比重检查的硫酸铜溶液比重,在 20℃时应为 1.052 0,允许误差为 ±0.000 5。用于女性献血者血比重检查的硫酸铜溶液比重,在 20℃时应为 1.051 0,允许误差为 ±0.000 5。此方法快速、简单,不需特殊仪器。

1. **全血献血者** 血红蛋白测定可采用目测法及仪器法。

（1）目测法:如硫酸铜目测法或试纸条比色法。硫酸铜目测法所用溶液可自行配制或购买市售产品。血滴下沉为合格（男≥1.052 0,女≥1.051 0）;血滴上浮为不能献血。在 15 秒内肉眼观察,当把 1 滴血液轻轻滴入硫酸铜溶液中,判断结果如下:①血滴很快下沉于瓶底,表明血液比重大于硫酸铜溶液比重,血红蛋白含量符合献血标准;②血滴在硫酸铜溶液中部悬浮 10～15 秒后下沉于瓶底,表明血液比重等于硫酸铜溶液比重,血红蛋白含量符合献血标准;③血滴悬浮在硫酸铜溶液上部 15 秒时不下沉,表明血液比重小于硫酸铜溶液比重,血红蛋白含量不符合献血标准。

（2）仪器法：必要时进一步用仪器检测，如有专门测定血红蛋白的血红蛋白分析仪及各品牌的血细胞分析仪测定血红蛋白。

2. 单采血小板献血者　除满足以上血红蛋白测定外，还应同时满足以下条件：

（1）血细胞比容：血细胞比容≥0.36，提示献血者该指标合格。

（2）血小板：采前血小板计数≥150×10^9/L 且 <450×10^9/L；预测采后血小板计数≥100×10^9/L。

（二）选择检验项目

根据实际情况各血站可以选择进行下列检测项目：

1. 血型鉴定　ABO 血型鉴定，采用生理盐水介质平板法（只做正定型）。

2. 谷丙转氨酶（ALT）检测　主要目的是减少 ALT 不合格导致的血液报废，可采用干化学法或速率法，速率法 ALT≤50U/L 可以献血。

3. 乙型肝炎病毒表面抗原（HBsAg）检测　主要目的是减少 HBsAg 不合格导致的血液报废，一般采用胶体金试纸条法，阴性可以献血。

以上项目只是初步检查（初筛），初筛合格可以献血，血液采集后，血液在中心血站要进行 ABO、RhD 血型鉴定，对 ALT、HBV、HCV、HIV 及梅毒螺旋体有关标志物进行严格检测，检测合格的血液才能用于临床使用。

六、健康检查结论

根据献血者健康征询、一般检查以及血液初筛的结果，做出献血者是否符合献血条件的判断并签名。对适合献血的献血者进入血液采集环节。对需要永久屏蔽献血者，做好解释工作；对于暂时不适宜献血者，告知不适宜献血的原因，待不适宜献血因素解除后，经体检合格方可献血。

（陈海生　李一荣）

第三节　血液采集与运送

一、血液采集

全血是指利用特定的方法从符合要求的献血者体内采集一定量的静脉血至采血袋内，与一定量的血液保养液混合而成的血液制剂。全血既可直接用于临床输注，又可作为成分血制备的原料。全血按容量（ml）或单位进行计量，国外常将 450ml 全血计量为 1 单位；我国将 200ml 全血计量为 1 单位。

全血的采集质量直接影响到全血本身和后续所制备的相关成分血的质量。目前，我国全面使用一次性密闭式无菌塑料血袋采集系统，采用开放式采血方式采集血液。此方式有助于提高采血效率和加强采血者与献血者的交流沟通以减少不良反应的发生。

（一）献血（采血）场所

献血场所是为献血者提供献血前健康征询、健康检查和血液采集等献血服务的专用场所。献血场所必须整洁、卫生、安全。

1. 献血（采血）场所分类　全血采集多在血站（血液中心、中心血站）内进行，但随着无偿献血工作的推广，为方便献血者献血献血（采血）场所已呈多元化。目前将献血（采血）场所分为三类，即固定献血场所（血站内的献血室、血站外的献血屋）、临时献血场所（在机关、企事业单位、社区等单位临时设置的献血场所）和献血车（流动采血车）。

2. 献血（采血）场所的选址　献血场所应该选择附近无污染源、交通便利、人流量大、方便献血者献血的地方。

3. 献血（采血）场所的布局　所有献血场所应设置献血者健康征询与检查区、血液采集区和休息区等，各区域应相对独立，人流、物流、信息流等流向合理，具体按《献血场所配置要求》（WS/T 401—2012）执行。

4. 献血(采血)场所的设施

(1)供电:应保证献血服务工作的用电需求,应配备应急照明设施。血液成分单采机应配备不间断电力供应设施,当外接电源中断后应保证血液成分单采机至少能继续运行30分钟。

(2)室内温度调节与空气消毒:应配备室内温度调节和空气消毒设施,室内温度和空气质量应符合《室内空气质量标准》(GB/T 18883—2002)规定的要求,采血区域空气的细菌菌落总数应符合《医院消毒卫生标准》(GB 15982—2012)规定的Ⅲ类环境标准的要求。

(3)给排水:固定献血场所应配备给排水设施。临时献血场所、献血车附近应有水源供应。

(4)消防:应根据实际需要配备相应的灭火器材、装备和个人防护器材。

(5)信息:固定献血场所应配备固定电话,临时献血场所和献血车应配备移动电话。并配备计算机网络设施,便于对既往可经输血传播感染检测结果为确证阳性的献血者实施屏蔽。

(6)洗手:固定献血场所应有洗手设施。

(7)献血不良反应应急处理:应配备医用给氧设施和简易急救箱。

(8)无偿献血宣传:固定献血场所应配备无偿献血宣传音响、视频设施,临时献血场所和献血车应配备无偿献血宣传展牌。

(二)全血保养液

保养液是以抗凝剂、葡萄糖等为主要成分的用于防止血液凝固、维持血液内各种组分活性和生理功能的一类药剂。常用的全血保养液主要有以下几种:

1. ACD保养液 枸橼酸-枸橼酸盐-葡萄糖(acid-citrate-dextrose,ACD)保养液由Loutit和Mollison于1943年共同研制而成,其组成成分为枸橼酸-枸橼酸钠-葡萄糖,其中枸橼酸与枸橼酸钠形成缓冲对,调节和稳定溶液的pH;同时,枸橼酸可防止高压灭菌时葡萄糖的氧化反应、延缓红细胞脆性的增加,枸橼酸钠又是抗凝剂,也有阻止糖酵解的作用;葡萄糖是红细胞代谢的主要能量来源,可延长红细胞的保存期。ACD保养液在4℃保存全血可达21天。

2. CPD保养液 枸橼酸盐-磷酸盐-葡萄糖(citrate-phosphate-dextrose,CPD)保养液由Gibson于1957年在ACD保养液中加入磷酸盐,使保养液的pH提高(5.63),从而成为CPD保养液。磷酸二氢钠可防止红细胞聚集,同时为红细胞能量代谢提供磷酸盐,使2,3-二磷酸甘油酸(2,3-DPG)下降速度减慢,保存1周后2,3-DPG不变,保存2周后仅下降20%,有利于红细胞的保存。CPD保养液在4℃保存全血可达21天。

3. CPDA保养液 枸橼酸盐-磷酸盐-葡萄糖-腺嘌呤(citrate-phosphate-dextrose-adenine,CPDA)保养液组成成分为枸橼酸-枸橼酸钠-磷酸二氢钠-葡萄糖-腺嘌呤。该保养液是在CPD的基础上增加了腺嘌呤,腺嘌呤可促进腺苷三磷酸(ATP)合成,有利于红细胞活性维持,延长血液保存期。CPDA保养液在4℃保存全血可达35天。

另外,还有各种改良配方的血液保养液,见表6-1。

表6-1 常用全血保养液配方及红细胞保存时间

保养液	枸橼酸钠/ (g/L)	枸橼酸/ (g/L)	无水葡萄糖/ (g/L)	磷酸二氢钠/ (g/L)	腺嘌呤/ (g/L)	pH	比率[(保养液/ml)/ (血/ml)]	保存时间/d
ACD-A	22.0	8.0	24.5	—		5.03	1.5:10	21
ACD-B	13.2	4.8	14.7	—		5.03	2.5:10	21
CPD	26.3	3.27	25.5	2.22		5.63	1.4:10	21
CPDA-1	26.3	3.27	31.8	2.22	0.275	5.63	1.4:10	35
CPDA-2	26.3	3.27	44.6	2.22	0.550	5.63	1.4:10	42

100ml血液所需各种保养液的量:ACD-A为15ml、ACD-B为25ml、CPD为14ml、CPDA-1为14ml、CPDA-2为14ml

各种保养液的有效期都是指红细胞在保存期末输入到人体24小时后的红细胞仍有70%以上的存活率所对应的时间。保存温度2~6℃仅是红细胞的最佳保存温度,在此条件下,血液中的凝血因子、白细胞、血小板等有效成分会很快失去活性。凝血因子Ⅷ保存24小时及凝血因子Ⅴ保存3～5天后活性丧失可达50%；白细胞寿命只有5天，其中粒细胞死亡最快，淋巴细胞最慢，储存过程中白细胞总数变化见图6-1；血小板在24小时内至少有50%丧失功能，48小时更为显著，72小时后其形态虽正常，但已失去止血功能，其存储变化见图6-2。全血4℃保存5天后的有效成分是红细胞、血浆蛋白和稳定的凝血因子。

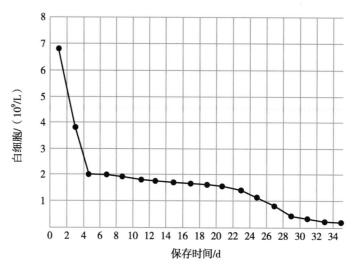

图 6-1　全血保存过程中白细胞的变化

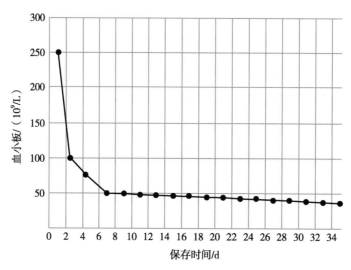

图 6-2　全血保存过程中血小板的变化

随着保存时间的延长，各种血液成分的功能、生理、生化指标都会发生变化（表6-2），即出现贮存损伤，导致"全血不全"。因此，国内外均将全血作为制备血液成分的原料，及时分离制成各种血液成分。

表 6-2　全血保存过程中部分生化指标的变化

项目	保存时间 /d（ACD）		保存时间 /d（CPD）		保存时间 /d（CPD-1）	
	0	21	0	21	0	35
血浆 pH（37℃）	7.0	6.71	7.2	6.84	7.60	6.98
红细胞存活率 /%	100	70	100	80	100	79
ATP/%			100		100	56±16
2,3-DPG/%	100	10	100	44	100	5.0

项目	保存时间 /d（ACD）		保存时间 /d（CPD）		保存时间 /d（CPD-1）	
	0	**21**	**0**	**21**	**0**	**35**
血浆 Na^+/（mmol/L）	172	146	175	152		
血浆 K^+/（mmol/L）	10.0	35.0	3.9	21.0	4.20	27.3
血浆 FHb/（mg/L）	100	530	17	191	82	461

FHb：游离血红蛋白

（三）采血主要器材

1. 采血容器 采用一次性密闭的多联塑料采血袋（图6-3、图6-4）。这种采血袋一般由聚氯乙烯制成，临床上常用的采血袋有三联袋、四联袋和五联袋，目前应用最多的是五联袋。

五联采血袋包括采集全血的首袋（内含保养液），用于全血的采集；1个含有红细胞添加液的子袋及3个空的转移袋，用于成分血的制备。各个塑料单袋通过塑料管道相连成密闭无菌系统，袋与袋之间一般采用折通管或止流夹控制血流的互通。

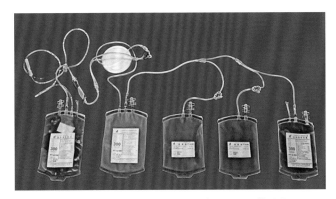

图6-3　带有白细胞过滤器的五联塑料采血袋实物图

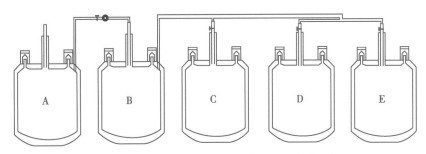

图6-4　带有白细胞过滤器的五联塑料采血袋示意图

A 袋（首袋）：内有血液保存液，供采集全血用；B 袋（子袋）：用于装去白细胞血液；C、D 袋（转移袋）：用于血浆、血小板等成分血制备等；E 袋（子袋）：内有红细胞保存液。符号"◉"表示白细胞过滤器；符号"T"表示止流夹

2. 其他器材 连续混合采血仪、高频热合机、储血冰箱、电脑、条形码阅读器、体重秤等。

（四）全血采集

1. 全血采集流程

（1）静脉选择、消毒与穿刺：同一般静脉采血。

（2）检测标本留取与全血采集：静脉穿刺成功后，如果使用带留样袋的采血袋，松开留样袋夹子，使最先流出的血液流入留样袋，约15～20ml，用作血液检测标本。夹闭留样袋夹子，松开阻塞件下端止流夹，使血液流入采血袋，嘱咐献血者做握拳和松手动作，以促进静脉回流。血液开始流入采血袋后，通过连续混合采血仪将其与抗凝剂均匀混合。如果采用手工混合，应当至少每90秒混合1次，充分混匀。

如果使用不带留样袋的采血袋，松开夹子，使血液直接流入采血袋，血液采集完成后，应先留取血清学检测标本管,再留取核酸检测标本管。核酸检测管要带有分离胶,以便快速分离血浆,用于病毒核酸检测;血清学检测管加有 EDTA-K$_2$ 干粉抗凝剂。同时,采血结束后让血袋应保留不少于 20cm 的注满全血的导管,以供血型复查、交叉配血与血液标本保存使用。

(3)血袋及血液标本标识:血袋及血液标本唯一标识(同一献血码 50 年不得重复),一次只能对来源于同一献血者的一份血袋、标本管和献血记录进行标识。经核对无误后,将唯一性条形码标识牢固粘贴在采血袋、转移袋、血袋导管、标本管及献血记录单上。

(4)献血者信息录入:将献血信息录入 BMIS,并做好纸质记录。献血记录至少包括献血者的个人资料、健康征询结果、献血者和征询者签名、健康检查结果及检查者签名、献血日期、献血量、献血反应和处理及签名等。献血记录至少保存 10 年,对献血信息应严格保密,防止未授权接触和对外泄露。

(5)采血结束:再次核查献血者身份、血袋、血液标本和相关记录,确保准确无误。让献血者休息,告知献血者献血后注意事项,无异常后方可离开。

2. 全血采集注意事项

(1)献血者要求:献血者献血前体格检查和血液筛查合格后才能献血。

(2)检查采血袋:采血前,一定要检查一次性使用物品是否在有效期内,包装是否完好,血袋是否破损、渗漏、污染,抗凝剂和保养液是否发生变色等。

(3)采血袋的选择:若采集的全血用于制备血小板,则选择带有血小板专用保存袋的采血袋采血;若不用于血小板的制备,则用普通采血袋采血。

(4)控制采血时间:应当对采血时间进行控制。如 200ml 全血采集时间 >5 分钟,或 400ml 全血采集时间 >10 分钟,应当给予特殊标识,所采集的全血不可用于制备血小板;200ml 全血采集时间 >7 分钟,或 400ml 全血采集时间 >13 分钟,所采集的全血不可用于制备新鲜冰冻血浆。

(5)献血间隔时间:全血献血间隔不少于 6 个月;单采血小板献血后与全血献血间隔不少于 4 周;全血献血后与单采血小板献血间隔不少于 3 个月。

(6)动态观察献血者:在采血过程中应当加强与献血者的交流沟通,消除紧张、恐惧情绪。同时观察献血者面容、表情,及时发现并处置献血反应、晕针情况。如发现晕针情况应立即停止采血,让献血者平卧在床上,由医护人员按相应程序进行处理。

3. 献血者献血后生理恢复 献血者献血后的生理恢复与献血量、献血间隔时间、性别、个体差异、献血者营养状况及所献的血液成分等因素有关。有关文献资料表明,健康者按规定献全血或血液成分,能较快地恢复到正常生理水平,不但不会影响身体健康,而且还会促进血液新陈代谢,有利于血液的更新。

(1)血容量的恢复:献血者献血后适当饮水,有利于补充血容量。献血后机体很快进行自我调节,经 1~2 小时即可恢复血容量,丢失的血浆蛋白由肝脏加速合成予以补充。

(2)红细胞、血红蛋白的恢复:献血后血液中网织红细胞增多,一般 4~9 天达到高峰,平均网织红细胞达 1.2%,说明骨髓造血系统活跃。若献 200ml 全血,红细胞和血红蛋白恢复至献血前水平一般需要 7~10 天,通常男性较女性恢复稍快一些。

(3)白细胞、血小板的恢复:白细胞和血小板本身在体内生存期较短,更新换代快,献血后几天就可以恢复到原来的水平。因此,献血对这两种成分的影响是很小的。

(4)血流动力学与血液流变学的变化:献血后全血黏度、血浆黏度、血细胞比容等均较献血前有所下降。献血后 4 天左右,上述指标男性一般均可恢复或接近献血前水平,女性恢复时间稍慢一些。

二、血液采集后保存与运输

采集的全血绝大多数用于制备成分血的起始血液(原料血)。在血站外采集全血,全血采集后应根据制备成分血品种的不同,在合适的温度下保存,尽快运输到血站成分血制备科,尽快制备为成分血,并在合适温度下分类保存。需要制备浓缩血小板的全血,室温或 20~24℃保存与运输;其他全血在 2~6℃保存、2~10℃运输。各种成分血的保存条件、保存期见第七章。

(黄泽智　吕伟标)

第四节 血 液 检 查

为了判断献血者所献血液样本是否符合要求以及保证受血者安全,需要对献血者的血液样本进行严格检测,检测的项目主要有:ABO 与 RhD 血型鉴定,ALT、乙型肝炎病毒(HBV)、丙型肝炎病毒(HCV)、HIV、梅毒螺旋体标志物检测,以及国家和省级卫生健康委员会规定的地方性、时限性输血相关传染病标志物的检测。

一、ABO 及 RhD 血型鉴定

采用方法主要有盐水介质试管法、盐水介质 U 型微孔板法及盐水介质梯状微孔板等方法,由于血液中心或中心血站标本多,工作量大,多采用后两种方法,结果有疑问时用盐水介质试管法鉴定。盐水介质 U 型微孔板法主要操作程序是加样、加试剂、离心、轻微振荡、仪器判读结果(波长 720nm)。

二、ALT 检测

ALT 采用速率法检测,ALT≤50U/L 为合格。

三、病原体标志物检测

若献血者血液中感染病原体,成分血输给患者后可能会造成感染(受血者经输血后是否发生输血相关的传染病,除与病原体的输入数量有关外,还与受血者的免疫状态有关)。因此,必须对献血者血液进行严格检查,但可能感染人的病原体种类非常多,不可能也没有必要对每种病原体都进行检测。目前,只对感染率相对较高又对人体危害比较大的病原体进行检测,主要有 HBV、HCV、HIV 及梅毒螺旋体相关标志物进行检测,这些病原体相关标志物是必检项目,有条件的血站已开始巨细胞病毒、人类 T 淋巴细胞病毒的检测,但不是必检项目。

(一)HBV 标志物检测

1. 检测指标及方法

(1) HBV-DNA:采用核酸扩增检测技术,包括转录介导的核酸扩增检测技术(TMA)、实时荧光聚合酶链反应(PCR)。可以单个标本检测单个项目,也可把多个标本(一般为 6 个标本)混在一起同时进行 HBV、HCV 及 HIV 核酸检测。

(2) HBsAg:采用血清学检测技术,包括酶联免疫吸附试验(ELISA)、化学发光免疫分析试验(CLIA)。

2. 注意事项 病毒标志物血清学检测试剂(盒)为第三类体外诊断试剂产品,生产前必须由国家食品药品监督管理总局审查,批准后发给医疗器械注册证,同时,对每个新批号 ELISA 试剂(盒)生产样品进行注册检验。目前,国家还没有对 CLIA 实行每批抽检制度,因此,暂时不能用于中心血站献血者病毒标志物检测。

(二)HCV 标志物检测

1. 检测指标及方法

(1) HCV-RNA:同 HBV-DNA 检测。

(2) 抗 HCV 或 HCV Ag/Ab:同 HBsAg 检测。

2. 注意事项

(1) 窗口期:是指病原体感染后直到出现可检出病原标志物(病毒抗原、抗体和核酸)前的时期。处于"窗口期"感染的献血者已经存在病毒血症,血液具有传染性,但常规血液病毒标志物检测呈阴性,虽然这样的血液检测结果合格,但若输给患者则可能导致患者被相关病毒感染。抗 HCV 窗口期为69.8 天(第三代试剂),HCV Ag 检测将 HCV 感染窗口期提前到 9~12 天,因此,可以提高阳性检出率(表 6-3)。

(2) 其他同 HBV 标志物检测。

表6-3 献血者常见病原体标志物检测窗口期

| 病原生物标志物 | 抗体（ELISA） | | | | 抗原（ELISA） | 核酸检测 |
	第一代	第二代	第三代	第四代		
HBsAg	—	—	—	—	43d	—
HBV-DNA	—	—	—	—	—	24～38d
抗HCV	约6个月	约10～12周	约70d	约65d	—	—
HCV Ag	—	—	—	—	约9～12d	—
HCV-RNA	—	—	—	—	—	5～8d
抗HIV-1	约3个月	约70d	约21d	约14d	—	—
抗HIV-2	约3个月	约70d	约21d	约14d	—	—
HIV-P24	—	—	—	—	16d	—
HIV-RNA	—	—	—	—	—	6～11d
梅毒螺旋体特异性抗体	2～6周（未分代）					

（三）HIV标志物检测

1. 检测指标及方法

（1）HIV-RNA：同HBV-DNA检测。

（2）抗HIV-1、抗HIV-2：同HBsAg检测。

（3）抗HIV-1、抗HIV-2和p24抗原：同HBsAg检测。

2. 注意事项 同HBV检测。

（四）梅毒螺旋体特异性抗体

用2个不同生产厂家的ELISA试剂平行检测梅毒螺旋体特异性抗体，检测结果均为阴性，该检测指标为合格。

四、检测结果的判定

（一）血型检测流程及结果判定

ABO血型：应当经过正反定型，正反定型结果一致时才能确定ABO血型。血液ABO血型检测结果应与献血者历史血型结果或献血前血型检测结果进行比对。如果比对结果不一致，应当进行细致审慎调查，寻找导致不一致的原因，对ABO正反定型不一致的原因做出科学合理的解释，方可得出最终结论。

RhD血型：抗D检测一次，按照使用说明书规定作出RhD血型检测最终结论。RhD阴性的结果应经过确认试验，方可得出最终结论。

（二）血清学检测流程及结果判定 - 初次试验为反应性的检测标本的后续处理方案

方案1：以同一试验对原血样（如原血样不符合要求，再从血袋导管重新取样）做双孔复试，如果双孔复试结果均为无反应性，其初反应性可能由于假反应性或技术误差导致，检测结论为无反应性，血液可放行供临床使用；如果双孔复试结果中任何一孔为反应性，则检测结论为反应性，对应的血液及由其制备的所有成分应隔离并报废。如有必要可增加血液标本转送相关实验室做进一步确证或补充试验。

方案2：不做重复试验，初次试验结论即为检测最终结论。

（三）核酸检测流程及结果判定

采用单人份标本进行HBV/HCV/HIV核酸联合检测。检测结果为无反应性的，判定为核酸检测合格；检测结果为反应性的，判定为核酸检测不合格。对核酸检测不合格的标本，应进行HBV、HCV、HIV鉴别试验。

采用混合标本进行HBV/HCV/HIV核酸分项检测。检测结果为无反应性的，判定为核酸检测合格;检测结果为反应性的,应进行拆分检测。拆分检测结果为无反应性的,判定为核酸检测合格;拆分检测结果为反应性的,判定为核酸检测不合格。对核酸检测不合格的标本,应明确给出具体阳性反应的项目。

采用单人份标本进行 HBV/HCV/HIV 核酸分项检测。检测结果为无反应性的,判定为核酸检测合格;检测结果为反应性的,判定为核酸检测不合格。对核酸检测不合格的标本,应明确给出具体阳性的项目。

(四)血液检测结果判定

HIV、HBV 和 HCV 感染标志物应至少采用核酸和血清学试剂各进行 1 次检测(注:对于 HBV、HCV、HIV ELISA 检测反应性的标本可不再进行核酸检测,直接视为该项目检测结论不合格)。梅毒螺旋体感染标志物采用 2 个不同生产厂家的血清学检测试剂进行检测。ALT 采用速率法(湿化学法)进行 1 次检测。

(张吉才 罗小娟)

本 章 小 结

招募、建立一支固定的无偿献血者队伍是保障血液安全、供应充足的有效方法。为了保障献血者的健康和献血安全,减少血液浪费,献血前必须对献血者进行严格的体格检查和血液筛查,合格者才能献血。血液采集后要严格进行 ABO 与 RhD 血型鉴定、ALT 测定及 HBV、HCV、HIV、梅毒螺旋体标志物等检测,合格血液才能放行供临床使用。

全血是制备血液成分的原料,使用一次性密闭式无菌塑料血袋采集系统采集血液,常用的全血保养液主要有 ACD 保养液、CPD 保养液和 CPDA 保养液。全血采集后应根据制备成分血品种的不同,在合适的温度下保存,尽快运输到血站成分血制备科制备成分血,并在合适温度下分类保存。

血液采集过程中要密切注意献血者心理、身体反应,加强与献血者的交流沟通以减少不良反应的发生,献血后指导献血者尽快进行生理恢复。

第七章
成分血制备与采供血管理

通过本章学习，你应能回答下列问题：

1. 叙述成分血、单采成分血、单采血小板、冷沉淀凝血因子、新鲜冰冻血浆的定义。
2. 成分血的主要种类有哪些？叙述各种成分血贮存温度和保存期。
3. 为什么成分血要尽可能去除白细胞？
4. 血液辐照的原理是什么？有何临床应用？
5. 为什么要对血液进行病原体灭活？病原体灭活有哪些方法？其原理是什么？

成分血是指在一定的条件下，采用特定的方法（离心、过滤等）将全血中一种或多种血液成分分离从而制成的血液制剂与单采成分血的统称。其中单采成分血是指使用血细胞分离机将符合要求的献血者血液中一种或几种血液成分采集出而制成的一类成分血；血液制剂是指将一定量符合要求的献血者的血液或血液成分与一定量的保养液混合在一起形成的均一制品。

成分血依据其制备方法不同，分为以采集全血为原料的制备和以血细胞分离机采集单采成分血的制备两种方法，其制备原理主要是根据血液不同成分的比重不同将其分离。成分血主要成分有浓缩红细胞、浓缩血小板、去白细胞悬浮红细胞、单采血小板、新鲜冰冻血浆等。从广义的角度讲，成分血制备还包括利用现代工业技术分离纯化的有临床治疗意义的血浆蛋白制品，如白蛋白、丙种球蛋白、浓缩Ⅷ因子、凝血酶原复合物等血液制品。

要确保临床用血安全，必须加强采血和供血中各个环节的管理，如献血者招募、血液采集及检查、成分血制备管理、临床输血管理等诸多方面。

第一节　红细胞成分血制备和保存

红细胞成分血是指以全血内红细胞为主要组分的一类成分血。根据各种血液成分比重不同，抗凝全血通过大容量低温离心机离心后，分成上、中、下三层，上层为淡黄色血浆层（比重 $1.025\sim1.030$）；中层为灰白色血小板和白细胞层（血小板比重 $1.030\sim1.060$，淋巴细胞比重 $1.050\sim1.078$，粒细胞比重 $1.080\sim1.095$）；下层为红色的红细胞层（比重 $1.090\sim1.111$）。利用虹吸或挤压的方法，将它们一一分移到多联血袋的其他空的转移袋中，从而制备成各种成分血。红细胞成分血主要包括浓缩红细胞、悬浮红细胞、去白细胞悬浮红细胞、洗涤红细胞、冰冻红细胞等。

一、浓缩红细胞

浓缩红细胞（concentrated red blood cells，CRBC）也称压积红细胞或少血浆红细胞，是采用特定方法将采集到多联塑料采血袋内的全血中大部分血浆分离出后剩余部分所制成的红细胞成分血。

1. 制备方法

（1）采血：至少用二联采血袋采集血液于主袋中（内有红细胞保养液）。

（2）离心：将多联塑料血袋采集全血平衡后对称装入离心机中，在 $2\sim6℃$ 条件下离心，$3\,400\times g$ 离心 8 分钟,沉淀红细胞。

(3)分离血浆与红细胞:轻轻取出离心后的全血,在低温操作台上用分浆夹或用虹吸方式将大部分血浆分转入空的转移袋内,剩余袋为浓缩红细胞。

(4)热合:核对血袋上的献血条码,如一致则用热合机热合断离血袋连接管,制备成 1 袋浓缩红细胞和 1 袋血浆。

2. 保存 浓缩红细胞含有全血中的红细胞、白细胞、少部分血小板和部分血浆,具有补充红细胞作用,保存方法与全血相同。保存温度为 2～6℃,含 ACD-B、CPD 血液保养液的浓缩红细胞保存期为 21 天;含 CPDA-1(含腺嘌呤)血液保养液的浓缩红细胞保存期为 35 天。

3. 质量控制标准 见表 7-1。

表 7-1 浓缩红细胞质量控制项目和要求

质量控制项目	要求
外观	肉眼观察应无色泽异常、溶血、凝块、气泡等情况;血袋完好,并保留注满全血经热合的导管至少 35cm
容量	(120±12)ml(200ml 全血);(180±18)ml(300ml 全血);(240±24)ml(400ml 全血)
血细胞比容	0.65～0.80
血红蛋白含量	≥20g(200ml 全血);≥30g(300ml 全血);≥40g(400ml 全血)
储存期末溶血率	<红细胞总量的 0.8%
无菌试验	无细菌生长

4. 注意事项

(1)采血袋标识清楚,无破损、无渗漏、无污染,抗凝剂和保养液无色,在有效期内。

(2)离心前必须配平对称杯子中的内容物,重量应相等。

(3)离心后分离红细胞与血浆有夹板法和仪器分离法,尽量把血浆分离出去。

5. 临床应用 可用于心、肝、肾功能不全等患者,与全血相比,可减轻患者负担,较全血安全;但由于没有红细胞添加液,红细胞过于黏稠,临床输注困难,已较少使用。

二、悬浮红细胞

悬浮红细胞(suspended red blood cells,SRBC)又称添加剂红细胞,采用特定方法将采集到多联塑料采血袋内的全血中的大部分血浆(90%)分离出后,向剩余物加入红细胞添加液制成的红细胞成分血,是目前临床上应用最广泛的一种成分血。

(一)红细胞添加液

对某一种血液成分进行再加工时,针对某一血液成分而加入的能保持和/或营养该血液成分生物活性,维持其生理功能的一类药剂称为添加液。

红细胞添加液主要有:①SAG,由氯化钠、腺嘌呤及葡萄糖组成;②SAGM,在 SAG 保存液中加甘露醇作为抗溶血剂,即形成 SAGM 保存液;③MAP,在 SAGM 中加少量磷酸盐,即形成 MAP 保养液。目前国内还用代血浆(羟乙基淀粉+葡萄糖)等保存液。各种红细胞添加液组成成分见表 7-2。

表 7-2 常见的红细胞添加液

种类	成分及含量 /(g/L)							对应的全血保养液	保存时间 /d
	枸橼酸钠·2H_2O	枸橼酸·H_2O	磷酸二氢钠·2H_2O	葡萄糖	氯化钠	腺嘌呤	甘露醇		
MAP	1.50	0.20	0.94	7.21	4.97	0.14	14.57	ACD-B	35
SAGM	—	—	—	9.00	8.77	0.17	5.25	CPD	35
AS-1	—	—	—	22.00	9.00	0.27	7.5	CPD	42
AS-3	—	0.42	2.85	11.00	7.18	0.30	—	CP2D	42

（二）悬浮红细胞制备

1. 制备方法

（1）采血：至少用三联塑料采血袋采集血液于内含全血保养液袋（主袋）中，另外2袋分别为空袋和红细胞添加液袋。

（2）离心：同"浓缩红细胞"的制备。

（3）分离：轻轻取出离心后的全血，利用分浆夹或虹吸方式将血浆分转入空的转移袋后，用卡子将血浆袋封闭。

（4）加红细胞添加液：将适量红细胞添加液加入到浓缩红细胞袋（主袋）中并混匀。

（5）热合：核对血袋上的献血条码，如一致则用热合机热合断离，即制备成1袋悬浮红细胞和1袋血浆。

2. 保存 2～6℃保存，含GPDA-1、MAP、SAGM添加液的红细胞保存期为35天，含AS系列添加液的红细胞保存期为42天。

3. 质量标准 悬浮红细胞是含有全部红细胞、一定量白细胞、血小板、极少量血浆和添加液等组成的混悬液。容量为标示量（ml）±10%，血细胞比容为0.50～0.65；外观、血红蛋白含量、储存期末溶血率、无菌试验同"浓缩红细胞"。

4. 注意事项

（1）制备悬浮红细胞时应尽可能地限制白细胞、血小板等其他血液组分的混入量。

（2）其他：同"浓缩红细胞"的制备。

5. 临床应用 悬浮红细胞是临床应用最广的血细胞成分，适用于临床大多数需要补充红细胞，提高携带氧能力的患者，如外伤、手术引起急性失血，心、肝、肾功能不全需要输血者及慢性贫血患者等。

三、去白细胞悬浮红细胞

去白细胞悬浮红细胞（leukocyte-reduced red blood cells）也称少白细胞红细胞，是使用白细胞过滤器清除悬浮红细胞中几乎所有的白细胞，使残留在悬浮红细胞中的白细胞数量低于一定数值的红细胞成分血；或使用带有白细胞过滤器的多联塑料采血袋采集全血，并通过白细胞过滤器清除全血中几乎所有的白细胞，将该去白细胞全血中的大部分血浆分离出去后，向剩余物内加入红细胞添加液制成的红细胞成分血。去白细胞红细胞分浓缩去白红细胞和去白细胞悬浮红细胞两种。制备的方法也分为两种：①对采集的全血进行过滤，后按浓缩红细胞、悬浮红细胞制备方法制备；②对浓缩红细胞、悬浮红细胞进行过滤所得。

血液及成分血中非治疗性成分如白细胞是一种"污染物"。全血及各种成分血中均含有一定量的白细胞（表7-3）。临床输血时可因输入同种异体血液或成分血而导致白细胞介导的输血不良反应及输血相关病毒的传播，成分血中白细胞数量与输血副作用的相关性见表7-4。因此，去除血液及成分血中白细胞则可有效地减低免疫抑制效应及传播性疾病。

表7-3 不同成分血中的白细胞含量

血液及其成分种类	剂量/U	白细胞含量/（/L）
全血	1	10^9
悬浮红细胞	1	10^8
洗涤红细胞	1	10^7
冰冻、融解、去甘油红细胞	1	$10^6 \sim 10^7$
去白细胞悬浮红细胞	1	$< 5 \times 10^6$
浓缩血小板	1	10^7
单采血小板	1	$10^6 \sim 10^8$
去白细胞单采血小板	1	$< 5 \times 10^6$
新鲜冰冻血浆（融化后）	1	$0.6 \times 10^6 \sim 1.5 \times 10^7$

表 7-4　不同成分血中白细胞数量与输血副作用的相关性

白细胞的数量	作用细胞	副作用
$\geq 10^9$	粒细胞、单核细胞	FNHTR
$\geq 10^7$	单核细胞、B 淋巴细胞	HLA 免疫反应
$\geq 10^8$	$CD4^+$	HTLV-1 感染
$\geq 10^7$	淋巴细胞、粒细胞、单核细胞	CMV 感染
$\geq 10^7$	$CD4^+$、$CD8^+$	TA-GVHD

HTLV：人类 T 淋巴细胞病毒；CMV：巨细胞病毒

（一）白细胞去除技术

白细胞去除技术是指在保证成分血质量的前提下，对成分血中的白细胞进行有效的清除。白细胞去除的方法有许多，主要有离心法、连续流动洗涤法、过滤法、血细胞分离机法、放射线照射法等，其中过滤法因效果好，简单易行，临床应用较广。

1. 过滤去除白细胞的原理　利用机械阻滞（筛分）以及白细胞的黏附作用而滤除成分血中的白细胞。

过滤法已有几十年的发展历史，20 世纪 80 年代开发出的高效去除白细胞过滤器，以膜状结构滤材制备的扁平结构，白细胞过滤率达 99%，红细胞回收率达 90%，血小板回收率达 85%。20 世纪 90 年代推出的以多种新材料如超细纤维膜、聚酯及聚氨基甲酸乙酯、不锈钢等复合材料制成的白细胞过滤器，对白细胞过滤效果更佳（表 7-5）。

表 7-5　血液过滤器的发展历史

代数	材料	作用
第一代	孔径 170～260μm	去除大的微聚体颗粒，预防 ARDS
第二代	一类为孔径 20～40μm 的网状聚酯或塑料；另一类是用柱状纤维或泡沫	类似筛网截留细胞，吸附微聚体颗粒、细胞碎片，预防 ARDS、FNHTR
第三代	聚酯纤维无纺布作高效滤芯材料	高效去除白细胞，还能从血小板中选择性去除白细胞

ARDS：急性呼吸窘迫综合征

过滤器根据化学原理分为阳离子型、阴离子型和中性粒细胞过滤器。白细胞过滤器可有血站直接过滤型和医院床前过滤型两种，前者过滤器直接连接在血液采集多联采集联袋上，全血采集后在密闭的条件下将白细胞过滤去除，再分离成分血；后者因全血或成分血制备并保存一定时间后才去除白细胞，易使全血或成分保存过程中因白细胞产生有害细胞因子和白细胞破坏等所带来的输血不良反应的风险，临床应用较少。另外，由于红细胞和血小板的生物学特性差异较大，因此，白细胞滤器又可分为用于红细胞成分血的白细胞滤器和用于血小板成分血的白细胞滤器。

2. 白细胞去除的临床意义　现代输血医学研究表明，白细胞和血小板表面含有 HLA 抗原，同种异体血输注受体体内会产生抗白细胞 HLA 抗体和抗血小板 HLA 抗体，会引起一系列不良反应。同时，白细胞还是某些病毒如巨细胞病毒的载体，输注含有白细胞的成分血，具有感染这些病毒的危险。因此，去除白细胞成分血输注对输血安全和临床治疗具有重要作用，意义在于：①降低发热性非溶血性输血反应（FNHTR）的发生率；②可以除去淋巴细胞，降低输血后移植物抗宿主病的发生率；③防止部分输血相关病毒的传播：如巨细胞病毒、人类 T 淋巴细胞性白血病 I 型病毒和克 - 雅病病毒等紧密和白细胞结合，呈高亲和性，可以通过白细胞过滤去除；④预防 HLA 同种异体免疫反应和血小板输注无效（PTR）；⑤降低其他输血不良反应：如输血相关性急性肺损伤（TRALI）、急性呼吸窘迫综合征（ARDS）等。

（二）去白细胞悬浮红细胞制备

1. 制备方法

（1）采血：用至少四联及以上采血袋采集血液，红细胞保养液抗凝。

（2）白细胞滤除：将采集抗凝全血悬挂在 2～6℃冷柜中，通过压力差，48 小时内使抗凝全血通过白细胞过滤圆盘流入接收袋中，即获得 1 袋去白细胞抗凝血。

（3）制备悬浮去白细胞红细胞：同悬浮红细胞制备方法。

2. 保存 同"浓缩红细胞"或"悬浮红细胞"保存方法。

3. 质量标准 见表7-6。

表 7-6 去白细胞悬浮红细胞质量控制项目和要求

质量控制项目	要求
外观	肉眼观察应无色泽异常、溶血、凝块、气泡等情况；血袋完好，并保留注满全血经热合的导管至少35cm
容量	（120±12）ml（200ml全血）；（180±18）ml（300ml全血）；（240±24）ml（400ml全血）
血细胞比容	0.45～0.60
血红蛋白含量	≥18g（200ml全血）；≥27g（300ml全血）；≥36g（400ml全血）
白细胞残留量	≤2.5×10^5个（200ml全血）；≤3.8×10^5个（300ml全血）；≤5.0×10^5个（400ml全血）
溶血率	<红细胞总量的0.8%
无菌试验	无菌生长

4. 注意事项

（1）影响白细胞过滤因素很多，如过滤器的材料、血液及成分血本身质量、血小板数量及活性、白细胞数量及可塑性、滤除方式、过滤速度、滤膜压力差、时间和温度等，随时间的推移，淋巴细胞碎片、白细胞产生的炎症细胞因子如白细胞介素（interleukin，IL）-1等物质释放到血浆中通过过滤是无法清除的。因此，滤除时间越早越好。

（2）其他：与浓缩红细胞及悬浮红细胞相同。

5. 临床应用 同浓缩红细胞和悬浮红细胞。

四、洗涤红细胞

洗涤红细胞（washed red blood cells，WRBC）是在无菌条件下，采用特定方法将保存期内全血、悬浮红细胞等成分血用大量生理盐水洗涤，去除几乎所有血浆成分和大部分非红细胞成分，并将红细胞悬浮在生理盐水或红细胞添加液中所制成的红细胞成分血。一般用生理盐水反复洗涤，可以降低白细胞和血小板，去除血浆蛋白。

1. 制备方法

（1）密闭盐水联袋式洗涤法（手工法）：用三联袋或四联袋生理盐水洗涤红细胞时，每个袋容积为400ml，每袋内装有250～300ml注射用生理盐水，各袋之间用导管夹夹住，彼此不相通。

1）制备浓缩红细胞：采血约200ml入血液保养液内，混匀，制备浓缩红细胞。

2）连接：将洗涤袋连接管与浓缩红细胞袋相连。

3）灌入生理盐水：向血袋内缓慢灌入生理盐水约250～300ml，用血秤摇摆混匀。

4）热合：取下血袋，热合封闭管口。

5）离心：$3\,000\times g$离心20分钟，温度2～6℃。

6）去除上清液：离心后将血袋轻轻取出垂直放入分浆夹中，把洗涤液及白膜层尽量转移至空袋内，夹紧导管。

7）重复洗涤：按2）～6）步骤，洗涤3次。

8）加保存液：将适量（50ml/单位）保养液移入已完成洗涤的红细胞袋中，混匀后热合，贴签入库。

（2）仪器洗涤法：选择适用于血细胞洗涤设备所规定的储存期内的红细胞成分血，按照细胞洗涤设备操作说明书进行洗涤制备。本方法具有安全、洗涤时间短、洗涤质量高等优点。

2. 保存 开放系统中制备洗涤红细胞破坏了原血袋的密闭系统，有操作污染的可能，应放在2～6℃冰箱保存，最好在6小时内输用，不得超过24小时。密闭系统中洗涤且最后以红细胞保存液混悬，洗涤红细胞保存时间与洗涤前红细胞悬液相同。

3. 质量标准 制备洗涤红细胞时的血浆清除率应≥98%，白细胞清除率≥80%，红细胞回收率≥70%。其中手工法洗涤红细胞可以去除红细胞成分血中80%～90%的白细胞和99%以上的血浆蛋白；仪器洗涤后红细胞成分血中白细胞可减至$5×10^6$/L以下，几乎不含血浆蛋白。具体质量要求见表7-7。

表7-7 洗涤红细胞质量控制项目和要求

质量控制项目	要求
外观	肉眼观察应无色泽异常、溶血、凝块、气泡等情况；血袋完好，并保留注满洗涤红细胞或全血经热合的导管至少20cm
容量	(125.0±12.5)ml(200ml全血)；(188.0±18.8)ml(300ml全血)；(250±25)ml(400ml全血)
血红蛋白含量	≥18g(200ml全血)；≥27g(300ml全血)；≥36g(400ml全血)
上清蛋白质含量	≤0.5g(200ml全血)；≤0.75g(300ml全血)；≤1.0g(400ml全血)
溶血率	<红细胞总量的0.8%
无菌试验	无菌生长

4. 注意事项

（1）开放洗涤要防止污染，制备好的洗涤红细胞尽快使用。

（2）根据情况洗涤次数可以增加到3～6次，每次洗涤盐水量要充足。

（3）其他：与浓缩红细胞制备相同。

5. 临床应用 可以显著降低输血不良反应的发生率，主要用于对血浆蛋白过敏、多次输血产生白细胞抗体（可以去除白细胞）、重度免疫缺陷、自身免疫性溶血性贫血、高钾血症及肝、肾功能障碍需要输血的患者等。

五、冰冻红细胞

冰冻红细胞（frozen red blood cells，FRBC）是指采用特定的方法将自采集日期6天内全血或悬浮红细胞中的红细胞分离出，并将一定浓度和容量的甘油与其混合后，使用速冻设备进行速冻或直接置于−65℃以下的条件下保存的红细胞成分血。

冰冻红细胞在使用时需要解冰冻，去甘油后才能使用，即采用特定的方法将冰冻红细胞融解后，清除几乎所有的甘油，并将红细胞悬浮在一定量的0.9%氯化钠注射液或红细胞保存液中，因此又被称为冰冻解冻去甘油红细胞。甘油的洗脱方法一般分为盐水洗涤法和糖浆洗涤法，前者较为常用。糖浆洗涤法又名团聚法，是利用50%葡萄糖和10%蔗糖溶液反复洗涤，最终用生理盐水制成的红细胞悬液。

冰冻红细胞最大优点是可以长期保存。红细胞的代谢速度取决于保存温度，在极度低温保存条件下，红细胞的代谢活动降低甚至完全停止，可以避免代谢毒性产物的积累，从而达到长期保存红细胞的目的。但血液在零度以下会结冰，在细胞内外形成冰晶，破坏细胞内结构，使细胞内外渗透压升高，促进细胞脱水，最终引起细胞的解体死亡。所以，必须在冰冻的过程中加入防冻剂，一般常用防冻剂根据它们能否穿透细胞膜分为两种。①细胞内防冻剂：可降低溶液的冰点，增加不冻水量，能自由通过细胞膜，具有高的溶解度及低的毒性，如甘油、二甲基亚砜（DMSO）；②细胞外防冻剂：能使溶液的冰点降低，增加不冻水量，还可能影响冰的形成，如羟乙基淀粉（HES）、乳糖。冰冻红细胞制备与保存技术多应用于稀有血型（目前主要是指RhD阴性）红细胞保存，是临床稀有血型紧急用血的重要保障措施。目前，冰冻红细胞的制备方法有两种，即高浓度甘油慢冻法和低浓度甘油超速冷冻法，其中前者最为常用。

（一）高浓度甘油慢冻法制备冰冻红细胞及冰冻解冻去甘油红细胞制备

1. 冰冻红细胞制备

（1）制备方法

1）制备浓缩红细胞：同浓缩红细胞制备方法。

2）加甘油：取浓缩红细胞100ml，在无菌条件下，先按10ml/min的速度加入复方甘油（含甘油、乳酸钠、氯化钾、磷酸氢二钠）100ml，后再按 20ml/ml 加入复方甘油 60ml（先慢后快），边加边振荡，于 15～20 分钟加完，使其充分混匀，甘油最终浓度为 40%。室温静置平衡 30 分钟。

3）冰冻：−65℃以下储存。

（2）保存：自采血之日起保存 10 年。

（3）注意事项：加甘油要先慢后快，充分混匀。

（4）临床应用：稀有血型和自体红细胞的长期保存。另外，也用于战争、自然灾害等急需大量红细胞的情况。

2. 冰冻解冻去甘油红细胞制备 甘油的洗脱方法一般分为盐水洗涤法和糖液洗涤法，前者较为常用。

（1）盐水洗涤法

1）解冻：从低温冷冻保存箱中取出冰冻红细胞，立即放入 37～40℃恒温水浴箱中，轻轻振动使其快速融化，直至冰冻红细胞完全解冻。

2）离心：于 2～6℃离心（离心力同"洗涤红细胞"），移去上清液。

3）去甘油：每单位红细胞加入 0.9% NaCl 溶液 80ml，静置 10 分钟，再加 0.9% NaCl 溶液 100ml，混匀，同上离心；弃去 2/3 上清液（留约 50ml），再加 0.9% NaCl 溶液 200ml 后离心；去上清后加 0.9% NaCl 溶液 250ml，反复洗涤 1～2 次，直至上清液无溶血。

4）热合：移去上清液后每单位红细胞加入 0.9% NaCl 溶液 100ml，热合封口血袋。

5）保存：冰冻解冻去甘油红细胞的保存温度为 2～6℃，应尽早使用，保存期为 24 小时。

6）注意事项：①制备解冻去甘油红细胞应在闭合无菌条件下进行，尽量防止污染；②解冻去甘油红细胞在洗涤制备过程中破坏了原有血袋的密闭系统，有操作污染的可能，应放在 2～6℃的冰箱内保存，最好在 6 小时内输注使用，保存不得超过 24 小时。

（2）糖液洗涤法：又称团聚法，是利用 50% 葡萄糖和 10% 蔗糖溶液反复洗涤，最终用生理盐水制成的红细胞悬液。其原理为血浆中的 γ- 球蛋白与红细胞膜上的脂蛋白在 pH 5.2～6.1 时能可逆性结合，当加入非电解质时，如果糖、葡萄糖、蔗糖等，由于离子强度降低，离子间引力减小，与脂蛋白结合的球蛋白之间又可结合，使红细胞聚集成团块沉下来。当加入电解质如生理盐水等时，离子间引力增加，可使球蛋白之间的结合断开，或升高 pH，也可使 γ- 球蛋白与红细胞膜上的脂蛋白之间的结合断开，所以红细胞又呈悬浮状态。

1）解冻：从低温冷冻保存箱中取出冰冻红细胞，立即放入 37～40℃恒温水浴箱中，轻轻振动使其快速融化，直至冰冻红细胞完全解冻。

2）离心：于 2～6℃离心（离心力同"洗涤红细胞"），移去上清液。

3）去甘油：边搅拌边加入与甘油化红细胞等体积的 50% 葡萄糖，再加入蔗糖溶液，等待红细胞聚集沉淀后去除上清液。再加 10% 蔗糖溶液 500ml 反复洗涤 2 次，除去上清液。加入生理盐水混匀，离心除去上清液。

4）热合：每单位红细胞加入生理盐水溶液 100ml，热合封口血袋。

5）保存：冰冻解冻去甘油红细胞的保存温度为 2～6℃，应尽早使用，保存期为 24 小时。

（二）低浓度甘油速冻法制备冰冻红细胞与解冻和去甘油红细胞制备

该法由美国纽约血液中心 Rowe 首先建立，甘油最终浓度是 20%。

1. 冰冻红细胞制备

（1）制备方法

1）制备浓缩红细胞：同浓缩红细胞制备方法。

2）加甘油：在无菌条件下，加入等体积复方甘油，甘油最终浓度是 20%。

3）冷冻：快速（1.5～2.0 分钟）冷冻并保存在 −196℃液氮中。

（2）保存：自采血之日起保存 10 年。

（3）注意事项：加甘油要快速冷冻，充分混匀。

2. 低浓度甘油冰冻红细胞解冻去甘油

（1）制备方法

1）解冻：从液氮中取出冰冻红细胞，立即在45℃恒温水浴箱中振荡快速解冻。

2）离心：去除上层液。

3）去甘油：用16%甘露醇生理盐水300~350ml洗涤离心去上清，然后加生理盐水或0.2%葡萄糖的生理盐水1 000~2 000ml，离心去上清后，加入等体积的生理盐水或0.2%葡萄糖的生理盐水，混匀即可。

（2）保存：冰冻解冻去甘油红细胞的保存温度为2~6℃，保存期为24小时，应尽早使用。

（3）质量标准：见表7-8。

表7-8 冰冻解冻去甘油红细胞质量控制项目和要求

质量控制项目	要求
外观	肉眼观察应无色泽异常、溶血、凝块、气泡等情况；血袋完好，并保留注满解冻去甘油红细胞经热合的导管至少20cm
容量	（200±20）ml（200ml全血）；（300±30）ml（300ml全血）；（400±40）ml（400ml全血）
血红蛋白含量	≥16g（200ml全血）；≥24g（300ml全血）；≥32g（400ml全血）
游离血红蛋白含量	≤1g/L
白细胞残留量	≤2.0×10⁷个（200ml全血）；≤3.0×10⁷个（300ml全血）；≤4.0×10⁷个（400ml全血）
甘油残留量	≤10g/L
无菌试验	无细菌生长

六、年轻红细胞

年轻红细胞（young red blood cells，YRBC）主要是由较多网织红细胞、酶活性相对较高、平均细胞年龄较小的红细胞组成的红细胞成分。一般红细胞的半衰期为29天，而年轻红细胞的半衰期为44.9天，在体内存活时间长，输注后可延长输血间隔时间，减少输血次数。

1. 制备方法

（1）离心、特制挤压板法：采集全血400ml于三联袋主袋内，选择离心力1 670×g、1 960×g、2 280×g分别离心5分钟。将离心后的主袋放入特制挤压板上，先分出上层血浆（含血小板、白细胞），再分离红细胞袋上层约100g的红细胞至收集袋，即可获得2单位年轻红细胞。

（2）离心分离钳法：采集全血400ml，24小时内以离心力2 900×g离心10分钟，弃去上层200ml血浆，其余部分充分混匀，移入无菌空袋，并置于离心桶内，以离心力3 500×g离心30分钟，用分离钳将红细胞上层45%和底部55%分开，将上部的红细胞与白膜层和部分血浆混匀，移入另一无菌空袋即为2单位年轻红细胞；余下的为1单位年老红细胞；再往年轻红细胞袋和年老红细胞袋中各加50ml保存液。

（3）血细胞分离机法：应用血液细胞分离机的年轻红细胞采集程序，对献血者进行年轻红细胞的采集。

2. 保存 年轻红细胞的保存与全血相同，应保存在2~6℃，含ACD-B、CPD保养液的年轻红细胞保存期为21天，含CPDA-1保养液的年轻红细胞保存期为35天。

3. 注意事项 分离过程全部在密闭系统内进行，防止污染及溶血。

4. 临床应用 由于年轻红细胞输入患者后可相对延长存活时间，主要用于需要长期反复输血的患者，使输血间隔延长，减少输血次数，从而减少或延缓因输血过多所致含铁血红蛋白沉着症、继发性血色病的发生。

七、辐照红细胞

辐照红细胞（irradiated red blood cells，IRBC）是经过射线照射，灭活了活性淋巴细胞的红细胞成分血,称辐射红细胞,主要用来预防输血相关性移植物抗宿主病(transfusion-associated graft versus hot disease,TA-GVHD)的发生。

如受体与供体之间组织相容性不同,当免疫功能低下的受血者输入含有免疫活性淋巴细胞(主要是T淋巴细胞)的血液或成分血后,不被受血者免疫系统识别和排斥(无法清除T淋巴细胞),供血者淋巴细胞在受体内植活、增殖并攻击破坏受血者体内的组织器官及造血系统,称为输血相关性移植物抗宿主病(TA-GVHD)。采用辐照的方法则可灭活成分血中的活性淋巴细胞,达到预防TA-GVHD的目的。临床上常用γ和X射线辐照红细胞等成分血。

(一)成分血辐照技术

1. 原理 应用血液辐照仪发射出的射线辐照血液或成分血,通过放射性核素衰变中产生射线以核子或次级电子形式发挥电离辐射作用,具有敏捷、快速地穿透有核细胞,直接损伤有核细胞的DNA或间接依靠产生离子或自由基的生物损伤作用,使T淋巴细胞丧失有丝分裂的活性和停止增殖,有效灭活T淋巴细胞。用于血液辐照的射线有γ射线和X射线两种,前者的放射源主要是 ^{60}Co(钴)和 ^{137}Cs(铯),应用较广;后者一般由射线加速器远距离放射操纵并加速电子达到很高的速度产生冲击效果。

2. 辐照剂量 辐照剂量以其对被照射物质的吸收量来计算,吸收剂量取决于照射量。吸收剂量以Rad或Gy(戈瑞)为单位,1Gy=100rad=100cGy。成分血最佳辐照剂量是完全破坏供血者淋巴细胞的有丝分裂能力而其他血细胞功能不被破坏,并以被辐照物质的吸收量来计算。美国食品药品监督管理局(FDA)在1993年把辐照中心剂量定为25Gy,其他部位不低于15Gy;欧洲学术委员会制定的辐射剂量范围是25~40Gy,英国为25~50Gy。国内一般推荐25~30Gy,辐照中心的靶剂量为25Gy,其他部位的剂量不低于15Gy,成分血任何点的辐照剂量不宜超过50Gy。一般认为辐照后淋巴细胞的反应抑制率大于95%,辐照剂量加大,虽可提高抑制率,但对红细胞、血小板的功能影响会增加。

3. 血液采集后辐照时间和辐照后保存 红细胞应在采血后14天内进行,辐照保存期为14天(总保存时间不超过28天,比预期保存35天缩短7天),最好尽快输注,输注后体内恢复率应大于75%;辐照对血小板功能影响较小,可在保存期5天内任何时间以50Gy以下剂量辐照,并尽快使用。

4. 注意事项

(1)成分血的最佳辐照剂量是完全消除供血者淋巴细胞的有丝分裂能力而不破坏其他血液细胞功能,必须注意选择照射剂量。

(2)辐射作用只发生在瞬间,辐照后的血液及成分血没有放射活性,对受血者无任何放射损伤作用。

(3)经冰冻融化处理的成分血,如冰冻红细胞、冰冻新鲜血浆、普通冰冻血浆、冷沉淀等,不需辐照处理,白细胞滤除不能替代血液辐照。

(4)为了预防放射线的漏出,辐照仪周围用铅等物质做屏蔽,每年定期检测其自屏蔽效果。成分血辐照后应有标识,并标识大概剂量范围,以控制被辐照血液的质量。

5. 辐照血液及成分血的适应证

(1)高危受血者:①免疫功能严重损害者,免疫缺乏症和免疫缺陷类疾病、大剂量化疗、接受嘌呤类和免疫抑制剂治疗、骨髓或外周干细胞移植、急性白血病贫血、白细胞 $<0.5×10^9$/L等患者;②免疫功能低下者,老年人(年龄大于50岁)、低体重的新生儿($<1\,500$g)、早产儿等;③供血者与受血者有亲缘关系者(一般指一、二级亲属血液);④输血量较大者以及6个月以下的婴儿输血、新生儿溶血病换血等患者。

(2)高危血液成分:①必须辐照类,包括浓缩粒细胞、新鲜悬浮红细胞、新鲜全血、新鲜浓缩血小板、新鲜液体血浆等,均需要辐照;②最好辐照类,包括全血及各类红细胞、血小板。

(二)辐照红细胞制备

1. 制备方法 按照血液辐照仪说明书的要求,设置程序及参数,制备辐照红细胞。

2. 保存 2~6℃保存;辐照应在全血采集后14天内完成。我国规定红细胞辐照后保存期为14天,美国血库协会(AABB)规定辐照后保存不超过28天,最好尽快输注,输血后体内恢复率应大于75%。

3. 注意事项

(1)辐照实际操作时应按照不同厂家提供辐照仪的说明书要求进行。

（2）每次进行血液辐射处理时，应放置辐射剂量测试条，以观察辐射剂量是否达标，如剂量不达标，应按未辐射红细胞供临床使用，但保存期同经辐照红细胞。

（3）辐照后的红细胞应尽快使用，不宜长时间保存。

（4）红细胞悬液经辐照后，对红细胞的功能有一定影响，随着时间的延长，红细胞的 2, 3-DPG、ATP、pH 变化不大，但 K^+ 含量在 1 周内迅速升高。

（李树平　龚道元）

第二节　血小板制备和保存

根据制备方法的不同，血小板制品可分为两种：一种是手工法制备的浓缩血小板；另一种是通过血细胞分离机从一名献血者采集的血液中分离制备的单采血小板。上述血小板均可做进一步处理，以获得更高质量和安全的血小板制剂，如去除白细胞、辐照血小板等。目前我国的质量标准规定由 200ml 全血制备的浓缩血小板为 1 单位（手工法），所含血小板数量应 $\geq 2.0 \times 10^{10}$；用血细胞分离机采集的一个献血者的血小板为 1 个单位（袋）或为 1 个治疗量，所含血小板数量应 $\geq 2.5 \times 10^{11}$。

一、浓缩血小板

浓缩血小板（platelet concentrates，PC）是指采集后置于室温保存和运输的全血于 6 小时内，或置于 20～24℃保存和运输的全血于 24 小时内，在室温条件下将血小板分离出来，并悬浮于一定量的血浆内的成分血。

目前制备浓缩血小板有三种方法：白膜法、富血小板血浆法（platelet-rich plasma，PRP）及机器分离法。

（一）浓缩血小板的制备

1. 白膜法　血小板比重为 1.03～1.04，血浆比重为 1.025～1.030，先重离心获得白膜层，再将白膜层轻离心后，去除其中的白细胞和部分红细胞，即得浓缩血小板（图 7-1）。

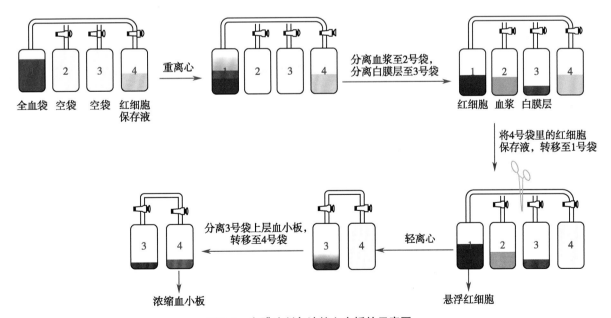

图 7-1　白膜法制备浓缩血小板的示意图

（1）采血：采集全血 400ml 于四联袋的主袋（1 号袋：内含血液保养液）内。

（2）重离心：在 20～24℃条件下，3 100×g 离心 10 分钟，主袋内的全血自上而下被分为三层：血浆层、白膜层和红细胞层。

（3）分离血浆层：将大部分上层血浆（留下约 20～30ml 血浆）转移至 2 号袋。

（4）分离白膜层：将剩余血浆，连同白膜层及白膜层下 1.5cm 的红细胞转移至 3 号袋（约 60ml），夹住两者之间的管路。

（5）获取悬浮红细胞：将尾袋（4 号袋）内的红细胞保存液转移至主袋内，制成悬浮红细胞，热合断离。

（6）轻离心：将其余 3 袋轻离心，置 20～24℃ 280×g 离心 5 分钟。

（7）分离血小板：将第 3 号袋上层浓缩血小板转移至空袋（4 号袋）即为浓缩血小板，热合断离，弃去白细胞袋。

2. 富血小板血浆法（PRP） 先轻离心，使红细胞、白细胞基本下沉，血小板因比重较轻而悬浮于血浆中，再重离心血浆，使血小板和血浆分离，获得血小板（图 7-2）。

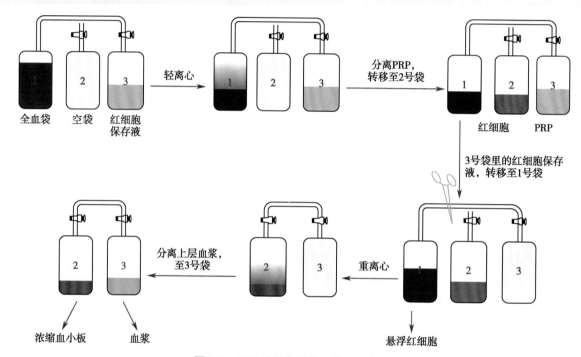

图 7-2 PRP 法制备浓缩血小板示意图

（1）采血：将采集全血 400ml 于四联袋的主袋（1 号袋）内。

（2）轻离心：在 20～24℃ 条件下，1 220×g 离心分钟或 700×g 离心 10 分钟，主袋内的上层血浆为 PRP（约可获得全血 70% 以上的血小板），下层为红细胞和白细胞。

（3）分离 PRP：将富含血小板的血浆，转移至空袋（2 号袋）内。

（4）获取悬浮红细胞：将尾袋（3 号袋）内的红细胞保存液转移至主袋内，制成悬浮红细胞，热合断离。

（5）重离心：在 20～24℃ 条件下，将富血小板血浆袋（2 号袋）3 400×g 离心 10 分钟或 3 000×g 离心 20 分钟，上层为血浆，留下 40～60ml 血浆即为制备的浓缩血小板（约可获得全血中 60% 血小板）。

（6）获取浓缩血小板：将上层血浆转移至空的尾袋（3 号袋），制成血浆；并留下适量的血浆，制备成浓缩血小板，热合断离。

（7）解聚：在 20～24℃ 条件下，将浓缩血小板静置 1～2 小时，待自然解聚后轻轻混匀，制成浓缩血小板混悬液备用。

3. 机器分离法

（1）采血：将采集全血 400ml 于四联袋的主袋内。

（2）重离心：20～24℃ 条件下 2 100×g 离心 14 分钟。

（3）分离血小板：开启血细胞分离机的电脑，启动分离血小板的程序。

（4）热合：设备自动热合，同时取下富有血小板层挤入2号袋。

（5）轻离心：2号袋20～24℃条件下280×g离心10分钟。

（6）分离血小板：将第二次离心后的血袋置于悬挂架上，进行分离，取下分离血小板，热合，一般约80～90ml。

三种方法制备血小板各有优缺点（表7-9），各血站可根据具体情况选择不同方法进行血小板的制备。

表7-9　浓缩血小板的三种制备方法比较

制备方法	血小板回收率	白细胞残留量	输注安全性
富血小板血浆法（PRP）	较高	较多	差，反复输注常会诱发血小板输注无效
白膜法	较低	较少	较好
机器分离法	高	少	最好

（二）质量标准

浓缩血小板质量控制项目和要求详见表7-10。

表7-10　浓缩血小板质量控制项目和要求

质量控制项目	要求
外观	肉眼观察呈黄色云雾状液体，无色泽异常、蛋白析出、气泡及重度乳糜等情况；血袋完好，保留注满血小板经热合断离的导管至少15cm
容量	25～38ml（200ml全血）；38～57ml（300ml全血）；50～76ml（400ml全血）
pH	6.4～7.4
血小板含量	≥$2.0×10^{10}$个（200ml全血）；≥$3.0×10^{10}$个（300ml全血）；≥$4.0×10^{10}$个（400ml全血）
红细胞混入量	≤$1.0×10^{9}$个（200ml全血）；≤$1.5×10^{9}$个（300ml全血）；≤$2.0×10^{9}$个（400ml全血）
无菌试验	无细菌生长

（三）浓缩血小板的保存

在20～24℃条件下，放到血小板振动器内持续轻缓振摇保存，储存于普通血袋时保存期24小时，储存于血小板专用血袋时保存期5天；当密闭系统变为开放系统，保存期为6小时，且不超过原保存期。浓缩血小板常采用多人份浓缩血小板并进行白细胞过滤方式制备，汇聚后浓缩血小板制剂保存期为4～6小时，且不超过原保存期。

血小板保存方式还有4℃低温保存、血小板添加液保存和冰冻保存，但目前应用较少。

（四）注意事项

1. 全血采集要求　采血时要求一针见血，尽量减少组织损伤，采血过程顺利，200ml全血应在5分钟内采完，400ml全血应在10分钟内采完，采血过程中要不间断地轻摇血袋。

2. 温度要求　从全血采集到制备过程，包括离心，最好在20～24℃环境中进行，即使不立即制备，也不能将全血放入冰箱。

3. 振荡要求　血小板易聚集，故在采集、运送及保存过程中要放在专用振荡器上振荡，振动频率60次/min，振幅5cm。

4. 防止血小板破坏　制备过程动作要轻，尽量减少对血小板的损伤，应严格掌握离心速度与离心时间。

5. 避免过多白细胞、红细胞混入　混入大量红细胞、白细胞可使血小板保存期pH下降，使患者产生HLA抗体，影响血小板治疗效果。

（五）临床应用

浓缩血小板主要用于预防性和治疗性血小板输注。

1. 预防性输注

（1）当血小板计数 $<20\times10^9/L$ 时，伴有感染、脾大、DIC 等血小板破坏或消耗增加的因素时，应立即预防性输注。

（2）病情稳定，无发热、出血及血管异常等，但血小板计数 $\leq10\times10^9/L$ 时，也应考虑输注。

（3）血小板计数 $<5\times10^9/L$ 时，为防止颅内出血，多数情况下需要输注血小板。

2. 治疗性输注

（1）用于血小板生成减少，如白血病、再生障碍性贫血、原发性血小板减少性紫癜、肿瘤患者化疗后、骨髓移植术中骨髓抑制期等疾病。

（2）用于稀释性血小板减少，见于大量输血，由于所输注的库存全血或红细胞中缺乏有功能的血小板所致的血小板减少。

（3）用于血小板功能异常，如遗传性血小板功能缺陷、尿毒症等。

知识拓展

血小板添加液（PAS）

早在 1950 年，含有乙酸盐和凝胶的 Tullis 盐溶液及含有葡萄糖和一定比例血浆的磷酸盐缓冲溶液就被尝试用于血小板保存。近年来研究出晶体盐溶液作为血小板的保存液，该保存液中的醋酸盐是血小板代谢所需的营养成分，磷酸盐主要用于提高 PAS 的缓冲能力，枸橼酸主要用于抑制血小板活化，镁离子和钾离子可抑制血小板的糖酵解、减少乳酸的产生，并有维持血小板膜稳定的作用，氯化钠用于调节 PAS 的渗透压。根据 PAS 所含组分成分不同，PAS 主要有 PAS-A、PAS-B、PAS-C、PAS-D、PAS-E、PAS-G 等种类。

血小板在 PAS 中保存，减少了血小板中的血浆比例，节约了血浆资源，可降低由血浆引起的过敏反应、发热反应以及输血相关性肺损伤等输血不良反应的发生率，有利于 ABO 不相容性血小板输注，便于血小板制品的病原体灭活。

二、单采血小板

使用血细胞分离机在全封闭的条件下自动将符合要求的献血者血液中的血小板分离并悬浮于一定量血浆内的单采成分血，称为单采血小板。由于单采血小板是从单一个体用全自动血细胞分离机采集而来，通常又称机采血小板。

单采血小板可以从单个献血者体内采集 1 个（$\geq2.5\times10^{11}$ 个）或 2 个成人治疗剂量（$\geq5.0\times10^{11}$ 个）的血小板，约相当于 8～10 袋常规浓缩血小板的总量，且白细胞残留量低，具有纯度高，质量好，受血者只需要接受一个献血者的血小板即可达到治疗量，并且可以降低输血反应和输血传染病的风险，安全性好。是目前临床最主要应用的血小板制剂。

（一）单采血小板对献血者的要求

献血者除符合捐献全血的健康要求外，还需要符合以下要求：

1. 血液要求

（1）血细胞比容 ≥0.36。

（2）采前血小板计数为 $(150\sim450)\times10^9/L$。

（3）预测单采血小板后，献血者血小板仍应 $\geq100\times10^9/L$。

2. 时间要求 采血小板间隔时间不少于 2 周，因特殊配型需要，由医师批准，最短间隔时间不少于 1 周，全年捐献不大于 24 次；单采血小板后与全血捐献间隔不少于 4 周；全血献血后与单采血小板捐献间隔不少于 3 个月；每次采集过程需要 1.0～1.5 小时。

3. 献血量要求 每次可献 1 个至 2 个治疗单位，当血小板 $\geq250\times10^9/L$ 时，体重 $>60kg$，可以采集 2 个血小板治疗剂量（$\geq5.0\times10^{11}$ 个血小板）或者 1 个治疗单位及不超过 200ml 血浆。全年血小板和血浆采集总量不超过 10L。

4. 其他要求

（1）献血者在献血前 1 周不得服用抑制或损害血小板功能的药物，如阿司匹林、吲哚美辛、保泰松、布洛芬、维生素 E、氨茶碱、青霉素及抗过敏类药物。

（2）捐献者的肘静脉应粗大，充盈良好。

（3）献血前一天最好多饮水，献血当日宜吃清淡食物（如稀饭、馒头），切忌空腹献血。

（二）血小板采集

1. 血细胞分离机 由于各类成分血在临床的应用数量和比例是有差别的，因此，这种采用全血来制备各类成分血的方式无法满足临床的要求，这促使人们去发展一种可以有选择的采集某种成分血的技术。20 世纪初，人们首创了血浆和血小板的手工单采技术，随着此技术的不断改进提高，现在已能实现对多种血液成分进行安全、有效的自动采集。利用血细胞分离机从献血者体内采出血液并连续分出预期的成分血，同时将其他血液成分回输给献血者，这一技术简称为单采（apheresis）。血细胞单采机根据其原理可分为离心式、膜滤式血细胞单采机和吸附式血浆分离机三类。

（1）离心式血细胞分离机：根据血液中各种成分的相对密度、体积的不同，通过密度梯度离心，在体外将全血自上而下依次分为血浆、血小板、造血干细胞、淋巴细胞、粒细胞、红细胞等层面，在计算机程序的控制下，再采集所需要的血液成分，从而得到浓度、纯度较高的单一成分血。其他成分经采血针回输给献血者。经过多次循环，达到所需要量成分血。其整个过程是在全封闭和无菌状态下进行的。离心式血细胞分离机在国内外的应用最为广泛，分为连续性和非连续性两种。

1）连续性血细胞分离机：机器与献血者之间有两条管道相通，一条为采血管路，另一条为血液回输管道。血液从献血者的一条静脉采出，连续不断地进入血细胞分离机，经过不停地离心、分离并采集所需的成分后，其余成分经另一条静脉通路输回，中途不间断，直至完成一次单采。优点为：采集所需时间短，献血者的血容量波动变化小，献血不良反应发生率低；缺点为：需要同时穿刺献血者两侧手臂的血管。

2）非连续性血细胞分离机：机器与献血者之间只有一条管道相连，既用于血液采集，又用于血液回输。分离采集成分血时，血液采集工作是在血流间断的情形下进行的。血液从献血者的静脉采出，进入血细胞分离机，待血液达到一定容量后，离心机系统开始工作，分离采集所需成分血后，将其余成分再经原路回输，待回输完毕后，再进行下一个循环。优点为：只需穿刺献血者一侧手臂的血管；缺点为：采集所需时间较长、献血者血容量波动变化大，易引起献血不良反应。

（2）膜滤式血细胞分离机：基于具有筛孔功能特性的特殊膜材料，可滤过高分子量蛋白，不能滤过细胞成分的原理设计。因此它的应用仅限于献血者的血浆单采。选用的滤过膜材料主要有醋酸纤维素、聚乙烯、聚丙烯、聚氯乙烯和其他合成材料。

（3）吸附柱式血细胞分离机：该分离机主要用于治疗性血浆置换。目前应用最广泛的是免疫吸附。利用抗原、抗体反应的特异性，将抗原或抗体固定在载体上制备成吸附柱，当患者的血液通过吸附柱时，其相应的抗原或抗体被吸附、清除。如葡萄球菌蛋白 A（SPA）免疫吸附柱可在体外选择性清除 IgG。

2. 单采血小板采集 采用离心式血细胞分离机采集血小板。血液采集后，经密度梯度离心，在计算机程序的控制下，血小板、血浆等成分流入采集袋内，剩余的红细胞等成分经采血针回输给献血者。经过多次循环，达到所需的血小板数量后结束采集，其整个过程是在全封闭和无菌状态下进行的。

（1）核对献血者身份、血型等，检查献血者血压、脉搏、呼吸等。简单介绍单采步骤及注意事项等。

（2）按说明书要求开机自检，安装配套的一次性耗材，连接抗凝剂、收集袋等。

（3）按说明书要求选择采集程序并设定相应参数。

（4）按说明书要求用生理盐水或抗凝剂初始化管路，检查预运转情况。

（5）设备准备就绪后，选择静脉穿刺部位，消毒，行静脉穿刺并固定。

（6）按要求开始单采，注意抗凝剂与全血比例及流速，一般为 40～60ml/min。

（7）完成单采，拆除一次性耗材，关闭设备，进行清洗后待用。

（8）将采集的单采血小板静置1～2小时后摇匀,粘贴标签。

（三）单采血小板保存

在20～24℃条件下,放到血小板振动器内振荡保存。保养液为ACD-A及经开放和/或采用普通血袋单采血小板保存期24小时;未经开放处理并用血小板专用血袋的单采血小板保存期5～7天。

（四）单采血小板质量标准

单采血小板质量控制项目和要求详见表7-11。

表7-11　单采血小板质量控制项目和要求

质量控制项目	要求
外观	肉眼观察呈黄色云雾状液体,无色泽异常、蛋白析出、气泡及重度乳糜等情况;血袋完好,保留注满血小板经热合断离的导管至少15cm
容量	储存期24小时的单采血小板容量为125～200ml;储存期5天的单采血小板容量为250～500ml
pH	6.4～7.4
血小板含量	$\geq 2.5 \times 10^{11}$个/袋
白细胞混入量	$\leq 5 \times 10^{8}$个/袋
红细胞混入量	$\leq 8 \times 10^{9}$个/袋
无菌试验	无细菌生长

单采血小板具有纯度高、质量好、安全等优点,与浓缩血小板的区别见表7-12。

表7-12　单采血小板与浓缩血小板的区别

特点	单采血小板	浓缩血小板
所需供者数	单个	多个
外观	黄色,浓雾状	淡黄色,云雾状,不透明
血小板含量	$(2.5 \sim 6.0) \times 10^{11}$/袋	2.0×10^{11}/袋
红细胞污染量	少,肉眼不可见	较多,肉眼可见
白细胞污染量	少,一般$< 5.0 \times 10^{6}$个/袋	较多,$> 5.0 \times 10^{8}$个/袋
保存期	5～7天	1～3天
成人治疗剂量	1袋/次	10～15袋/次
止血效果	好	差
交叉配血	同型输注,不需交叉配血	需要交叉配血
血小板配型	可以配型	几乎不能配型
输注无效	出现迟	易发生,且出现早
输血后传染病风险	低	高

（五）注意事项

1. 严格执行无菌操作技术,采集血小板的全过程必须保证无菌。

2. 采血过程中医护人员要仔细观察献血者身体状况,如出现不适反应,尽快处理。

3. 全血处理量一般为3～5L,处理量达到预定值或因献血者不能耐受而停止采集时,应回输体外全部血液,拔针止血。

4. 应记录采集时间、体外循环的血量、抗凝剂的使用量、交换溶液的量、单采血小板的质量以及献血者的状态等。

5. 采集完成后,取出产品轻轻摇动3～5分钟,静置1小时使血小板解聚并混匀,贴好标签,放入血小板保存箱保存。

（六）临床应用

同"浓缩血小板的临床应用"。

三、混合浓缩血小板

混合浓缩血小板是指将血型相同的 2 袋或 2 袋以上的浓缩血小板在无菌条件下合并在同一血袋内的成分血。

1. 制备 将合格的 ABO 血型同型的几袋浓缩血小板通过无菌结合技术汇集在同一个血袋内,充分混匀,即为混合浓缩血小板。

2. 质量标准 混合浓缩血小板质量控制项目和要求见表 7-13。

表 7-13 混合浓缩血小板质量控制项目和要求

质量控制项目	要求
外观	肉眼观察呈黄色云雾状液体,无色泽异常、蛋白析出、气泡及重度乳糜等情况;血袋完好,保留注满血小板经热合断离的导管至少 15cm
容量	标示量(ml)±10%
pH	6.4～7.4
血小板含量	≥2.0×10^10 个×混合单位数
红细胞混入量	≤1.0×10^9 个×混合单位数
无菌试验	无细菌生长

3. 保存 当数袋浓缩血小板汇集在同一个血袋时,须保持可追溯性,汇集后保存期为 6 小时,且不超过原保存期。当无专用血小板保存设备进行持续轻缓振摇时,保存期为 24 小时,且不超过原保存期。多联袋在全封闭的状态下制备的血小板,在 20～24℃下,轻缓振动,可保存 3～5 天。

4. 注意事项 PRP 法制备的浓缩血小板比白膜法残留较多的红细胞和白细胞。PRP 法制备的浓缩血小板会有血小板聚集,需要静置并混匀后输注。混合浓缩血小板制剂在制备过程中有较高的细菌污染概率。

四、辐照血小板

浓缩血小板、单采血小板及混合血小板在保存有效期内任何时间均可进行辐照,辐照剂量与辐照红细胞相同,一般为 25～35Gy 以下剂量辐照。辐照对血小板功能影响很小,血小板辐照后应储存在 20～24℃,并持续轻缓振摇,宜尽快使用,不得超过原保存期。

辐照血小板适用于有输血相关移植物抗宿主病(TA-GVHD)危险的患者,主要包括先天性免疫缺陷症、骨髓移植受者、实体器官移植的免疫低下受者、接受直系亲属血液者等。

(徐菲莉 曹 越)

第三节 单采粒细胞制备和保存

单采粒细胞(apheresis granulocytes)是指使用血细胞分离机在全封闭的条件下自动将符合要求的献血者血液中的粒细胞分离出并悬浮于一定量的血浆内的单采成分血。

一、原理

血细胞分离机主要利用离心的原理,自动地从献血者体内采出血液并连续分离出预期的富含粒细胞的成分血,同时其他血液成分还输给献血者。

二、制备方法

利用血细胞分离机并根据设定的粒细胞单采程序,采集献血者血液中的粒细胞。为确保一次采集量可达(1.5～3.0)×10^{10} 个粒细胞,采集前通常让献血者口服一定剂量的粒细胞动员剂(皮质类固醇药物或使用粒细胞集落刺激因子),使骨髓和边缘池的粒细胞释放进入循环池,从而提高外周血中粒细胞的含量。

三、质量标准

单采粒细胞质量控制项目和要求见表 7-14。

表 7-14　单采粒细胞质量控制项目和要求

质量控制项目	要求
外观	肉眼观察应无色泽异常,无凝块、溶血、气泡及重度乳糜等情况;血袋完好,并保留注满单采粒细胞经热合的导管至少20cm
容量	150～500ml
中性粒细胞含量	≥1.0×10^{10} 个/袋
红细胞混入量	血细胞比容≤0.15
无菌试验	无细菌生长

四、保存

无需振荡,室温保存(20～24℃),保存期 24 小时,辐照后尽早使用。

五、临床应用

粒细胞的输注主要用于:①粒细胞严重减少,中性粒细胞计数<0.5×10^{9}/L;②经联合抗感染治疗48 小时后无效;③有明确的严重细菌感染。另外,如果患者符合粒细胞输注的适应证,但估计骨髓造血功能短期内能恢复正常,应避免盲目冒险地进行粒细胞输注。

(卢卫国　曾赤佳)

第四节　血浆制备和保存

目前临床上使用的血浆主要有新鲜冰冻血浆、冰冻血浆(普通冰冻血浆)、单采新鲜冰冻血浆、病毒灭活新鲜冰冻血浆、病毒灭活冰冻血浆。

一、新鲜冰冻血浆制备

采集后储存于冷藏环境中的全血,最好在 6 小时(保养液为 ACD)或 8 小时(保养液为 CPD 或 CPDA-1)内,但不超过 18 小时,将血浆分离出并速冻呈固态的成分血,称为新鲜冰冻血浆(fresh frozen plasma,FFP)。

1. 制备方法

(1)采血:采集献血者全血于至少二联及以上采血袋主袋(含血液保养液)中。

(2)离心:规定时间内在 2～6℃条件下,3 000×g 离心 20 分钟。

(3)分离血浆:将离心血袋中的血浆用血浆挤压器转移至空袋中。

(4)热合:热合血浆袋的封口,获得新鲜液态血浆。

(5)冰冻:将新鲜液态血浆迅速放至 -50℃(-30℃以下)速冻箱内快速冷冻血浆,再放入 -20℃冰箱保存。

2. 保存　保存温度 -18℃以下,保存期为自采血之日起 1 年,解冻后 2～6℃保存,应 24 小时内输注。

3. 质量标准　见表7-15。

表7-15　新鲜冰冻血浆质量控制项目和要求

质量控制项目	要求
外观	肉眼观察融化后的新鲜冰冻血浆,应呈黄色澄清液体,无色泽异常、蛋白析出、气泡及重度乳糜等情况;血袋完好,并保留注满新鲜冰冻血浆经热合的导管至少10cm
容量	标示量(ml)±10%
血浆蛋白含量	≥50g/L
因子Ⅷ含量	≥0.7IU/ml
无菌试验	无细菌生长

4. 注意事项

(1) 采血顺畅,200ml全血采集不超过7分钟,400ml全血采集不超过13分钟。

(2) 采集的全血冷藏保存时间不超过18小时。

(3) 拟速冻的血袋逐袋平放,而不应重叠堆放。

(4) 将新鲜血浆快速冻结,在60分钟内血浆中心温度降至−30℃以下。

(5) 新鲜冰冻血浆保存满1年后,可改为普通血浆,总保存期为4年。

5. 临床应用　新鲜冰冻血浆主要用于补充体内先天性和获得性各种凝血因子的缺乏,肝病患者获得性凝血功能障碍、大量输血引起的凝血功能障碍、DIC等。

二、冰冻血浆

冰冻血浆的来源有3个途径:①采用特定方法在全血有效期内,将血浆分离出来冰冻呈固态的成分血,一般是指全血在采集后超过18小时分离制备的血浆;②新鲜冰冻血浆−20℃保存超过1年后,由于凝血因子活性降低,自然转为冰冻血浆;③从新鲜冰冻血浆中分离出冷沉淀凝血因子后将剩余部分冰冻呈固态的成分血。

1. 制备方法

(1) 全血采集后保存已超过6～8小时,按照新鲜冰冻血浆的制备方法制备的血浆,此血浆在−20℃以下冰箱冷冻并保存。

(2) 从新鲜冰冻血浆中分离出冷沉淀凝血因子后将剩余部分血浆在−20℃以下冰箱冷冻并保存。但实际上这种类型的血浆所含有的凝血因子很少,使用时要注意相应的临床适应证。

(3) 新鲜冰冻血浆−20℃保存超过1年后,由于凝血因子活性降低,自然转为冰冻血浆。

2. 保存　保存温度低于−18℃。保存期为自血液采集之日起4年,解冻后2～6℃保存,应24小时内输注使用。

3. 质量标准　因子Ⅷ含量没有要求;外观、容量、血浆蛋白含量、无菌试验同"新鲜冰冻血浆"。

新鲜冰冻血浆与冰冻血浆的区别:①成分含量不同:新鲜冰冻血浆含有全部凝血因子;而冰冻血浆含有全部稳定的凝血因子,但缺乏不稳定的凝血因子Ⅷ和Ⅴ。②保存期限不同:新鲜冰冻血浆冰冻状态一直持续到使用之前,保存期为1年;冰冻血浆冰冻状态一直持续到使用之前,保存期为4年。③临床应用不同:新鲜冰冻血浆主要用于各种凝血因子缺乏症患者的补充治疗,而冰冻血浆主要用于凝血因子Ⅷ和Ⅴ以外的凝血因子缺乏症患者的治疗。

三、单采新鲜冰冻血浆

用单采血细胞分离机采集血浆,在6小时内速冻(在60分钟内血浆核心温度降至−30℃以下)并在低于−18℃保存。其他同新鲜冰冻血浆。

四、病毒灭活血浆

采用亚甲蓝病毒灭活技术，对在有效期内的全血分离出的血浆或从新鲜冰冻血浆中分离出冷沉淀凝血因子后，将剩余血浆进行病毒灭活并冰冻呈固态的成分血。

（一）血液及成分血病原体灭活技术

1. 血液制品病原体灭活的必要性　利用物理学、化学、光学、靶向核酸化学、生物学等方法将成分血中的病原体去除或杀灭，从而减少输血传播性疾病的方法称为血液及成分血灭活或血液制品病原体灭活。

随着血液筛查和检测水平的不断提高，血液的安全性得到了很大改进，大大降低了经血传播疾病的输血感染，但是仍有许多因素可能造成漏检。主要原因如下：

（1）"窗口期"感染：处于"窗口期"感染的献血者已经存在病毒血症，血液具有传染性，但常规血液病毒标志物检测呈阴性，这样的血液检测结果合格，但如输给患者可能导致相关病毒感染。

（2）检测方法或试剂盒灵敏度：目前，检测试剂不可能检出所有抗体、抗原等病毒标志物阳性的标本，即使是世界公认的优质试剂，由于灵敏度等原因也不可能有100%的检出率，仍然存在漏检现象。

（3）已知病原体未完全实施常规检测：有400多种病毒及其他病原体可经血液和成分血传播。由于还没有适合大规模常规检测的技术和试剂，或人群阳性率低及人力、物力、财力限制，还有一些病毒及其他病原体已证实可经输血传播，但尚未进行常规筛查。目前，国内献血者仅检测HBV、HCV、HIV、梅毒螺旋体（TP）等病原体，不过10种；美国等发达国家还检测HTLV、人巨细胞病毒（HCMV）、锥虫等。

（4）新出现病原体和未知病原体：每隔一定时期，总有新的威胁人类身体健康的病毒出现，如新近出现的埃博拉病毒。流行病学研究证明，仍有些经血液感染的病毒不属于已知的常见病毒，血液中可能存在的未知病原体也不能做到及时、全面的筛查。

（5）非技术性因素：中心血站检验科每天检测大量标本，特别是样本采集等主要是手工操作，难免出现人为差错。即使是自动化检测仪器和电脑管理，也不能完全避免差错发生。

鉴于以上原因，有必要采取措施进一步提高血液的安全性，变被动性的追踪检测为主动性的病原体灭活，对血液及其成分进行病原体灭活处理。

2. 常用的血液和成分血病原体灭活方法

（1）物理学方法

1）加热：包括干热法和湿热法（巴斯德消毒法）。其机制是通过热量传递抑制蛋白酶的活性，损伤细菌胞膜和胞壁，使核酸变性、二酯键断裂，脱嘌呤。热力可使病毒外膜蛋白和衣壳蛋白变性，使病毒胞膜上的糖蛋白棘突发生改变，从而阻止病毒吸附于宿主细胞。热力也破坏病毒复制时所需要的酶类，使病毒不能复制。目前都是采用高温（60℃、80℃等）和长时间加热。当制品处于溶液状态，加热传热的分布快、均匀，病原体灭活效果较好；冻干制品传热不均匀，制品内含水分，而且水分分布及各组分分布不均匀，干热处理制品病原体灭活不理想。为了减少加热时对血浆蛋白分子，特别是不稳定凝血因子的损害，常加保护剂，如低分子量糖（葡萄糖、蔗糖、麦芽糖）、氨基酸（如甘氨酸）、色氨酸盐、辛酸钠等。加热主要用于白蛋白、血浆蛋白及Ⅷ、Ⅸ因子复合物等的病原体灭活。

2）其他方法：主要有层析法、膜过滤法、低温压力循环法、^{60}Co-γ射线法等。

（2）化学方法

1）亚甲蓝/光照法（吩噻嗪类染料法）：亚甲蓝是一种光敏剂，可以与病毒的核酸及病毒脂质包膜相结合，在高强度可见光的作用下发生光化学反应，使病毒DNA或RNA断裂，包膜破坏，达到病毒灭活效果。但此法只能灭活包膜病毒如HBV、HCV、HIV等，对非包膜病毒如HAV、B19等无效。

2）核黄素（维生素B_2）/紫外线或可见光照射法：其机制为维生素B_2由1个核醇、异咯嗪环和糖基侧链组成，具有可逆的氧化还原特性。核醇结构可以结合到DNA或RNA核酸链上，在紫外线/可见光的照射下吸收光子的能量，通过可逆性氧化还原反应转移电子，使核酸链上的鸟嘌呤残基断裂，导致病原体核酸链结构发生改变，使其丧失复制活性，从而杀灭病原微生物。

3）补骨脂（S-59）/长波紫外线法：其机制为在没有紫外线的情况下，补骨脂（一种低分子量的呋喃类香豆素）能反向插入到 DNA 或 RNA 的螺旋区域，在紫外线的激发下，补骨脂与 DNA 或 RNA 中的嘧啶相互作用形成共价化合物单体，然后与核苷酸发生交联，从而使病原体的基因组无法复制、转录。该方法对包膜病毒和部分非包膜病毒（如轮状病毒、嵌杯样病毒、蓝舌病毒）都具有杀灭作用。主要用于血小板的病毒灭活。

4）其他方法：主要有臭氧法、有机溶剂/清洁剂（S/D）法、低 pH+蛋白酶法、低 pH 辛酸盐法、血卟啉衍生物法等方法。

（3）靶向核酸化学灭活法：主要机制是抑制病毒转录、复制，从而灭活病毒，主要有 S-303（锚定连接效应子）、PEN110（乙撑亚胺衍生物）法等。

（4）生物学方法：主要是利用特异性抗体与血浆或其他成分中游离病毒的蛋白抗原相结合中和及去除病毒。

每一种病原体灭活和去除方法都有其适应范围、优势和局限性，在实际工作中，提倡不同方法联合使用，灭活病原体的效果会更佳。

3. 成分血及血液制品病原体灭活的临床应用　见表 7-16。

表 7-16　常用的成分血及血液制品病原体灭活方法

种类	病原体灭活方法
红细胞	PEN110、S-303、卟啉衍生物法、亚甲蓝法、酚类化合物法等
血小板	补骨脂（S-59）/长波紫外线法、核黄素/紫外线或可见光照射法等
血浆	亚甲蓝/光照法、有机溶剂/清洁剂法、补骨脂（S-59）/长波紫外线法、核黄素/紫外线或可见光照射法、巴斯德消毒法等
白蛋白	巴斯德消毒法、紫外线照射法、低温乙醇法、层析法等
免疫球蛋白	热力法、巴斯德消毒法、紫外线照射法、有机溶剂/清洁剂法等

（二）病毒灭活血浆制备

1. 制备方法

（1）连接病毒灭活耗材：根据血浆规格选择不同规格的血浆病毒灭活耗材，使用无菌穿刺技术（或无菌接合技术）连接血浆和血浆病毒灭活耗材。

（2）加入亚甲蓝：将血浆倒挂在低温操作台的支架上，打开导管夹，使血浆流经装有固体"亚甲蓝添加元件"，连同溶解的亚甲蓝流入光照袋。

（3）热合分离：核对血袋上的献血条形码，如一致则热合断离，弃去原血浆袋。

（4）光照：将光照袋平放在照光架上，在温度为 2～8℃、光照度为 30 000Lux 条件下，光照 30 分钟。

（5）亚甲蓝滤除：光照结束后，将血浆倒挂后，通过活性炭过滤器滤除亚甲蓝后，即得到病毒灭活新鲜血浆。

（6）速冻：同"新鲜冰冻血浆"或"冰冻血浆"。

2. 保存　同"新鲜冰冻血浆"或"冰冻血浆"。

3. 质量标准　①病毒灭活新鲜冰冻血浆：亚甲蓝残留量≤0.30μmol/L，因子Ⅷ含量≥0.5IU/ml，其他同"新鲜冰冻血浆"；②病毒灭活冰冻血浆：亚甲蓝残留量≤0.30μmol/L，其他同"冰冻血浆"。

（魏建威　忽胜和）

第五节　冷沉淀凝血因子制备和保存

冷沉淀凝血因子（cryoprecipitate）俗称冷沉淀，是采用特定方法将保存期内的新鲜冰冻血浆在 2～6℃融化后，分离出大部分血浆，将剩余的冷不溶解物质在 1 小时内速冻呈固态的成分血。冷沉淀凝血因子主要含凝血因子Ⅷ、纤维蛋白原(Fg)、血管性血友病因子(vWF)等。冷沉淀凝血因子是由美国女科学家Pool博士在1964—1965年发现的,当加热至37℃时,它呈溶解的液态。

一、制备方法

(一)Pool法(离心法)

1. 新鲜冰冻血浆融化 取出待制备冷沉淀凝血因子的新鲜冰冻血浆,置2~6℃冰箱中过夜融化或冰水中融化。

2. 离心 当血浆基本融化时,取出血浆,在2~6℃的环境下5 000×g离心10分钟。

3. 分离 将大部分上层血浆移至空袋,制成去冷沉淀的冰冻血浆,留下的15~25ml血浆与沉淀物混合,热合分离血袋制成冷沉淀凝血因子。

4. 速冻 将制备好的冷沉淀凝血因子尽快(1小时内)置于速冻冰箱速冻后,再移到-18℃以下冰箱中保存。

(二)水溶融化法

1. 新鲜冰冻血浆融化 取出新鲜冰冻血浆袋置室温5分钟,将血袋悬吊在水浴槽的摇摆架上,向水浴槽中加自来水和相应的温水或冰块调至16℃。将血浆袋放入水浴槽中,启动摇摆装置,使血浆袋在水浴中摇摆30分钟后温度调至4℃。当血浆袋内血浆全部融化时,加足量的冰块,使水浴温度降至0~2℃。

2. 离心 融化后,将血袋置2℃、2 500×g离心15分钟,使冷沉淀下沉于袋底部。

3. 分离 将大部分上层血浆移至空袋,制成去冷沉淀的冰冻血浆,留下的约30ml血浆与沉淀物混合,热合分离血袋制成冷沉淀凝血因子。

4. 速冻 将制备好的冷沉淀凝血因子尽快(1小时内)置于速冻冰箱速冻后,再移到-18℃以下冰箱中保存。

二、质量标准

冷沉淀凝血因子质量控制项目和要求见表7-17。

表7-17 冷沉淀凝血因子质量控制项目和要求

质量控制项目	要求
外观	肉眼观察融化后的冷沉淀凝血因子,应呈黄色澄清液体,无色泽异常、蛋白析出、气泡及重度乳糜等情况;血袋完好,并保留注满血浆经热合的导管至少10cm
容量	标示量(ml)±10%
纤维蛋白原含量	≥75mg(200ml全血);≥113mg(300ml全血);≥150mg(400ml全血)
因子Ⅷ含量	≥40IU(200ml全血);≥60IU(300ml全血);≥80IU(400ml全血)
无菌试验	无细菌生长

三、保存

一般以200ml新鲜冰冻血浆制备的1袋冷沉淀凝血因子制剂为1个单位(U),容量为(20±5)ml。制备后的冷沉淀凝血因子在1小时内完成速冻,并在温度低于-18℃条件下保存,保存期从血液采集之日起1年。解冻后2~6℃保存,应在24小时内输注使用;解冻并在开放系统混合后应在4小时内输注使用。

四、注意事项

1. 采血顺利,200~400ml血液应在3~6分钟内采完,无凝固。

2. 冷沉淀在 37℃水浴中完全融化后必须在 4 小时内输注完毕。如未能及时输注,不可再重新冻存。

3. 若冷沉淀凝血因子经 37℃加温后仍不完全融化,提示纤维蛋白原已转变为纤维蛋白,则不能使用。

五、临床应用

由于冷沉淀凝血因子中含有因子Ⅷ、vWF、纤维蛋白原等,临床常用于治疗此类凝血因子、蛋白缺乏所致出血性相关疾病,通过补充外源性凝血因子,改善患者凝血状态,达到止血的目的。

(杨　超　忽胜和)

第六节　血液隔离与放行

一、血液隔离

血液隔离是指待检测、制备等尚未被判定合格的血液和不合格的血液进行隔离和管理,防止不合格血液的误发放。

根据血液状态,设立有明显标识的 3 个物理隔离区域:合格品区、隔离区和不合格品区。合格品区存放检测合格、贴上合格标签的待放行的血液;隔离区存放待检血液,检验结果可疑需要再次检测确定结果的血液;不合格品区存放检测结果不合格、血袋破损等不合格血液,需贴上明显的不合格标识。

二、血液放行

对于已经明确检测结果的血液,给予相应的处置方式,移离原来存放的区域,称为放行。

(一)合格血液的确认

1. 对检测不合格、外观不合格、异常采集和符合保密性弃血等的血液,应进行标识,并移入不合格品区。

2. 将检测报告中尚未最终判定结果的血液继续隔离并做好标识。

3. 确认检测合格及血液外观检查合格的血液。

(二)合格血液的标签

1. 确保合格血液标签的唯一性和可溯性

(1)合格血液或合格血液制备的每一种血液成分只能印制唯一的合格血液标签。该合格血液标签印有唯一的条形码。

(2)通过唯一的条形码可以追溯到献血者、用血医院以及血液采集、检测、保存、发放等全过程记录。

2. 正确贴签

(1)一次只对一袋血液贴签。

(2)合格血液标签的内容符合《血站质量管理规范》的要求。标签粘合胶应对血液质量无影响。

(3)粘贴标签前应检查确认血袋无破损、无渗漏,血液外观无异常。

(4)粘贴合格血液标签后应能清楚观察血液外观,并且不会影响血袋透气性。

(5)合格血液标签粘贴于血袋后应再次确认该标签粘贴无误。

(三)合格血液的入库

1. 已粘贴合格血液标签的血液才能移入合格品区。

2. 已经放行进入合格品库的血液,再经制备、分装、转换后,应重新粘贴具有唯一性条形码的合格血液标签,并保证粘贴无误和可追溯性。

(梁华钦　张　俊)

第七节　血液的储存、发放及运输

一、血液的储存

（一）血液储存的设施与环境

1. 连续储存血液≥24 小时，应有双路供电或应急发电设备。
2. 空间应满足整洁、卫生和隔离的要求，具有防火、防盗和防鼠等安全措施。
3. 应有足够的照明光源。
4. 根据储存要求，将不同血液储存于专用的血液储存设备中，并有明显标识。
5. 血液储存设备应运行可靠，温度均衡，有可视温度显示和温度超限声、光报警装置。

（二）血液储存温度的监控

1. 应定期对血液储存设备进行计量检定或校准。
2. 血液储存设备使用人工监控时，应至少每 4 小时监测记录温度 1 次。
3. 血液储存设备使用自动温度监控管理系统时，应有 24 小时连续温度监测电子记录，应至少每日人工记录温度 2 次，2 次记录间隔 8 小时以上。
4. 血液储存设备的温度监控记录至少应保存到血液发出后 1 年，以保证可追溯性。

常用成分血的储存温度及保存期见表 7-18。

表 7-18　常用成分血的储存温度及保存期

血液种类	储存温度	保存期	备注
全血	2～6℃	21 天（含 ACD-B、CPD 的血液保存液） 35 天（含 CPDA-1 的血液保存液）	使用其他血液保存液时，按说明书规定的保存期执行
浓缩红细胞	2～6℃	同全血保存期	
悬浮红细胞	2～6℃	21 天（以 ACD-B、CPD 为红细胞保存液） 35 天（以 CPDA-1 或 MAP 为红细胞保存液） 24 小时（以 0.9% NaCl 溶液为红细胞保存液）	使用其他血液保存液时，按说明书规定的保存期执行
洗涤红细胞	2～6℃	24 小时（添加液为 0.9% NaCl 溶液）	在密闭系统中洗涤且最后以红细胞保存液混悬，保存期与洗涤前的红细胞悬液相同
辐照红细胞	2～6℃	14 天	应在采集后 14 天内辐照
冰冻红细胞	−65℃（含 40% 甘油） −120℃（含 20% 甘油）	10 年（自采血之日起）	
浓缩血小板	20～24℃ （需持续轻缓振摇）	24 小时（储存于普通血袋） 5 天（储存于血小板专用血袋）	由密闭系统变为开放系统或数个浓缩血小板汇集到同一个血袋时，保存期为 6 小时
单采血小板	20～24℃ （需持续轻缓振摇）	同浓缩血小板	
新鲜冰冻血浆	低于 −18℃	1 年（自采血之日起）	解冻后 2～6℃ 保存，应 24 小时内输注
冰冻血浆	低于 −18℃	4 年（自采血之日起）	解冻后 2～6℃ 保存，应 24 小时内输注
冷沉淀凝血因子	低于 −18℃	1 年（自采血之日起）	解冻后 2～6℃ 保存，应 24 小时内尽早输注 解冻后在开放系统中混合，应 4 小时内输注

二、血液的发放

(一)血液发放的原则

血液发放一般应遵循"先进先出"的原则。对于有特殊输血需求的,如婴幼儿和心肺功能不全的患者,可以发放储存时间短的血液。

(二)血液发放的要求

在发放前应检查血液的有效期和外观,主要包括血袋标签、血液颜色、溶血、凝块、絮状物、气泡、血袋渗漏、血袋破损、脂肪血及其他异常,外观异常的血液不得发放。应建立和保存血液发放记录。

三、血液的运输

(一)血液运输的原则

血液运输主要是指采供血机构之间,采供血机构与采供血场所以及与医疗机构之间的血液运送。血液运输的原则是整个运输过程要保持血液成分的有效活性和抑制可能存在的细菌生成繁殖,关键是维持运输中的温度相对稳定和防止剧烈振荡。应建立和保存血液运输记录。

(二)血液运输的方式和设备

血液运输一般采用冷藏运输车或盛放于血液运输箱内借助交通工具进行运输。应定期对运输设备的性能和运行状态进行检查,检查内容主要有温度和细菌检测。必须采用经过计量检定的温度监控设备对血液运输过程进行温度监控。

冷藏运输车应是用于血液运输的专门车辆,需有温度控制和指示装置;车厢应整体密闭,内壁光洁无裂痕,易于清洗和消毒;车厢应保持清洁,定期进行消毒清洗;应有与冷藏运输车相对应的标识。

血液运输箱应在盖合后整体密闭,内壁表面光滑平整无裂痕,能防尘、防雨、防滑,防止液体渗漏;在装入血液之前应保持清洁,易于消毒和清洗;在控温下,维持适宜温度的时间应至少比最长运输时间长2小时;血液运输箱应有相应标识,标示内容要完整、清晰,至少包括:采供血机构名称,最大承重量,放置方向,防摔,防晒,防雨,最多叠放层数,血液种类,运输的起始地和目的地,血液保存的温度等。

(三)血液运输的温度

1. 全血及红细胞类血液成分(不包括冰冻红细胞)应维持在2~10℃。

2. 血小板悬液尽可能维持在20~24℃。

3. 冰冻血浆、冷沉淀应维持在冰冻状态。

4. 冰冻红细胞应维持在-65℃或以下温度。

(四)血液运输过程的质量监控

1. 血液运输过程记录应有可追溯性 内容包括:血液的品名、数量、规格;血液的发出地和运输目的地;血液发放日期、时间,负责发放人员的签名;血液接收日期、时间,负责接收人员的签名;运输的设备;温度监控记录等。

2. 运输血液前应检查冷藏运输控温设备的性能和运行状态,达到规定温度要求后,方可运输。

3. 同一运输车在运输不同保存温度的成分血时,应按温度要求进行分隔。采用血液运输箱运输血液时应按成分血运输的温度要求分箱装载,不能在同一运输箱内混装其他任何物品。

4. 定期监控运输设备的温度和内壁致病性微生物,应至少每月抽检1次,每次随机抽检4个(不足4个的全部抽检)。

(黄君华　李晓非)

第八节　采供血管理

血液安全是永恒的主题,有效的管理是确保血液安全的必要环节,其内容涵盖从献血宣传、招募、血液采集、血液检测到向临床供血的全过程管理体系的建立和持续改进。

一、管理依据

卫生行政部门为加强采供血管理,确保血液质量出台了一系列管理文件。采供血管理必须依照《中华人民共和国献血法》《血液制品管理条例》《血站管理办法》《采供血机构设置规划指导原则》《血站质量管理规范》和《血站实验室质量管理规范》等相关标准化规范要求。还有一些正在拟定和立项中,为进一步规范我国供血机构的规划及管理提供了法律、制度及技术上的保证。

二、采供血机构

(一)采供血机构的分类

采供血机构分为血站和单采血浆站。

1. 血站 是指不以营利为目的,采集、提供临床用血的公益性卫生机构。血站分为一般血站和特殊血站。一般血站包括血液中心、中心血站和中心血库。特殊血站主要为脐带血造血干细胞库。

2. 单采血浆站 是指采集供应血液制品生产用原料血浆的单位,为企业性质,其所采集的血浆不能直接供应临床。

(二)设置原则

1. 血站的设置 一般血站由省、自治区、直辖市人民政府卫生行政部门按照科学发展、服务可及、安全有效的原则批准设置。每个省级行政区域只设一个血液中心,一般设在直辖市或省会城市。中心血站应当设置在设区的市级人民政府所在城市。在血液中心或中心血站难以覆盖的县(市),可以根据实际需要设置一所中心血库,中心血库可以设置在当地县级综合医院内。同一行政区域内不得重复设置血液中心、中心血站。

我国脐带血造血干细胞库的设置规划由国家卫生健康委员会负责制定,不能在设置地以外的省、自治区、直辖市设置分支机构或采血点。

2. 单采血浆站的设置 单采血浆站由血液制品生产单位申请设置,省、自治区、直辖市人民政府卫生行政部门根据地区血源资源,按照我国《单采血浆站基本标准》《单采血浆站管理办法》《单采血浆站质量管理规范》的要求对其严格审批。单采血浆站设置在县(旗)及县级市,不得与一般血站设置在同一县级行政区域内。有地方病或者经血传播传染病流行和高发的地区不得规划设置单采血浆站。前一年度和本年度自愿无偿献血未能满足临床用血的设区的市辖区范围内不得新建单采血浆站。

(三)血站的职责

血站必须按照我国颁布的《血站质量管理规范》和《血站实验室质量管理规范》的要求开展献血宣传和献血者招募、献血服务及血液采集、检测、制备、储存和供应等工作。各类型血站具体职责如下:

1. 血液中心 血液中心应当具有较高的综合质量评价的技术能力。其主要职责是:按照省级人民政府卫生行政部门的要求,在规定范围内开展无偿献血者招募、血液的采集与制备、临床用血供应以及医疗用血的业务指导等工作;承担所在省、自治区、直辖市血站的质量控制与评价;承担所在省、自治区、直辖市血站的业务培训与技术指导;承担所在省、自治区、直辖市血液的集中化检测任务;开展血液相关的科研工作;承担卫生行政部门交办的任务。

2. 中心血站 按照省级人民政府卫生行政部门的要求,在规定范围内开展无偿献血者招募、血液的采集与制备、临床用血供应以及医疗用血的业务指导等工作;承担供血区域范围内血液储存的质量控制;对所在行政区域内的中心血库进行质量控制;承担卫生行政部门交办的任务。

3. 中心血库 按照省级人民政府卫生行政部门的要求,在规定范围内开展无偿献血者招募、血液的采集与制备、临床用血供应以及医疗用血的业务指导等工作。

(四)血站主要业务科室与职能

1. 血源组织与管理科 血源组织与管理科是负责采供血链条的源头,献血宣传、献血者招募、组织动员、管理及服务的部门。一般具有以下职能:无偿献血宣传工作的计划、实施及评估;无偿献血的宣传、动员和组织实施;管理和调配血源。

2. 血液采集科 血液采集科是负责血液采集的科室，也是关乎血液质量的重要环节之一，因此除了采集血液，还得建立相关文件来保障血液采集及服务的质量。其主要职能有：负责全血采集过程及献血服务过程质量文件的建立、实施、监控和持续改进；负责全血采集过程及管理，确保血液采集质量和献血安全。

3. 检验科 检验科的核心职责就是按照采供血相关规定的要求对血液进行检验，它是采供血链条上紧跟血液采集之后会到达的一个科室，是关乎血液安全的另一重要环节。检验科一般具有以下职能：负责开展献血者血型及输血传染病血液检测工作；负责艾滋病传染病疫情报告工作；负责本部门质量管理体系的建立、实施、监控和持续改进；负责本实验室医疗废物分类收集、处理和转移工作。

4. 成分血制备科 成分血制备科是将采集的全血用物理方法和／或化学方法分离和／或制备纯度高、临床疗效好的单一血液成分，如红细胞、血小板等。其职能包括：负责成分血液制备过程及管理，确保成分血液质量和作业安全；负责成分血液制备过程质量文件的建立、实施、监控和持续改进。

5. 机采血小板科 机采血小板就是使用血细胞分离机在全封闭的条件下自动将符合要求的献血者血液中的血小板分离并悬浮于一定量血浆内的单采成分血。机采血小板科严格来说应该是血液采集部门，但其采集出来的是成分血，所以也有成分制备的属性，因此既包含机采献血者的招募、管理工作，也包含机采成分血的制备等工作，日常还需要负责血细胞分离机、热合机、无菌接合机等仪器设备的检查维护。

6. 供血科 供血科负责血液贮存、发放和运输过程及管理；负责血液库存的调控和预警，根据"先进先出"的原则，科学合理发放血液；负责血液质量投诉的受理；负责血液的隔离、放行；负责疑似缺陷血液和缺陷血液的回收。

7. 质量管理科 为了加强和规范血站质量管理，确保血液安全，质量管理科负责血站质量文件的建立、实施、监控和持续改进；负责采供血全过程的质量监督；负责原辅材料和血液质量控制过程的管理，负责检测试剂的质量控制，负责采供血环境和操作人员工艺卫生的监控，确保血液质量符合规定的要求，负责监督血液的放行。

8. 其他科室 血站除了上述科室外，还有信息科、后勤设备科、人事科、财务科、业务管理科、办公室等部门，各部门相互协调，确保血站的正常运行。

三、采供血机构设施环境管理

（一）管理基本要求

具备整洁的采供血作业场所。采供血作业、生活、管理、后勤和辅助区域的总体布局应合理，不得互相干扰。采供血作业场所的布局应满足业务需求，流程要合理有序，防止人员和血液受到污染，至少应单独设置作业区并满足相应的功能要求。具有安全有效的应急供电设施，实验室应配备不间断应急电源，以保证血液检测业务正常进行。消防、污水处理、医疗废物处理等设施符合国家的有关规定。对于危险品如易燃、易爆、剧毒和有腐蚀性的物质，应按规定存放和使用。

（二）采供血分区要求

1. 献血者征询体检区 能对献血者进行保密性征询和体检，以正确判定献血者资格。

2. 采血区和献血后休息区 能避免污染和差错，并保证献血者得到适当休息。

3. 采血车布局 要满足卫生学要求，配备必要的照明、空调等设备，方便献血者，保证采血工作流程的顺利进行。

4. 成分血制备区 尽量采用密闭的方式制备成分血。如果采用开放的制备方式，应严格防止污染。

5. 血液存放区 应分别设置待检测血液隔离存放区、合格血液存放区和报废血液隔离存放区。

6. 实验室建筑与设施 应符合《实验室生物安全通用要求》（GB 19489—2004）和《微生物和生物医学实验室生物安全通用准则》（WS 233—2002）的规定。

7. 检测作业区 应根据检测流程和检测项目分设检测作业区，至少包括样本接收、处理和贮存区，试剂贮存区，不同类型检测项目作业区。

8. 员工生活区 应配备适宜的生活设施，包括卫生间、休息室、更衣室等场所和设施。员工休息区与作业区应相对独立。

四、采供血机构设备物料管理

（一）管理基本要求

设备的配置应能满足血站业务工作的需要；采供血所用的物料符合国家相关标准，不得对献血者健康和血液质量产生不良影响。

（二）设备管理

建立和实施设备的确认、维护和校准等管理制度，以保证设备符合预期使用要求。计量器具应符合检定要求，有明显的定期检定合格标识。大型和关键设备及其档案应有专人管理，有使用、维护和校准记录。有故障或者停用的设备应有明显的标识，以防止误用。制定采供血过程中的关键设备发生故障时的应急预案，应急措施应不影响血站的正常工作和血液质量。

（三）物料管理

应制定管理制度，对采供血物料的购入、贮存、发放、使用等进行规范管理。关键物料的生产商和供应商应具有国家法律、法规所规定的相应资质，每年应对其进行一次评审，从经过批准的供应商购进物料。对关键物料的质量进行控制，保证只有合格的物料才能投入使用。对合格、待检、不合格物料应严格管理，分区存放，有明显和易于识别的分类标识。对温度、湿度或其他条件有特殊要求的物料，应按规定条件贮存。

五、采供血机构人员管理

（一）人员组织结构要求

人员组织结构必须与其业务相适应，设置满足献血宣传和献血者招募、献血服务、成分制备、血液贮存和供应、质量管理等功能需求的机构。配备数量适宜且接受过良好培训，具有专业知识、采供血工作经验及相应能力的管理和技术等人员。明确各部门、各类岗位的职责与权限，以及报告和指令传递的途径。权限必须与职责相适应。

（二）人员组成要求

具有国家认定资格的卫生技术人员应占职工总数的 75% 以上，具有高、中、初级卫生技术职称的人员比例要与血站的功能和任务相适应。技术人员均应具有相关专业初级以上技术职称，并应经过专业技术培训，能够胜任所分配的工作任务和职责。实验室人员的配备和岗位设置应满足从血液标本的接收到实验室报告的发出整个血液检测过程及其支持保障等需求。传染病患者和经血传播病原体携带者，不得从事采血、血液成分制备、供血等业务工作。血液中心、中心血站法定代表人或主要负责人应具有高等学校本科以上学历，中心血库负责人应具有高等学校专科以上学历，均须接受过血站质量管理培训，并经过考核合格。设置专人分别主管采供血业务和质量。业务主管与质量主管应具有医学或者相关专业本科以上学历，经过质量管理培训，具备采供血业务管理和质量管理的专业知识和实践经验，经法定代表人授权，分别承担采供血业务管理和质量管理的职责。

六、献血服务管理

（一）管理基本要求

实施、监控和改进献血服务质量体系，确保为献血者提供安全优质的献血服务，从低危人群中采集血液，确保血液的质量。

（二）献血服务程序管理

1. 献血前服务

（1）献血者招募：以自愿为原则的低危人群作为征募对象，确保献血者教育、动员和招募工作的实效性，鼓励自愿定期无偿献血。

（2）献血者征询：由接受过培训的医护人员依据《献血者健康检查要求》，对献血者进行健康征询和评估，保证不影响献血者健康以及血液的安全性和有效性。检查者应做出献血者是否能够献血的判断，提高对高危潜在献血者的甄别和屏蔽能力。让献血者了解有关献血的健康条件和血液安全等献血知识以及确定其是否适合献血，营造血液安全的公共意识，促使那些不宜献血者主动退出或延期献血并给予鼓励，应努力消除其疑虑，向其解释原因。同时要保证献血者征询谈话内容和资料的保密。

2. 过程服务

（1）采集血液：要确保整个献血过程是使人感到安全、高效和愉快的过程。所有为献血者提供服务的工作人员必须经过良好的专业培训，能提供专业性的接待服务，包括着装、举止、言谈、态度、保密性和血液采集操作等各个方面。以不同服务方式对待首次献血者和再次献血者。

（2）献血不良反应护理：工作人员应该定期接受献血不良反应相关的培训，以能正确识别和及时处理献血不良反应。

3. 献血后服务

（1）献血后回告和保密性弃血：有时献血者明知自己的血液不安全，然而有可能迫于外部压力等因素，还是不愿主动退出或延期献血，献血后再通过电话、短信、邮箱、网站等途径，与采供血机构取得联系，把自己有可能影响血液质量的行为、身体状况等告知采供血机构，称为献血后回告。采供血机构根据献血者回告情况判断其所献血液是否存在安全隐患，如有安全隐患，则把血液报废处理，献血者回告的内容要有严格的保密制度，这称之为保密性弃血。

（2）献血后反馈：实验室监测有可能进一步检测出一些阳性血液标本。献血者被查出不宜再献血，应尽可能以符合礼仪习惯的方式、态度通知本人。将血液检测合格的信息告知合格献血者，并邀请再次献血也至关重要。采供血机构须严格对献血者的隐私进行保密。

（3）献血者保留：建立一支数量充足、安全的固定无偿献血者队伍是献血者招募和保留工作的终极目标，是血液安全和血液充足供应的基本保障。献血服务工作的水平直接影响到献血者是否愿意再次来献血。采供血机构的每个工作人员都有责任为献血者提供优质的服务，让献血者感到愉快。应通过多种途径主动收集和认真研究献血者对献血服务工作的意见和建议，并积极改进。同时，采供血机构应向社会公开献血者反馈、抱怨与投诉的方式和途径，积极受理献血者反馈、抱怨与投诉，定期进行分析总结，采取切实可行的改进措施。同时要制定献血者满意度调查的办法，持续监控献血服务质量。另外，采供血机构也应充分调动工作人员的积极性。

七、成分血制备管理

（一）管理基本要求

1. 设备与环境　设备数量及功能应能满足制备工作的要求，用于成分血制备的关键设备应按规定进行定期的维护和校准，确保其运行的稳定性和可靠性；成分血制备的环境应卫生整洁，定期消毒，尽可能以密闭系统制备成分血。制备成分血使用开放系统时，制备室环境应达到 10 000 级、操作台局部应达到 100 级（或在超净台中进行），以避免微生物的污染。如果只能在开放系统进行制备的，则应严格控制，避免微生物的污染。

2. 冷链　制备的成分血需要冷藏时，应尽可能缩短室温下的制备时间，制备过程应实施冷链控制。

3. 制备方法　成分血制备的方法和程序必须经过确认，以确保血液的安全有效，成分血制备的品种必须符合《全血及成分血质量要求》（GB 18469—2012）。

4. 质量控制　必须执行血液常规抽检程序，定期对抽检结果进行统计分析和偏差调查，并采取纠正和预防措施，确保持续改进。

（二）过程管理

1. 物料质量及其生产和供应方的资质　应符合相关法规的要求。

2. 成分血制备的起始血液要求　用于制备成分血的起始血液应符合《全血及成分血质量要求》的要求。接收起始血液时，应核对数量，检查外观、血袋标签等内容，确认符合质量要求后方可用于成分血制备。

3. 离心机使用 根据制备成分血的要求和离心机操作手册,确定离心转速、加速和减速、离心时间和温度等参数,编制离心程序。制备血小板、粒细胞的离心温度为(22±2)℃,制备其他成分血的离心温度为(4±2)℃。离心程序应经过确认,应能分离出符合质量要求的成分血。

4. 离心后处理 离心结束后,从离心机中取出离心杯,从离心杯中取出血袋,避免振动,进行目视检查,观察离心效果、血袋及其导管有无渗漏,离心杯中有无血迹,如有破损应查找渗漏点。血袋破漏的,应做消毒和报废处理。若未发现异常,则将离心血袋中不同分层的血液成分转移至密闭系统的转移联袋中,以最大限度收集目的成分(红细胞、血小板、血浆等),对不需要的其他成分以残留量最少的方式进行分离和转移。

5. 冷冻 速冻是保存凝血因子Ⅷ的关键加工步骤,冷冻速率和血浆中心温度是两个关键参数。应当将新鲜冰冻血浆和冷沉淀凝血因子快速冻结,最好在60分钟内将血浆中心温度降至−30℃以下。

6. 多联袋使用 使用联袋制备时,应注意献血条码和标签等标识的保护,防止其脱落或粘连。在原袋和转移袋分离之前,应当检查每个血袋上献血条码的一致性。宜采用计算机系统进行核对,以避免人为差错。需要连接新的血袋(过滤、分装等)时,应当保证每一血袋献血条码一致。宜采用按需打印方式产生标签,粘贴完毕,经计算机系统核对无误后,才给予断离。

7. 目视检查 制备全过程要注重每袋血每一个环节的目视检查,检查是否有渗漏、损坏、献血条码等标识脱落以及疑似细菌污染或其他异常情况。

8. 质量记录 制备过程要形成质量记录,记录信息包括人员、设备、耗材信息、方法步骤、环境条件、操作人员签名等,以实现其相关信息的可追溯性。

八、血液检验管理

(一)管理基本要求

血液检测岗位是血站的关键岗位。具备医学检验技术人员资格者方可从事血液检测的技术工作,并且必须经过专业技术培训和岗位考核,经血站法定代表人核准后方可上岗。上岗后还需定期对其评估,以保证能够胜任血液检测工作。建立、实施、监控和持续改进实验室质量体系,质量体系应覆盖血液检测和相关服务的全过程,保证与血液检测相关的所有活动符合国家法律、法规、标准和规范的要求。

(二)标本的管理

应对标本采集前的准备、标本的标识、标本采集、登记和保存过程实施有效控制。建立标本运送记录,确保标本质量、标本运送安全和质量;建立和实施标本接收和处理程序,应包括标本的质量要求、标本的接收时间和质量检查,标本标识和标本信息的核对,标本的登记,标本的处理,以及拒收标本的理由和回告方式;建立标本的处理、保存记录,检测后标本的保存时间应符合国家有关规定,即全血或成分血的保存期为使用后两年;建立和实施标本的销毁程序、记录制度,规定可销毁的标本和销毁方式、审批程序和相应责任人。

(三)仪器与设备的管理

使用的仪器、设备应符合国家相关标准。仪器、设备的生产商和供应商应具有国家法律、法规所规定的相应资质。新的或者经过大修的仪器、设备,在使用前要进行评估、确认,必要时应进行计量检定或校准。关键仪器、设备均应以唯一性标签标记,明确维护和校准周期,档案应有专人管理,有使用、维护和校准记录。有故障或者停用的仪器、设备应有明显的标示,以防止误用。应遵从使用说明书的要求进行仪器设备的使用、维护和校准。

(四)试剂的管理

试剂与材料的生产商和供应商应具有国家法律、法规所规定的相应资质。选用的试剂与材料应符合国家相关标准,有充分的外部供给和质量保证服务。定期对试剂生产商和供应商资质及试剂质量进行评估。应对每批新进试剂进行检查验收。对试剂的库存进行管理,包括试剂的储存条件和库存量的监控。试剂应在有效期内使用。

（五）血液检测技术和方法

血液检测项目和方法必须符合国家的有关规定。血液检测方法和检测程序必须经过确认后投入使用，确保其符合预期的要求。严格遵从既定的检测程序。对检测过程进行监控，确保检测条件、人员、操作、设备运行、结果判读以及检测数据传输等符合既定要求。

（六）血液检测的质量控制

实施与检测项目相适应的室内质量控制程序，以保证检验结果达到预期的质量标准，应包括：质控品的技术要求；质控品常规使用前的确认；实施质控的频次；质控品检测数据的适当分析方法；质控规则的选定；试验有效性判断的标准；失控的判定标准、调查分析、处理和记录。参加实验室室间质量考评，定期进行实验室内部质量审核，以促进实验室检测质量的监控与持续改进。

（七）检测结果分析与记录

检测结果的分析和检测结论的判定应由经过培训和评估可以胜任并得到授权的专业技术人员进行。应根据既定的检验结论判定标准，对每一份检测标本做出检测结论的判定。检测报告应完整、明晰。检测报告至少应包括检测实验室名称、标本信息、标本送检日期、检测项目、检测日期、检测方法、检测结果、检测结论、检测者、复核者和检测报告者的签名和日期。

（八）检测报告的签发

建立和实施检测报告签发的管理程序，对检测报告的责任人及其职责、检测结果分析、检测结论判定标准和检测报告的时间、方式和内容等做出明确规定。签发报告前，应对签发的每批标本的检验过程、质控情况以及关键控制点进行检查，以确定该批检测的正确性和有效性；应对检测报告进行最后审核和签发，以保证检测报告正确和完整。签发者应签署姓名和日期。建立和实施检测报告收回、更改和重新签发的管理程序，明确规定应收回、更改和重新签发的检测报告和责任人，以及补救程序和事故处理程序。

（九）实验室安全与卫生管理

血站实验室应符合《实验室生物安全通用要求》《微生物和生物医学实验室生物安全通用准则》和《病原微生物实验室生物安全管理条例》中的规定。建立和实施实验室职业暴露的预防与处理以及职业暴露的登记、监控和报告制度。

（十）实验室信息系统的管理

实验室应建立和使用血液检测计算机信息管理系统（LIS），对从标本接收到检测报告发出整个血液检测过程实行计算机管理程序，功能应包括：①标本接收；②试验项目选择；③试验数据记录与汇总；④试验数据的计算；⑤试验结果的判定；⑥血液筛查结论的判定；⑦血液筛查结论传输至血液管理信息系统并为其所利用。必须采取措施保证数据安全，严控非授权人员进（侵）入 LIS，非法查询、录入和更改数据或检测程序。应建立和实施 LIS 发生意外事件的应急预案和恢复程序，确保血液检测正常进行。血液检测结果由 LIS 自动传输到 BMIS 中，以满足血液信息的关联及可追溯性的要求。

九、血液隔离与放行管理

（一）血液隔离的管理

1. 设施设备应卫生、整洁，并定期清洁。

2. 按照不同血液品种的储存温度要求保存隔离状态的血液，如全血、红细胞悬液 2～6℃储存，血小板 20～24℃储存等。并对血液隔离的储存设备进行温度监控。

3. 进出血液隔离区域的血液应做好交接和记录，记录至少包括血型、品名、数量、时间、交接人及签名等。

4. 应采用计算机管理信息系统控制血液的隔离。

（二）血液放行的管理

1. 应采用计算机管理信息系统控制血液的放行。需要人工放行时，应建立与实施复核制度。

2. 经过培训考核的被授权人员才能承担放行工作，质量管理人员对血液的放行进行监控，并留有监控记录。

3．对血液的放行实行记录。保证所有的血液成分得到识别和清点核实；所有不合格的血液经过清点核实，并已被安全转移和处置。所有合格血液均符合国家标准。放行人应签署姓名、放行日期和时间。

4．制定程序，确保对合格血液正确贴签。

5．需要复制唯一的合格血液标签，应由被授权者确认原先印制的合格血液标签已被销毁。

十、血液的储存、发放和运输管理

（一）血液的储存

1．血液储存环境与设施 空间应满足整洁、卫生和隔离的要求，具有防火、防盗和防鼠等安全措施；应有双路供电或应急发电设备；应有足够的照明光源。根据储存要求将不同品种和不同血型的血液分开存放，并有明显标识。血液保存设备应运行可靠，温度均衡，有温度记录装置和温度超限声、光报警装置。

2．血液储存温度的监控 定期对血液储存设备进行计量检定或定期校准。对血液保存状态进行监控，包括持续的温度及其他保存条件的监测和记录，确保血液始终在正确的条件下保存。如使用人工监控，则至少每4小时监测记录温度1次；如使用自动温度监控管理系统，至少每日人工记录温度2次，2次记录间隔8小时以上。血液储存设备的温度监控记录至少保存到血液发出后1年，以保证可追溯性。

（二）血液发放和运输

1．血液的发放 血液发放一般应遵循"先进先出"的原则，但对于临床有特殊输血需求的患者，可以发放储存时间短的血液。在血液发放前应检查血液的有效期和外观，主要包括血袋标签、血液颜色、溶血、凝块、絮状物、气泡、血袋渗漏、血袋破损及其他异常，外观异常的血液不得发放。应建立和保存血液发放记录。

2．血液的运输 在整个血液运输过程中，要确保血液在完整的冷链中运输，使血液从采集直至发放到医院的整个过程中始终处于所要求的温度范围内。应对血液在整个运输过程中的储存温度进行监控。应建立和保存血液运输记录。全血及红细胞成分血应维持在2~10℃，血小板在20~24℃，冰冻血浆、冷沉淀凝血因子维持在冰冻状态。血液运输箱在控温下，维持适宜温度的时间应至少比最长运输时间长2小时。定期对运输设备的性能和运行状态进行检查，检查内容主要有温度和细菌检测。必须采用经过计量检定的温度监控设备对血液运输过程进行温度监控。血液运输箱的标示内容要清晰，至少包括：血站名称、最大承重量、放置方向、防摔、防晒、防雨、最多叠放层数、血液种类、运输目的地、血液保存的温度等。血液运输过程记录应有可追溯性，内容应包括：血液的品名、数量、规格，血液的发出地和运输目的地，血液发放日期、时间，负责发放人员的签名，血液接收日期、时间，负责接收人员的签名，运输的设备、温度监控记录等。

十一、管理文件和记录

（一）管理基本要求

建立和保存质量体系文件。质量体系文件覆盖所开展的采供血业务的全过程，质量体系文件应包括质量手册、程序文件、操作规程和记录。

（二）文件管理

建立和实施形成文件及文件管理的程序，对文件的编写、审批、发布、发放、使用、更改、回收、保存归档和销毁等进行严格管理，并保持有关控制记录。所使用的文件应为经过批准的现行版本。文件应定期进行评审，列明文件修订状态清单，文件发放清单。作废文件的正本应加标记归档，并安全保存，副本全部销毁，作废的文件不得在工作现场出现。在文件正式实施前，应对相关的员工进行适当的培训，评价胜任程度及保存有关记录。保证员工能够在岗位范围容易获得与其岗位相关的文件并正确使用文件。建立和实施记录管理程序，记录并保存采供血过程所产生的结果和数据，使其具有可追溯性，以证实质量体系有效运行并满足特定的质量标准。记录保存期限应符合国家相关规定，献血、检测和供血的原始记录应至少保存 10 年。记录应安全保管和保存,防止篡改、丢失、老化、损坏、非授权接触、非法复制等。应对记录进行分类管理。应执行国家相应的法规,建立和实施电子签名和数据电文管理程序,确保数据电子文档和电子签名在生成、维护、保存、传输和使用过程中的可靠性、完整性、有效性以及机密性。

(梁华钦 龚道元)

本 章 小 结

目前,临床上一般采用成分输血,常用的成分血主要有悬浮红细胞、浓缩血小板、单采血小板、新鲜冰冻血浆、冰冻血浆和冷沉淀凝血因子等,制备过程主要有以采集全血为原料的离心分离和采用血细胞分离机自动分离的单采成分血。本章主要阐述常用成分血的制备方法、质控标准、注意事项及临床应用;血液隔离与放行,成分血储存、发放和运送及采供血管理等。为了保证成分血的安全和质量,一定严格加强献血者选择、血液采集与实验室检查、成分血制备或单采成分血、成分血保存和发放及运输每个过程的管理。通过本章的学习,掌握不同成分血的制备流程、保存和运输条件,熟悉各成分血制备、保存和发放及运输的注意事项,了解各成分血的临床应用及管理要点。

第八章

临床输血与输血管理

通过本章学习,你应能回答下列问题:

1. 临床输血有哪些科学理念?
2. 目前,临床上常用的红细胞成分有哪些?各自输注的适应证有哪些?
3. 血小板输注适应证和禁忌证有哪些?
4. 冷沉淀凝血因子输注适应证有哪些?
5. 新鲜冰冻血浆和冰冻血浆输注适应证有哪些?
6. 什么是大量输血?大量输血有哪些并发症?大量输血输注原则是什么?

第一节 概 述

血液是不可再生的宝贵资源,世界卫生组织为临床输血安全提出了三大策略:挑选健康的献血者、严格进行筛选检测,合理用血和成分输血。

合理用血是指只为确实有输血适应证的患者输血,避免一切不必要的输血,从而减少患者发生输血不良反应和输血传播疾病的风险。临床输血工作者一定要树立合理用血的观念,确保输血安全、有效,同时节省血液资源。科学、合理用血的理念包括:

1. 输血有风险

(1)输血可能传播多种病原体:尽管血液经过严格的程序筛查和检测,但依然有发生输血传播疾病的可能,可经输血传播的病原体主要有细菌、病毒、梅毒螺旋体、寄生虫等,如输入这些病原体,则有可能引起相关疾病。

(2)输血可能发生输血不良反应:常见的输血不良反应主要有发热性非溶血性输血反应、溶血性输血反应、过敏反应、输血相关性急性肺损伤、大量输血并发症等。目前红细胞上共发现 36 个血型系统,300 多个抗原,即使输注 ABO 和 Rh 同型的红细胞,但其他血型系统不一定相同,可能作为免疫原输入而在受血者体内产生同种免疫性抗体,导致输血不良反应的发生。

2. 提倡成分输血 成分输血(blood component therapy)是采用手工法或者血细胞分离机法,利用离心、过滤、单采、辐照和病毒灭活等技术,将全血中各种血液成分制备成体积小、浓度高、纯度高、疗效高、副作用小的统一规格的血液成分,临床根据病情需要选择不同的血液成分输注,以达到治疗的目的。成分输血的优点包括:

(1)成分血容量小,浓度和纯度较高,治疗效果好:成分血容量小而浓度和纯度相对较高,有利于提高临床疗效。例如:400ml 全血加保存液 50ml,总容量为 450ml,但制备成 2 个单位浓缩血小板的容量只有 25~30ml,只相对于全血容量的 1/15,却含有全血中的 60% 以上的血小板。应用血细胞分离机从单个献血者中可采集到 1 个治疗量、储存期为 5 天的机采血小板,容量为 250~300ml。如果通过输注全血来提高患者血小板计数,则有发生输血相关循环超负荷的危险。

(2)成分血可降低输血不良反应的发生率:全血成分复杂,发生不良反应的机会多。如果使用单一的血液成分,就可避免不需要的血液成分所引起的反应,减少了输血不良反应的发生率。如全血中含有的红细胞、白细胞、血小板和血浆蛋白等，含有多种复杂的血型抗原，这些抗原进入体内可刺激机体产生相应抗体，再次输血时，易发生输血不良反应；全血中的血浆可扩充血容量，故血容量正常的贫血患者输血量过大或输血速度过快时，可发生输血相关性循环超负荷；另外，全血中细胞碎片多，保存损害产物多，血浆内乳酸、钠、钾、氨等成分含量高，故输入越多，患者代谢负担越重；保存期太长的全血中微聚物多，输血量大可导致肺微血管栓塞。

（3）成分血可减少输血传播疾病发生的风险：由于病毒在各种血液成分中分布不均匀，因而各种成分传播病毒的风险程度不一。白细胞风险最大，血浆次之，红细胞和血小板相对较安全。如贫血患者输注红细胞而非全血，避免了输入大量不必要的白细胞和血浆，降低了感染病毒的危险。临床医师应根据患者的具体情况制订输血治疗方案：补充红细胞，提高携氧能力；补充血小板和凝血因子，纠正出血等。

（4）成分血便于保存：不同的血液成分有不同的最适保存条件。分离制备的各种血液成分按各自适宜的条件可保存较长的时间。如机采血小板在特制的塑料血袋中，(22 ± 2)℃轻振荡条件下可保存5天，新鲜冰冻血浆在-18℃以下可保存1年，冰冻血浆在-18℃以下可保存4年。

（5）综合利用：每份全血可以制备成多种血液成分，用于不同的患者，充分利用血液，节约血液资源。

3. 全血不"全" 血液保存液主要是针对红细胞的特点而设计的，在(4 ± 2)℃下只对红细胞有保存作用，而对白细胞、血小板以及不稳定的凝血因子毫无保存作用。血小板需在(22 ± 2)℃振荡保存条件下保存，4℃静置不利于血小板保存；白细胞中对临床有治疗价值的主要是中性粒细胞，在4℃保存最长不超过8小时；凝血因子Ⅴ和Ⅷ不稳定，需在-18℃以下冰冻保存。全血中除红细胞外，其他成分不足1个治疗量，因而疗效差。

4. 输注保存血比新鲜血更安全 因某些病原体在保存血中不能存活：梅毒螺旋体在(4 ± 2)℃保存的血液中3～6天失去活力，疟原虫则保存2周可部分灭活。此外，保存血留有充分的时间对血液进行仔细检测，从避免疾病传播的角度来看，保存血更为安全。根据输血目的不同，新鲜血的含义也不一样：ACD保存3天内的血以及CPD或CPDA保存7天内的血视为新鲜血。补充粒细胞，8小时内的全血视为新鲜血；补充血小板，12小时内的全血视为新鲜血；补充凝血因子，至少当天的全血视为新鲜血。

5. 减少白细胞的输入 白细胞是血源性传播疾病的主要媒介物，一些与输血相关的病毒可以通过白细胞输入而传染，如巨细胞病毒、人类免疫缺陷病毒、人类T淋巴细胞病毒等。保存全血中白细胞尽管已经部分死亡，但残余的细胞膜仍有免疫原性，可致敏受血者。临床上输注含白细胞的全血或血液成分，常可引起多种输血不良反应，包括非溶血性发热反应、血小板输注无效和输血相关移植物抗宿主病等。临床研究表明，非溶血性发热反应发生率的高低直接与输入白细胞含量多少有关。目前普遍认为，白细胞含量小于每袋5×10^6时，即能有效防止非溶血性输血反应的发生。

6. 严格掌握输血指征，实施限制性输血策略 实施限制性输血策略应同时结合患者的临床症状和实验室检查。临床研究发现输血是增加患者死亡率、延长住院的危险因素，而且输血的这些潜在风险是随剂量递增的。患者血液管理是21世纪国际上推广的输血医学新理念，根据循证输血医学证据，恰当地应用限制性输血策略是患者血液管理的重要组成部分，有助于使患者病情获得最佳预后。须充分了解患者的病情，包括患者生理、病理、生化的状态，权衡利弊、综合分析以决定是否输血，可输可不输的坚决不输，能少输就不要多输，能用药物纠正的贫血就不用输血治疗。每一次输血务必做到正确的患者、正确的时间、正确的血液成分、正确的剂量。

总之，在临床输血前一定要明确输血适应证，可输可不输的，坚决不输；开展成分输血；尽量输少白细胞的成分血；贫血患者可用促红细胞生成素、铁剂等纠正贫血；提倡自体输血，加强患者血液管理；对需要的患者输注辐照的红细胞或血小板等，减少经输血传播疾病的危险，提高临床输血的科学性、安全性和合理性。

（董伟群 王勇军）

第二节 全 血 输 注

全血制品是从人体中直接采集一定量的血液，混合一定比例保存液，不做任何加工的一种血液制品。全血的主要功能是增强携氧能力，增加血容量。采集后随着保存期的延长，全血中血小板及不稳定凝血因子逐渐失去生物学活性。全血输血就是直接将全血制品输注给患者进行替代治疗，在以往的临床输血治疗中曾发挥了巨大作用。目前，全血主要作为分离、制备血液成分的原料，成分输血已基本取代了传统的全血输注。

一、适应证与禁忌证

1. 适应证 全血中主要含有红细胞、稳定的凝血因子和血浆蛋白等有效的血液成分，主要是用于同时需要补充红细胞、血容量的患者。全血输注主要用于：①产后大出血、大手术或严重创伤等严重急性失血患者，当失血量超过自身血容量30%，并伴有明显的休克症状时，在补充晶体液和胶体液的基础上，可输注全血；②体外循环和全血置换；③储存式或稀释式自体输血。

2. 禁忌证 ①心功能不全或心力衰竭的贫血患者；②婴幼儿、老年人及血容量正常的慢性贫血患者；③血浆蛋白过敏、IgA缺乏、严重肝肾功能不全等患者；④由于以往输血或妊娠已产生白细胞或血小板抗体的患者；⑤造血干细胞移植及其他器官移植的患者；⑥适用于各种成分输血的情况均应视为全血输注的相对禁忌证。

二、剂量和用法

1. 剂量 输注全血的剂量，取决于失血量、失血速度、组织缺氧情况等。全血的主要作用是补充红细胞同时扩充血容量。通常，60kg体重的成人每输入400ml全血可提高血红蛋白(Hb)10g/L；儿童按6ml/kg体重输注，大约可提高Hb 10g/L。新生儿溶血病需要换血时，应根据病情首选合适的血液成分制品，若采用全血进行换血治疗时应注意严格掌握出入平衡。

2. 用法 ABO/RhD同型输注，且交叉配血相合。准备输血前应严格执行输血前查对制度，选用标准输血器，特殊患者应过滤白细胞，进行血液辐照处理，以减少输血反应。输全血的速度应根据患者的具体病情及耐受情况进行调整。通常，开始时输血速度应较慢，一般为5ml/min，数分钟后可适当调快，1单位全血多控制在30～40分钟输完较适宜。严重急性失血患者输血速度可加快，心功能不全、婴幼儿和老年人等患者输血速度应减慢。

三、疗效判断

疗效判断主要观察输注全血后改善贫血和血容量的临床表现，及时测定外周血常规，对比输血前、后的血红蛋白浓度和红细胞计数的变化。患者输注一定量的全血后，如果血红蛋白浓度升高程度与预计值相差较大，或者不升高甚至下降，又没有明显的活动性出血，应考虑可能出现溶血反应，密切观察病情变化，及时进行相关实验室检查，如测定血和尿中的游离血红蛋白浓度、游离胆红素等，重新进行配血试验和不规则抗体筛查等。

四、注意事项

1. 全血不"全" 全血中不能有效保存各种血液成分，用于全血的保养液和保存温度主要是针对红细胞的体外保存特点而设计的，因此，全血中保存效果相对较好的血液成分是红细胞，而对白细胞、血小板以及不稳定的凝血因子没有保存作用。因此输注全血不可能起到补充血小板和白细胞的作用。

2. 输注全血不良反应多 全血中的血浆可扩充血容量，血容量正常的贫血患者输血量过多、过快可引起急性肺水肿。全血中的红细胞、白细胞、血小板、血浆蛋白等各种血液成分含有复杂的血型抗原，这些抗原进入体内可刺激机体产生相应抗体，再次输入全血时可能发生各种输血不良反应。输注全血时,各种输血不良反应和输血并发症均有可能发生,常见的有溶血反应、发热反应、过敏反应、循环负荷过重、心力衰竭、同种免疫和输血传播性疾病等。正确的输血方式为根据病情合理选择成分输血。

3. 减少白细胞的输入 白细胞是血源性病毒传播的主要媒介物,一些与输血相关病毒可通过白细胞传染,如巨细胞病毒、人类T淋巴细胞病毒、人类免疫缺陷病毒等。保存全血中的白细胞大部分已溶解破裂,但细胞破碎的残留物仍具有免疫抗原性,可致敏受血者,引起输血不良反应。很多临床资料证明非溶血性输血反应发生率的高低直接与输入的白细胞含量有关。

(董伟群 曹 越)

第三节 红细胞输注

红细胞输注(red blood cell transfusion)是根据患者具体病情,选择从全血中分离制备的不同类型红细胞进行输血治疗,其主要目的是补充红细胞,纠正贫血,改善组织供氧,是成分输血的主要组成部分。随着成分输血的普及,在输血事业发达的国家和地区,红细胞输注率在95%以上。

一、红细胞输注

(一)悬浮红细胞输注

悬浮红细胞是目前临床应用最广泛的一种成分血,采用专门针对红细胞保存而设计的添加液,使红细胞在体外保存的效果更好。由于添加了红细胞保养液,其血细胞比容更低,静脉输注时相对较通畅,一般不需要在输注前另外加生理盐水进行稀释。

悬浮红细胞输注的适应证:悬浮红细胞在临床的适用范围广,适用于大多数需要补充红细胞、提高血液携氧能力的患者。临床上常用于:①严重外伤出血、创伤性内脏破裂出血、术中及术后大出血、消化道大出血、支气管扩张严重咯血、宫外孕破裂腹腔内出血、产后大出血的患者;②血容量正常的慢性贫血患者;③儿童慢性贫血患者;④心、肾、肝功能不全患者。

(二)浓缩红细胞

浓缩红细胞是将采集的全血在全封闭的条件下离心、分离大部分血浆后剩余部分所制成的红细胞成分血,具有与全血相同的携氧能力,而血容量减少大约一半,其中的抗凝剂、乳酸、钾、氨含量比全血少。但浓缩红细胞的血浆残留量约30%,黏滞度大,输注不顺畅,已逐渐被含添加剂的红细胞悬液所替代。临床上可用于各种急性失血的输血,高钾血症,心、肾、肝功能不全患者。

(三)洗涤红细胞

洗涤红细胞是采用特定的方法将保存期内的全血、悬浮红细胞用大量等渗溶液洗涤,去除几乎所有血浆成分和部分非红细胞成分,并将红细胞悬浮在氯化钠注射液或红细胞添加液中所制成的红细胞成分血。临床上适用于血浆蛋白过敏、自身免疫性溶血性贫血、阵发性睡眠性血红蛋白尿、高钾血症及肝肾功能障碍患者等。

(四)去白细胞红细胞

去白细胞红细胞是采用白细胞滤器在血液采集后立即过滤去除白细胞制备的红细胞制品,其白细胞清除率和红细胞回收率均较高,红细胞回收率可达90%,可起到预防HLA同种免疫、亲白细胞病毒(如CMV、HLTV)感染、非溶血性发热反应等输血不良反应的作用,是目前最理想的红细胞制品,在发达国家已逐步替代悬浮红细胞制品。

适应证:①红细胞生成障碍引起的贫血,骨髓造血异常患者将来可能长期需要依赖输血,如再生障碍性贫血、白血病、恶性肿瘤骨髓浸润、骨髓铅中毒或药物中毒等;②准备器官移植的患者;③反复输血引起非溶血性发热反应的患者。

(五)冰冻红细胞

冰冻红细胞又称为冰冻解冻去甘油红细胞,是采用高浓度甘油作为红细胞冷冻保护剂,在−80℃下保存,需要使用时再进行解冻、洗涤去甘油处理的特殊红细胞制品。

适应证：由于冰冻红细胞的制备成本昂贵、工艺复杂且处理过程长，目前主要用于稀有血型红细胞的长期保存，供临床稀有血型患者应急使用。

（六）年轻红细胞

年轻红细胞是将全血中新生的红细胞（包括网织红细胞）分离出来而制备的特殊红细胞成分。

适应证：主要用于长期输血需要预防含铁血红蛋白沉着症、血色病等输血并发症的患者。

（七）辐照红细胞

确切地说，辐照红细胞不是单独某类型的红细胞成分血，而是对各种红细胞成分血进行特殊的辐照处理，杀灭有免疫活性的淋巴细胞，主要用于预防 TA-GVHD。

适应证：辐照红细胞主要适用于严重联合免疫缺陷、器官移植（特别是造血干细胞移植）、化疗或放疗引起免疫抑制、新生儿换血、宫内输血和选择近亲供者血液输血的患者。

二、剂量和用法

1. 剂量　根据病情决定用量，一般患者如无出血或溶血，1 单位红细胞制剂可提高血红蛋白（Hb）5g/L。通常提高血红蛋白浓度到 80～100g/L 即可。患者所需输注红细胞的剂量应根据临床具体病情决定。一般情况下，根据患者输血前血红蛋白的浓度和期望输血后要达到的血红蛋白浓度，可按下列公式粗略计算所需输注的红细胞剂量。

$$所需红细胞计量(U) = \frac{期望达到\,Hb\,值(g/L) - 输血前\,Hb(g/L)}{5} \times 体重(kg) \times 0.08 \qquad 式\,8\text{-}1$$

2. 用法　红细胞制品的温度要求、输注前准备、输注速度和病情观察与全血基本相同。一般根据病情决定输注速度，不宜太快。成年人输注 1 个单位的红细胞制品不应小于 1 小时，或按 1～3ml/(kg·h)速度输注。心、肝、肾功能不全，年老体弱、新生儿及儿童患者，输注速度宜更慢，或按不超过 1ml/(kg·h)速度输注，以免发生循环超负荷，而急性大量失血患者应加快输血速度。有时出现血细胞比容较高致输注不流畅，可以通过 Y 管加入少量生理盐水进行稀释处理。

三、疗效判断

输注红细胞制品升高患者血红蛋白浓度的判断，主要对比观察输血前、后的实验室检测数据。理论上，1 个单位的红细胞制品，可以升高 5g/L 血红蛋白。事实上，每个患者的病情不同，达到的实际效果不同。所以，及时准确地测定患者输血后的红细胞计数、血红蛋白浓度等指标才能真实反映输注的效果。

四、注意事项

输注浓缩红细胞制品和悬浮红细胞制品可能产生的不良反应与全血基本相似，其主要区别是：由于减少了不必要的血浆输入，从而减少了循环负荷过重、心力衰竭等不良反应的发生。输注去白细胞的红细胞、洗涤红细胞、辐照红细胞和年轻红细胞等制品，由于分别增加了去除白细胞、去除血浆、灭活淋巴细胞或延长红细胞在体内存活时间等特性，从而相应避免或减少了发生同种免疫、非溶血性发热反应、血浆蛋白过敏、不相合的血型抗体引起的红细胞溶血、TA-GVHD 等输血不良反应或输血并发症的风险。

（傅琼瑶　钟国权）

第四节　血小板输注

血小板输注（platelet transfusion）主要是用于血小板计数减少和 / 或功能低下引起出血的治疗性输注或具有潜在出血倾向的预防性输注。血小板成分包括浓缩血小板和单采血小板。手工制备的浓缩血小板混入的白细胞和红细胞较多；单采血小板产量高、纯度高、白细胞和红细胞污染率低，输注后可快速提高血小板计数，显著降低血小板输注无效的发生概率。

一、适应证与禁忌证

（一）适应证

1. 治疗性血小板输注（therapeutic platelet transfusion） 因血小板数量减少或功能异常引起出血的患者，需要输注血小板止血。主要适用于：①严重出血；②多发性创伤、脑或眼损伤、自发性颅内出血；③ WHO 出血分级 >2 级但不严重；④ DIC、感染或破坏血小板的药物等因素导致的血小板消耗增多：严重感染特别是革兰氏阴性菌感染者，血小板计数低下是常见并发症，可能由于血小板寿命缩短或骨髓造血受抑制，或两者兼而有之；对于 DIC 首先应针对病因治疗，若是血小板计数降低引起出血，应输注血小板；⑤免疫性血小板减少性紫癜（ITP）患者体内存在针对血小板的自身抗体，在体外可与多数人的血小板发生反应，患者输注血小板后血小板寿命显著缩短，因此，ITP 患者输注血小板应严格掌握指征，在有出血症状时予以输注；⑥血小板功能异常所致严重出血，如巨大血小板症患者，血小板计数并不低，但功能异常，多需要进行治疗性血小板输注。

2. 预防性血小板输注（prophylactic platelet transfusion） 预防性血小板输注在血小板输注中占主导地位。血小板数量严重减少有可能发生出血的患者，需要输注血小板预防出血。预防性血小板输注可显著降低血小板计数低下的患者出血的概率和程度，可以对部分患者起到预防严重并发症，特别是减少颅内出血和内脏大出血的危险性，降低死亡率，具有显著临床价值。

许多血小板生成障碍的患者，如白血病、再生障碍性贫血、肿瘤放疗或化疗后、骨髓移植期间等，都可能存在一定程度的血小板减少，但并没有明显的出血表现，通过血小板输注，可提高患者的血小板数量，预防出血。但需注意，预防性血小板输注仅限于出血风险性大的患者，不可滥用。

以下情况需要进行预防性血小板输注：①血小板计数 $<10 \times 10^9/L$，病情稳定的非出血患者，预防自发性出血；②血小板计数 $<20 \times 10^9/L$，中心静脉导管置入的患者及病情不稳定（如伴有发热或感染等）的非出血患者；③血小板计数 $\leqslant 50 \times 10^9/L$，需要进行创伤性检查或手术的患者；④血小板计数 $\leqslant 80 \times 10^9/L$，需椎管内麻醉的患者；⑤考虑手术部位和手术大小，如当进行脑部或眼部手术时，血小板应 $>100 \times 10^9/L$，否则应预防性输注血小板；⑥如血小板计数减低并伴有血小板破坏或消耗增加的因素如感染、发热、败血症、抗凝剂治疗、凝血功能紊乱（如 DIC）、肝衰竭等，发生出血危险性大，也要进行预防性血小板输注。

（二）禁忌证

1. 肝素诱导性血小板减少症（heparin-induced thrombocytopenia，HIT） HIT 是药物诱导的免疫性血小板减少症，常引起严重血栓，由于可导致急性动脉栓塞，故不能输注血小板。

2. 血栓性血小板减少性紫癜（thrombotic thrombocytopenic purpura，TTP） 血小板计数很低并伴有严重的出血表现，可能是由于血栓形成造成大量血小板消耗所致，输注血小板后可促进微血栓形成，加重微血管栓塞和出血，TTP 的治疗可以通过血浆置换，在病情得到控制后，有明确的指征时才可以输注血小板。

3. 脾功能亢进 脾功能亢进引起的血小板减少，不主张预防性输注。输注的血小板可能大量滞留在脾内或很快被破坏，可能达不到提高患者血小板计数预防出血的目的，还增加了发生同种免疫及其他输血不良反应的风险。

4. 溶血尿毒综合征 本病主要是由于各种原因造成内皮细胞损伤，激活血小板黏附及凝聚，导致局部血管内凝血，为血小板输注的禁忌证，但在严重出血有确切指征需要输注血小板时，应在积极治疗原发病基础上，适当增加输注剂量。

二、剂量和用法

1. 剂量 血小板输注的剂量和频率取决于个体情况，视病情而定。成人（体重 70kg）预防性输注血小板时，推荐使用 1 个治疗量，若不出现血小板输注无效，这将使体内血小板水平增加约（20～30）$\times 10^9/L$。当血小板用于治疗活动性出血，血小板的输注剂量取决于患者的出血情况及止血效果；年龄较小的儿童（体重 <20kg），输注 5～10ml/kg 直至 1 个治疗量的浓缩血小板，年龄较大的儿童，输注 1 个治疗量的

血小板。若患者存在脾大、感染、DIC等导致血小板减少的非免疫因素,输注剂量要适当加大。

2. 用法 血小板输注要求:①ABO同型或相容性输注;②有血小板同种抗体的患者,需要输注缺少相应抗原的血小板,或开展血小板交叉配型选择相容性血小板;③血小板输注应使用标准输血器输注;④严禁向血小板中添加任何溶液和药物;⑤输注前要轻摇血袋、混匀,以患者可以耐受的最快速度输入;⑥因故未能及时输注的血小板不能放冰箱,可在室温下短暂放置,最好置于血小板振荡箱保存。

三、疗效判断

1. 治疗性血小板输注的疗效判断 最重要的指标是临床止血效果,血小板计数升高程度只能作为参考指标之一。如患者输注血小板后出血的速度减慢或停止、出血点减少或消失等明显的病情改善,说明血小板输注有效。

2. 预防性血小板输注的疗效判断 指标是患者无明显的出血表现,输注后血小板计数有升高,测定输注后1小时和24小时后的血小板计数都十分重要。

3. 血小板输注无效(platelet transfusion refractoriness,PTR) 是指患者接受充足治疗剂量的血小板输注后处于血小板治疗不应性状态,即患者循环血液中血小板计数未见有效提高、临床出血表现未见明显改善。

4. 常用评价血小板输注疗效的实验室指标 校正血小板计数增加值(CCI)和血小板回收率(PPR)是通过检测患者输注血小板1小时或24小时后的血小板计数进行计算的,以评价血小板输注后的实际效果。通常认为,输注24小时后的CCI<4500或PPR<20%,应考虑血小板输注无效。CCI和PPR的计算公式见第五章第三节。

四、注意事项

1. 手工制备的浓缩血小板输注 因混入的红细胞数量多,输注前必须进行交叉配血,以避免产生溶血反应。

2. 单采血小板输注 输注前并不要求进行交叉配血,原则上应选择ABO同型的血小板输注。但是,在因血小板减少出血严重需要紧急抢救的情况下,又缺乏同型血小板制品时,可以考虑ABO不同血型相容性输注。因混入的红细胞微量,因此在选择ABO不同血型血小板相容性输注时,主要考虑用于悬浮血小板的血浆中血型抗体与患者红细胞的相容性,但也存在患者血浆中不相容的血型抗体破坏供者血小板的可能。

3. RhD阴性患者单采血小板输注 对RhD阴性的育龄妇女应尽可能选择输注RhD阴性的血小板,因血小板悬液中可含有不等量的红细胞,若RhD阴性的育龄妇女输注了RhD阳性供者的血小板悬液,可能会使患者产生RhD抗原同种免疫,急需输注血小板而又无法得到RhD阴性血小板时,可在输注RhD阳性的单采血小板后,注射抗RhD免疫球蛋白制品,以防止免疫作用。对于曾经已被RhD抗原免疫或已经产生抗-D抗体的患者,可以直接输注RhD阳性的单采血小板。

4. 血小板输注不良反应 除常见的输血不良反应外,与血小板相关的不良反应还有血小板输注无效、输血后紫癜等。血小板输注无效常见的原因是HLA同种免疫。在输注血小板时,也应尽可能选择单个供者的去白细胞血小板或采用滤器去除单采血小板中的白细胞。对已发生输注无效的患者,应进行血小板交叉配型,选择相配合的单个供者血小板。

五、其他血小板制剂

1. 辐照血小板 辐照血小板对减少输血反应,特别用于预防输血相关移植物抗宿主病(TA-GVHD)有着重要意义。血小板的辐照方法与红细胞的方法一致。因辐照对血小板功能的影响较小,保存期内血小板均可进行辐照,但辐照后宜尽快使用。

2. 洗涤血小板 将单采血小板通过洗涤去除血浆蛋白等成分,防止血浆蛋白引起的过敏反应,适用于对血浆蛋白过敏者。洗涤血小板作为一种新的血液成分,最大程度上避免了输注血小板后的不良反应。同时有研究认为血小板储存期间释放的生长因子可能影响肿瘤患者的治疗,因此,洗涤去除血浆中的生长因子对肿瘤患者的治疗很必要。

3. 去白细胞单采血小板 使用血细胞分离机在全封闭的条件下,自动(按设定的血小板采集程序)将符合要求的献血者血液中的血小板分离并去除白细胞(如采集耗材带有白细胞吸附滤器)后悬浮于一定量血浆内的单采成分血。

4. 冰冻血小板 该制剂主要用于自体血小板的冻存,属自体输血范畴。

(董伟群 刘 文)

第五节 单采粒细胞输注

粒细胞输注(granulocyte transfusion)指通过向患者体内输注一定数量的粒细胞,提高炎症部位粒细胞数量,达到治疗因中性粒细胞缺乏而并发严重感染的一种治疗手段。

随着各种高效抗感染药物、基因重组因子的出现,以及临床对输注粒细胞引起的严重输血不良反应认识加深,加之现有技术难以采集足够量的粒细胞,粒细胞输注在临床应用日益减少。但是在临床中,对于部分粒细胞缺乏且并发严重感染的患者,在联合抗感染治疗无效的情况下,仍需采用粒细胞输注,以达到控制感染的目的。目前,临床上主要使用单采粒细胞(apheresis granulocytes)制品。

一、适应证与禁忌证

1. 适应证 粒细胞输注应严格掌握其适应证,临床上一般满足以下几个条件,经充分权衡利弊,可进行粒细胞输注:①粒细胞严重减少,中性粒细胞计数 $<0.5×10^9/L$;②经联合抗感染治疗 48 小时后无效;③有明确的严重细菌感染;④先天性粒细胞功能障碍患者(如慢性肉芽肿病等)。另外,如果患者符合粒细胞输注的适应证,但估计骨髓造血功能短期内能恢复正常时,应避免盲目冒险地进行粒细胞输注。

2. 禁忌证 ①对抗生素敏感的细菌感染者,或者感染已被有效控制的患者;②骨髓移植后粒细胞的重建。

二、剂量与用法

1. 剂量 采用血细胞分离机单采制备的 1 袋浓缩粒细胞,要求中性粒细胞含量大于 $1.0×10^{10}$,推荐成人和年龄较大的儿童每次输注剂量为 $(4.0～8.0)×10^{10}$ 个粒细胞,婴幼儿每次输注 $(1.0～2.0)×10^9$ 个 /kg 体重。粒细胞输注频率应参考患者病情,一般每天 1 次,严重感染时可每天 2 次,输注 4～6 天,直到感染被控制为止。

2. 用法 ①应尽快输注,室温保存不超过 24 小时,以免降低其功能;②由于粒细胞制品中含有红细胞和血浆,应选择同型输注,必须做交叉配血试验,如患者发生同种免疫反应或输注无效时,可输注白细胞抗原相合的献血者单采粒细胞;③为防止 TA-GVHD 发生,必要时需进行辐照处理。

三、注意事项

1. 严格掌握粒细胞输注指征,避免滥用。

2. 由于分离技术的限制,手工法从全血中分离所得到的浓缩粒细胞含量不高,因此不主张使用此类白细胞制品。

3. 输注粒细胞须使用带有标准滤网的输血器,以避免凝集物输入体内。

四、疗效判断

1. 输注粒细胞后,不能以患者粒细胞计数是否升高进行疗效判断。输注的中性粒细胞进入体内很快到达感染部位,或在肺部聚集并参与肺部的炎性活动,再进入肝、脾及其他组织,迅速发挥抗感染作用。通常情况下,患者的外周血常规检测中性粒细胞计数没有明显变化。但检测患者输注粒细胞后唾液中的中性粒细胞情况可确定输入的中性粒细胞在患者体内的移行能力。

2. 输注粒细胞的疗效判断　主要是观察感染是否得到控制。应严密观察患者病情变化,通过观察到的各种症状改善、临床表现及有关实验室指标变化等情况进行综合判断。

(卢卫国　李云慧)

第六节　血　浆　输　注

血浆输注主要用于补充凝血因子。目前,常用的血浆制品主要有新鲜冰冻血浆(FFP)、冰冻血浆(FP)、病毒灭活新鲜冰冻血浆、病毒灭活冰冻血浆、去冷沉淀冰冻血浆。

一、新鲜冰冻血浆输注

(一)适应证与禁忌证

1. 适应证　适用于凝血因子缺乏引起的出血或有出血倾向,输注宜参考凝血功能检测结果及临床出血情况。一般情况下,凝血酶原时间(PT)或活化部分凝血活酶时间(APTT)大于参考区间上限1.5～2.0倍,伴有出血,或者国际标准化比值(INR)大于1.5～2.0(肝病INR大于1.3),伴有出血,应输注。血栓弹力图(TEG)显示R值延长,伴有出血,可输注。华法林治疗患者发生颅内出血时建议输注。

(1)单个凝血因子缺乏的补充:如果没有相应的凝血因子浓缩剂,可使用FFP补充因子Ⅷ缺乏(甲型血友病)和FP补充凝血因子Ⅸ缺乏(乙型血友病)。值得注意的是,FFP所含的凝血因子非常有限,因此只适用于轻度出血的血友病患者,重度患者因需使用剂量较大而有循环超负荷的危险。

(2)肝病患者获得性凝血功能障碍:急性肝衰竭患者发生出血需要补充所有的凝血因子,这是应用FFP的最好适应证。慢性肝病患者伴有活动性出血时可输注FFP,而无活动性出血,即使有凝血因子异常也无应用FFP的指征。

(3)大量输血引起的凝血功能障碍:大量输血后引起的稀释性血小板减少是导致出血的主要原因,当输血量达到受血者自体血容量的2倍时,其凝血因子降至出血前的30%以下。如PT和APTT超过正常对照的1.5倍,特别是肝功能障碍的患者,应输注一定量的FFP,以补充丧失的血浆蛋白中的多种凝血因子,特别是一些不稳定的凝血因子。

(4)口服抗凝剂过量引起的出血:香豆素类药物可引起肝脏合成维生素K依赖性凝血因子减少,其纠正措施宜采用口服或静脉注射维生素K,在没有明显出血的情况下不宜输注FFP。

(5)抗凝血酶(antithrombin, AT)缺乏:AT是体内重要的抗凝蛋白,它控制着血液的凝固和纤维蛋白的溶解,血液中AT的水平根据各种疾病、症状而变化,血液中AT水平的降低可能会减弱肝素治疗效果。FFP含所有的凝血因子以及AT,可补充AT缺乏。

(6)血栓性血小板减少性紫癜(thrombotic thrombocytopenic purpura, TTP):TTP是一种少见的、病因不明、病情危重的疾病,至今尚无特异性治疗手段,输注FFP疗效肯定,缓解率可达75%。

(7)DIC:DIC可致凝血因子大量消耗并发继发性纤溶亢进,FFP是补充多种凝血因子的首选制品。但值得注意的是,FFP在补充凝血因子的同时,也提供了更多的血液凝固基质,有加重血管内凝血,促进DIC发展的可能,因此应在充分抗凝的基础上方可使用。消耗性低凝期是补充FFP的最佳时机,所以应该在动态观察DIC实验室指标和充分了解临床症状情况下,选择适当时机输注。

(8)血浆置换治疗:治疗性血浆置换可通过血细胞分离机,用FFP、FP、去冷沉淀血浆、白蛋白制剂、代血浆、晶体盐液等置换液,将患者循环血液中的血浆成分置换出来,以去除含有害物质的血浆。

2. 禁忌证

(1)对于曾经输血发生血浆蛋白过敏患者,应避免输注血浆,除非查明过敏原因后,才能有针对性地选择合适的血浆输注。例如,缺乏IgA已产生抗IgA抗体的患者,严禁输注含有IgA的血浆。

(2)对于肝硬化腹水、肾病综合征、营养不良及恶性肿瘤恶病质等患者,都可能出现低蛋白血症,如输注FFP或FP以补充白蛋白或补充营养,可能增加钠、水潴留和发生输血不良反应的风险。

（3）对于需要输注外源性免疫球蛋白患者，应选用免疫球蛋白制品。血浆输注可能增加免疫缺陷病患者被感染疾病的风险。

（4）对血容量正常的老年患者、重症婴幼儿患者、严重贫血或心肾功能不全患者，输注血浆后可能加重循环负荷引起心力衰竭，故应慎用血浆。

（二）剂量与用法

1. 剂量　目前国内的血浆计量单位为 ml，常用的规格为 200ml/ 袋、150ml/ 袋、100ml/ 袋和 50ml/ 袋，输注的剂量取决于患者的具体病情，一般情况下，凝血因子达到 25% 的正常水平基本能满足止血要求。因此，输注 FFP 补充凝血因子时，动态观察输注后的止血效果对决定是否需要增加用量十分重要。通常成人用量为 10～20ml/kg，婴幼儿 10～15ml/kg。用于治疗多种凝血因子缺乏性疾病时，参考实验室凝血功能检测结果。

2. 用法　FFP 和 FP 使用前应放置在 37℃恒温水浴中融化，不断摇动血袋，直至完全融化为止。FFP 融化后超过 24 小时只能作为 FP 使用，FP 融化后尽管保存在 4℃冰箱也必须在 5 天内使用。原则上，FFP 融化后应立即输注，以免不稳定凝血因子失活，输注速度以患者可耐受的最快速度输完，一般为 5～10ml/ 分钟。

（三）疗效判断

输注 FFP 的主要作用是补充凝血因子，用于轻度凝血因子缺乏伴出血患者，以达到止血的目的。但由于血浆中的各种凝血因子含量不确定，因此，疗效判断主要是依靠临床观察出血表现的改善情况，通过 PT 和 / 或 APTT 和 / 或 INR 和 / 或血栓弹力图（TEG）检测等，实时调整输注剂量。如止血效果不理想，在患者血容量尚能增加的许可范围内，可加大血浆输注量，否则应及时改用凝血因子浓缩制品。

（四）注意事项

1. 严格掌握输注指征、避免滥用血浆　FFP 不适用于单纯扩充血容量和升高蛋白浓度，也不适用可通过其他方式（如维生素 K、冷沉淀凝血因子、凝血因子浓缩制剂等）治疗的凝血障碍。

2. 血浆输注按交叉配血次侧相容性原则输注，献血者不规则抗体筛查阴性的血浆可直接进行 ABO 相容性输注。优先选择 ABO 同型血浆，在缺乏 ABO 同型血浆时，也可考虑进行 ABO 不同型相容性输注。

3. 输注 FFP 前肉眼检查为淡黄色半透明液体，如发现颜色异常或有凝块则不能输注。

4. FFP 不能在室温下放置自然融化，以免大量纤维蛋白原析出。

5. FFP 一经融化不可再冰冻保存，如因融化后未及时输注，可在 4℃暂时保存，但不能超过 24 小时。

二、冰冻血浆输注

冰冻血浆（FP）主要是从保存超过 6～8 小时的全血中分离出来的血浆，全血有效期内分离出来的血浆，保存期满 1 年的 FFP。冰冻血浆在 -20℃以下可保存 4 年，主要用于因子 V 和 Ⅷ 以外的凝血因子缺乏患者的替代治疗，如烧伤、血浆置换、白蛋白缺乏而无白蛋白制剂时、纤维蛋白原缺乏等。

三、病毒灭活血浆

病毒灭活血浆通过物理或化学手段使病毒蛋白的结构受到破坏，使血浆中可能存在的病毒失去感染、致病和繁殖能力。降低了经输血传播疾病的风险，但会损失部分凝血因子，尤其是不稳定凝血因子（Ⅴ 和 Ⅷ）。

四、去冷沉淀血浆

去冷沉淀血浆是 FFP 在控制温度条件下分离冷沉淀后所得到的血浆，与新鲜冰冻血浆相比，缺少 Ⅷ因子、ⅩⅢ因子、vWF、纤维蛋白原及纤维结合蛋白等；但白蛋白和其他凝血因子与新鲜冰冻血浆含量相当，主要适用于 TTP 患者的输注或血浆置换。

（李晓非　曹科）

第七节 冷沉淀输注

冷沉淀又称冷沉淀凝血因子，主要含有凝血因子Ⅷ、血管性血友病因子、纤维蛋白原、凝血因子ⅩⅢ（纤维蛋白稳定因子）和纤维结合蛋白。200ml的新鲜冰冻血浆所制备的冷沉淀中含有凝血因子Ⅷ：C不少于80IU，纤维蛋白原含量150～200mg以及凝血因子ⅩⅢ、vWF和纤维结合素，体积约为(20±5)ml。每袋冷沉淀凝血因子在-18℃以下冰箱保存，有效期从采血之日起为1年。由于冷沉淀凝血因子在制备过程中缺乏病毒灭活，导致输注后感染病毒的风险增加，发达国家已较少使用。由于制备工艺简单，成本低，国内上述5种蛋白制品并不能完全满足临床需求，目前冷沉淀凝血因子在临床应用还较普遍，使用时应严格掌握适应证。

一、适应证与禁忌证

（一）适应证

1. 血友病A（hemophilia A）**及凝血因子Ⅷ缺乏症** 冷沉淀凝血因子适用于儿童、轻型成人血友病A及其他原因引起的因子Ⅷ缺乏症患者。由于患者总血容量的限制，不能大量使用以免扩容明显，因此只能用于需要输注剂量较少的轻型患者或儿童患者。对于中、重度血友病A患者，由于每次需要补充的凝血因子Ⅷ的量较大，宜首选冻干的凝血因子Ⅷ浓缩剂或基因工程制品。

2. 血管性血友病（von Willebrand disease，vWD） 主要是缺乏因子vWF。在目前临床还难以获得vWF的浓缩制品时，可采用输注冷沉淀凝血因子补充外源性的vWF，能有效缓解出血症状。vWD临床分为三型，其中血小板型vWD患者输注冷沉淀凝血因子不能有效缓解症状，应选用血小板制品。

3. 纤维蛋白原降低 主要用于先天性纤维蛋白原缺乏症、低纤维蛋白原血症、异常纤维蛋白原血症或纤维蛋白原消耗增多（如胎盘早剥、死胎滞留和术后纤溶活性增强等）的患者等。

4. 先天性或获得性凝血因子ⅩⅢ缺乏症 由于冷沉淀凝血因子中含有丰富的凝血因子ⅩⅢ，常用作凝血因子ⅩⅢ浓缩制剂的替代物。

5. 获得性纤维结合蛋白缺乏症 纤维结合蛋白是重要的调理蛋白，在严重创伤、烧伤、严重感染、白血病、皮肤溃疡和肝衰竭时，血浆纤维结合蛋白水平可明显下降。冷沉淀凝血因子制品可用于上述获得性纤维结合蛋白缺乏症的患者。由于纤维结合蛋白可抑制创面炎症、抑制细菌生长、促进炎症吸收、减少渗出，可促进创面结痂，结痂薄且平整，也可在局部外用以促进创口、溃疡组织快速修复。

由于冷沉淀凝血因子中富含纤维结合蛋白、纤维蛋白原、凝血因子Ⅷ和ⅩⅢ，对于预防和减少外科手术中出血（如心脏手术、肝移植手术）、手术后出血、渗血也起到了重要作用。

（二）禁忌证

冷沉淀凝血因子的禁忌证是除去适应证以外的其他凝血因子缺乏症，且有特异性浓缩制剂可供使用时，冷沉淀凝血因子不宜作为首选治疗方案。

二、剂量和用法

1. 剂量 冷沉淀凝血因子的剂量标示单位为1U。冷沉淀凝血因子输注的常用剂量为1～1.5U/10kg（体重）。国内部分采供血机构以1U(200ml)全血分离的血浆（约100ml）所制备的冷沉淀凝血因子定义为1U，而部分采供血机构则以2U(400ml)全血分离的血浆（约200～250ml）所制备的冷沉淀凝血因子定义为1U。两者同样标示1U冷沉淀凝血因子，但各种凝血因子含量相差1倍，在临床应用时应引起重视。冷沉淀凝血因子存在剂量依赖特点，初次使用疗效较差，增大剂量重复使用效果较好。

2. 用法 冷沉淀凝血因子应在冰冻状态下运输。输注前在37℃水浴中不断轻轻摇动，10分钟内融化。冷沉淀融化后应尽早输注，以患者可以耐受的最快速度输注。由于冷沉淀凝血因子中的不稳定凝血因子Ⅷ融化后可能快速失去活性，需尽可能在4小时内输注完毕。原则上，冷沉淀凝血因子应选择ABO同型输注。紧急情况下需要不同型相容性输注时，可参考不同型血浆输注的相容性选择原则。

输注冷沉淀凝血因子时,应采用标准输血器静脉滴注。由于输注冷沉淀凝血因子时袋数较多,可事先将数袋冷沉淀凝血因子集中混合在一个血袋中静脉滴注,也可以采用"Y"型输液器由专人负责在床边进行换袋处理。

三、疗效判断

冷沉淀凝血因子主要用于凝血因子Ⅷ、vWF、纤维蛋白原、凝血因子ⅩⅢ和纤维结合蛋白缺乏或减少引起出血的患者,目的就是通过补充外源性凝血因子进行止血。其疗效主要依靠观察患者的出血表现是否得到改善,有关出凝血试验的检测指标对疗效判断也有重要参考价值。如止血效果不理想,在患者血容量尚能增加的许可范围内,可适当加大冷沉淀凝血因子的输注量,但最好改用凝血因子Ⅷ浓缩制品或基因工程产品。

四、注意事项

1. 冷沉淀凝血因子融化后应尽快输注,室温放置时间过长可使凝血因子Ⅷ失活。因故未能输注,不能再次冰冻。

2. 冷沉淀凝血因子融化温度不宜超过37℃,以免凝血因子Ⅷ失活。如果经37℃加温仍不完全融化,提示纤维蛋白原已转变为纤维蛋白则不能使用。

3. 冷沉淀凝血因子连续输注可加少量生理盐水(10~15ml)稀释,避免聚集堵塞针头。

4. 冷沉淀凝血因子中不含凝血因子Ⅴ,一般不单独用于弥散性血管内凝血的治疗。

5. 冷沉淀凝血因子输注用于患者补充相应的凝血因子时比血浆输注更具优势。冷沉淀凝血因子中含有更高浓度的凝血因子Ⅷ、vWF、纤维蛋白原、凝血因子ⅩⅢ和纤维结合蛋白,用于补充上述凝血因子时,输注给患者的血浆容量明显比使用FFP或FP少,因此,发生循环负荷过重和引起心力衰竭的风险相对更小。

6. 制备冷沉淀凝血因子的血浆,虽然已经过严格的HBsAg、抗-HCV、抗-HIV及梅毒血清学等病原检测,仍然存在漏检的可能,又没有进行病毒灭活处理,因此,随着输注次数的增加,发生输血传播性疾病的风险也不断增高。例如,血友病A型患者终生依赖外源性的凝血因子Ⅷ治疗,每次需要输注数个供者的冷沉淀,长期反复输注可能需要接受数以千计的供者血浆,发生输血传播性疾病的概率大大增加。因此,对凝血因子缺乏的患者,其治疗首选是相应的凝血因子的浓缩制品。这些凝血因子的浓缩制品由于在制品生产过程中增加了病毒灭活处理,其发生输血传播性疾病的风险则大大降低。

(张亚丽　吕伟标)

第八节　血浆蛋白制品输注

血浆蛋白制品有数十种,目前国内常用的有白蛋白、免疫球蛋白、纤维蛋白原浓缩剂、因子Ⅷ浓缩剂、凝血酶原复合物、因子Ⅸ浓缩剂、纤维蛋白胶和抗凝血酶Ⅲ浓缩剂等。

一、白蛋白制品输注

白蛋白制品是以血浆为原料,采用低温乙醇蛋白分离法进行提纯,并在60℃经10小时加温灭活病毒处理而制成的。在各种血浆蛋白制品中,白蛋白制品的临床应用最普及,白蛋白制品应于2~6℃保存,有效期为5年。

(一)适应证

1. 低蛋白血症　低蛋白血症患者,由于血浆胶体渗透压下降,可出现四肢水肿、胸腹腔积液等表现。通过输注白蛋白制品,补充外源性白蛋白,提高血浆白蛋白浓度和胶体渗透压,可以减轻水肿和减少胸腹腔积液。

2. 扩容补充血容量　白蛋白制品是常用的扩容剂之一。通过输注白蛋白制品,提高血浆白蛋白浓度，可以起到增加血容量的作用。常用于失血性休克、外伤、外科手术、大面积烧伤的患者。

3. 体外循环 用晶体液或白蛋白为泵的底液，可以减少术后肾衰竭的危险。

4. 血浆置换 血浆置换在去除含病理成分血浆的同时也去除了血浆中的白蛋白成分，常需使用一定量的白蛋白溶液作为置换液，特别是对血浆置换量大或伴有严重肝、肾疾病的患者。

5. 新生儿溶血病 白蛋白能结合游离胆红素，阻止游离胆红素通过血-脑屏障，预防胆红素脑病，适用于新生儿溶血病患者，但使用时应注意到白蛋白的扩容作用。

6. 脑水肿 脑水肿患者白蛋白输注是辅助治疗手段之一，通过补充外源性白蛋白，提高血液白蛋白浓度和胶体渗透压，可以减轻脑水肿。

（二）禁忌证

对输注白蛋白制品有过敏反应者、心脏病、血浆蛋白水平正常或偏高等患者应慎用。不能用于静脉补充营养，不能用于补充氨基酸。

（三）用法

输注白蛋白的主要作用是提高血浆胶体渗透压，对于需要提高白蛋白浓度的患者，不同厂家生产的白蛋白制品使用方法上有一定差异，使用前应仔细阅读说明书。白蛋白的输注应单独静脉滴注，或用适量生理盐水稀释后静脉滴注。输注的速度应根据病情需要进行调节，需要紧急快速扩容时输注速度应较快。一般情况下，患者血容量正常或轻度减少时，5% 的白蛋白输注速度为 2～4ml/min，25% 的白蛋白输注速度为 1ml/min，儿童及老年人患者酌情减慢。

二、免疫球蛋白制品输注

免疫球蛋白是机体接受抗原（细菌、病毒等）刺激后，由浆细胞产生的一类具有免疫保护作用的蛋白质。它能特异性地与刺激其产生的抗原结合形成抗原-抗体复合物，从而阻止抗原对人体的有害作用。目前免疫球蛋白制品的主要成分是 IgG，其含有 4 种 IgG 亚型成分。临床常用的免疫球蛋白制品有丙种球蛋白、静脉注射免疫球蛋白和特异性免疫球蛋白。

1. 丙种球蛋白 又称为肌内注射免疫球蛋白（IMIG），只能用于肌内注射，禁止用于静脉注射。主要适用于白喉、麻疹、脊髓灰质炎、甲型肝炎、乙型肝炎以及其他细菌或病毒感染的非特异性被动免疫。IMIG 注射后吸收缓慢，在组织酶的降解作用下活性逐步降低。根据预防或治疗需要，可一次肌内注射0.3～0.6g，必要时加倍。

2. 静脉注射免疫球蛋白 是采用胃酶消化、化学修饰、离子交换层析等进一步处理制备的适宜静脉输注的免疫球蛋白，多为冻干粉剂，可配制成 5% 或 10% 的溶液使用。主要用于原发性抗体免疫缺陷、联合免疫缺陷、获得性抗体缺陷病毒或细菌感染性疾病等。常用的剂量为 100mg/kg，每 3～4 周静脉注射 1 次，一般提高患者 IgG 水平达 2～4g/L 即可。

3. 特异性免疫球蛋白 是用相应抗原免疫后，从免疫供者血浆中提纯的含有高效价特异性抗体的免疫球蛋白，对某些疾病的治疗优于普通的免疫球蛋白。国内常用的有抗牛痘、抗风疹、抗狂犬病、抗乙型肝炎、抗破伤风、抗 RhD 免疫球蛋白等。对免疫球蛋白过敏者慎用。

三、纤维蛋白原制品输注

纤维蛋白原（fibrinogen，Fg）由肝细胞合成，正常人血浆中的纤维蛋白原含量约为 2～5g/L。当肝脏受到严重损伤或机体营养不良时，其合成减少。机体维持有效止血的纤维蛋白原水平应≥0.5g/L，但需要进行大手术或有大创伤时则应保持≥1.0g/L。

临床适应证：①先天性无纤维蛋白原血症、先天性低纤维蛋白原血症；②获得性纤维蛋白原缺乏症；③弥散性血管内凝血（DIC）；④原发性纤溶症等。

四、凝血因子Ⅷ浓缩剂输注

凝血因子Ⅷ（FⅧ）浓缩剂又称抗血友病球蛋白（antihemophilia globulin，AHG），是从 2 000～30 000

个供者的混合血浆中分离、提纯获得的冻干凝血因子浓缩剂，不同厂家、不同批号的 FⅧ 的活性有所差异。与冷沉淀凝血因子相比，FⅧ浓缩剂具有显而易见的优点：使用剂量可以较精确计算，储存和输注方便，过敏反应及其他输血不良反应较少。近年来，基因重组的 FⅧ(rFⅧ)制品也开始应用于临床。

FⅧ浓缩剂主要适用于 FⅧ缺乏症(血友病 A)的替代治疗、血管性血友病的预防和治疗、DIC 等。

五、凝血因子Ⅸ浓缩剂输注

凝血因子Ⅸ(FⅨ)是由肝脏合成的重要凝血因子之一。FⅨ缺乏常见于各种疾病，有出血表现或需要进行创伤性手术的血友病 B、肝功能不全 FⅨ合成障碍等患者。FⅨ浓缩剂主要用于补充外源性FⅨ，其适应证有血友病 B、肝功能不全、维生素 K 缺乏症、DIC 等。有血栓性疾病的患者禁用，对存在FⅨ抗体的患者要慎用。

六、凝血酶原复合物输注

凝血酶原复合物(prothrombin complex concentrate, PCC)是依赖维生素 K 的凝血因子Ⅱ、Ⅶ、Ⅸ、Ⅹ的混合制品，是混合人血浆制备的冻干制品。

临床适应证：①预防和治疗因凝血因子Ⅱ、Ⅶ、Ⅸ、Ⅹ缺乏导致的出血，例如血友病 B、严重肝病、DIC 等；②维生素 K 依赖性凝血因子缺乏；③逆转抗凝剂(如香豆素类)诱导的出血；④治疗敌鼠钠盐中毒。

七、纤维蛋白胶输注

纤维蛋白胶(fibrin sealant, FS)是从人血浆中分离制备的具有止血作用的止血黏合剂。纤维蛋白胶制品有两个分开包装的溶液，一个溶液主要含纤维蛋白原、因子ⅩⅢ和纤维结合蛋白；另一个溶液含人凝血酶和氯化钙。当两种溶液接触时，凝血酶使纤维蛋白原转变为纤维蛋白单体，进一步变成凝胶。凝血酶的浓度决定凝胶部分的形成速度。纤维蛋白胶的黏合强度直接与纤维蛋白原的浓度呈正比。纤维蛋白胶已在临床许多领域应用，如显微外科、神经外科、心脏外科、泌尿科、耳鼻喉科、眼科和妇科等，在心血管外科应用最多。

八、抗凝血酶浓缩剂输注

抗凝血酶(AT)浓缩剂是采用肝素琼脂凝胶亲和层析技术从血浆中分离纯化制备的血浆蛋白制品，适用于先天性和获得性 AT 缺乏的患者。先天性 AT 缺乏的患者，通常都有血栓形成倾向，可长期口服抗凝血酶Ⅲ浓缩剂进行预防。先天性 AT 缺乏、DIC、急性肝衰竭或肝硬化进行手术的患者，在禁忌使用肝素时可考虑输注 AT 浓缩剂。

九、活化的蛋白 C 制品输注

近几年来，基因工程制备的人活化蛋白 C 制品已经面世。其作用机制主要是灭活体内 Va 和Ⅷa、限制凝血酶的形成，改善与感染相关的凝血通路发挥抗血栓作用。临床主要用于：①死亡危险高的成人严重感染；②DIC；③血栓性疾病。

重组人活化蛋白 C 常见的副作用是出血，常见出血部位是胃肠道和腹腔内。

十、其他血浆蛋白制品输注

目前临床应用的血浆制品还有 α_2 巨球蛋白、α_1 抗胰蛋白、纤维结合蛋白等。

(罗小娟 李云慧)

第九节　特殊情况下输血

临床上特殊情况下的输血较常见，每一个需要输血的患者都有可能存在个体差异等特殊情况，所以确定输血方案应十分慎重，全面综合考虑，在充分权衡输血利弊的前提下，根据患者个体情况和输血目的，制定不同的输血计划，应严格掌握输血适应证，做到安全、合理、规范用血。本节重点介绍几种常见的特殊情况下输血。

一、大量输血

（一）大量输血的定义

大量输血（massive transfusion，MT）是指 12～24 小时内快速输入相当于患者自身全部血容量或更多的血液，常见于快速失血超过机体代偿机制所致的失血性/低血容量性休克、大创伤、大出血及大手术等。大量输血时除了输注红细胞外，患者往往还输入了其他类型的血液制品。体外循环和换血也属于大量输血。

大量输血主要包括以下情况：①24 小时内输血量达到患者自身总血容量及以上；②3 小时内输血量相当于患者自身总血容量的 1/2；③成人 24 小时内输入 20U 以上红细胞制品；④失血速度 >150ml/min；⑤失血 1.5ml/（kg•min）达 20 分钟以上。由于大量输血的定义并不十分明确，而个体情况差异大，很难用确定的指标进行量化。在持续性失血没有被急诊手术控制的时候，需进行大量输血。

（二）大量输血的方案

大量输血时要求合理搭配成分输血，并根据实际情况进行调整。其治疗的优先顺序为：①治疗失血原因，采取压迫、包扎、止血带、外科手术控制，止血剂使用，控制出血；②补足血容量，以维持组织灌注和供氧，使用适当的血液制品纠正凝血紊乱。根据临床出血、止血情况和有关实验室检查，确定需要输注成分血的时间和剂量。

1. 红细胞输注　在使用晶体液、胶体液充分补充血容量的基础上，或需同时紧急输注悬浮红细胞。患者失血量达到自身血容量的 30%～40% 时考虑输注红细胞，失血量 >40% 血容量时应立即输注，否则生命受到威胁。输注红细胞提高患者的携氧能力比输注全血效果更好，根据病情再选用其他血液成分。多数情况下要进行复温处理，以减少库存低温血液对患者的影响。

2. 血小板输注　大量出血使血小板同时丢失，再加上大量输血时致血小板稀释性减少，低温也会影响血小板的功能，所以当 PLT $<50\times10^9$/L 时必须输注血小板（中枢神经损伤建议维持 PLT $>100\times10^9$/L）。通常大量输血患者常需要输注一个治疗剂量以上的单采血小板，血小板一般要求以患者可以耐受的速度快速输注。

3. 新鲜冰冻血浆输注　输血量达到患者自身血容量的 2 倍时，其凝血因子降至出血前的 30% 以下。当 PT 和 APTT 超过正常参考值的 1.5 倍时，特别是肝功能障碍的患者，应输注足量的新鲜冰冻血浆，以补充减少的血浆蛋白和多种凝血因子，尤其是一些不稳定的凝血因子。

4. 冷沉淀凝血因子输注　输血量达到患者自身血容量的 1.5 倍，其纤维蛋白原降至 1.0g/L 以下时，可输注冷沉淀凝血因子。

5. 其他血液制品输注　①重组活化凝血因子Ⅶ（rFⅦa）：大量输血中，使用 rFⅦa 具有明显的止血作用，其作用机制为 rFⅦa 与组织因子（TF）结合，在血小板的磷脂表面激活 FIX 和 FX，在损伤出血的部位形成血栓，控制局部出血。②凝血酶原复合物（PCC）：对于肝功能障碍或维生素 K 缺乏的患者可使用 PCC 以减少出血。

6. 血细胞回收　术中有大量出血时，如符合血液回收条件，应选用自体血液回输机回输血液。

7. 紧急情况下 ABO 非同型血输注　在 ABO 同型血液成分供应缺乏的情况下，患者因大出血致失血性休克，病情危重且不立即输血会危及患者生命时，应本着抢救生命为第一原则，实施相容性血液成分输注。

在大量输血中，指导成分输血治疗应尽可能参考实验室结果，但不能延迟输血，参照国内外经验：①每输入 4U 红细胞后，输入 2U 新鲜冰冻血浆；②每输入 8U 红细胞，输入一个治疗量的单采血小板；③输入第 16U 红细胞时，应经验性输入 10U 冷沉淀；④当血中钙离子浓度 <1.0mmol/L 时应注意补充钙，优先选择氯化钙，因其有效钙离子浓度是葡萄糖酸钙的 3 倍。同时要特别加强对并发症的监视并及时处理。

（三）大量输血的并发症

1. 凝血功能障碍 大量输血可能引起出血倾向，其原因主要有稀释性血小板减少、凝血因子缺乏、DIC、原发性纤维蛋白溶解等。

2. 心功能障碍 输注抗凝血引起血液酸碱平衡紊乱，大量输入未加温冷藏血致低体温、循环负荷过重等。

3. 微聚物输入对微循环的影响 可能会导致肺血管微栓塞，引起肺功能不全，严重时出现急性呼吸衰竭、肺间质水肿等。

4. 携氧功能障碍 2,3- 二磷酸甘油酸含量降低，氧解离曲线左移。

5. 大量输血的死亡三联症 大量输血的死亡三联症包括酸中毒、低体温和凝血紊乱。它与大量出血、大量输血和输注的血液成分三者有关，通常在大量输血后仍无法控制出血时出现。

6. 其他 高钾血症、经血传播性疾病等。

知识拓展

大量输血方案推荐

1. 斯坦福大学医学中心的大量输血指南对不同人群联合输血方案给出了初步建议，见下表，对特殊人群大量输血时输注剂量还需根据临床情况而定。

斯坦福大学医学中心建议大量输血联用剂量方案

人群/体重*	联合输血方案
成人和体重 >50kg 青少年	6U 红细胞、4U FFP 和 1 个治疗量单采血小板
体重 ≤50kg 青少年	4U 红细胞、2U FFP 和 1 个治疗量单采血小板

*：体重的单位为 kg

2. 国内大量输血现状调研协作组制定的大量输血指导方案（推荐稿）中认为，大量输血时，输注红细胞悬液 4U 后，应加输 FFP，并且 FFP 与红细胞悬液比例为 1:1（或 1:2），推荐使用红细胞悬液 : FFP : 血小板悬液的比例为 1:1:1。目前认为大量输血联合制剂中增加 FFP 和血小板的剂量有利于提高患者生存率。

二、弥散性血管内凝血患者输血

弥散性血管内凝血（disseminated intravascular coagulation，DIC）是一种发生在许多疾病基础上，凝血及纤溶系统被激活，导致全身微血栓形成，凝血因子大量消耗并纤溶亢进，引起全身出血及微循环衰竭的临床综合征。DIC 以血液中过量蛋白酶生成，可溶性纤维蛋白形成和纤维蛋白溶解为特征。导致 DIC 的主要原因包括感染性疾病（败血病等）、恶性肿瘤、产科疾病（如子痫，胎盘早剥，子宫内死胎）和 ABO 血型不合的输血等。DIC 发病原因虽然不同，但其临床表现均相似，除原发病症状外，DIC 的临床表现以出血最为常见，可伴有多脏器功能障碍、休克、栓塞和贫血。

（一）DIC 治疗原则

DIC 的治疗原则包括：

1. 治疗基础疾病、消除诱因 对 DIC 治疗措施的正确选择有赖于对 DIC 原发病及其病理过程的正确认识，积极治疗原发病、消除诱发因素是终止 DIC 病理生理过程的最关键措施。如控制感染，治疗肿瘤，产科及外伤处理，纠正缺氧、缺血及酸中毒等。

2. 抗凝治疗　抗凝治疗是终止 DIC 病理过程、减轻器官损伤,重建凝血 - 抗凝平衡的重要措施。一般认为,DIC 的抗凝治疗应在处理基础疾病的前提下,与凝血因子补充同步进行。阻止血管内凝血,抑制微血栓形成,肝素是当前最主要的抗凝治疗药物,适用于 DIC 早期、中期,禁用于晚期及原有出血性疾病;肝素的主要副作用是引起出血,一旦过量会加重出血,需严密监测。肝素监测最常用 APTT,肝素治疗使其延长 60%～100% 为最佳剂量,过量可用鱼精蛋白中和。

3. 支持治疗　与 DIC 同时存在的缺氧、血容量不足、低血压、休克等可影响治疗的结果应当尽力加以纠正,提高疗效。

4. 替代治疗　DIC 患者存在广泛的血管内凝血,大量凝血因子和血小板被消耗,必须补充相应的血液成分,包括输注血小板、FFP、冷沉淀凝血因子、Fg 等。

（二）DIC 的成分输血治疗

通常将 DIC 的病理生理过程分为高凝期、消耗性低凝期和继发性纤溶亢进期三个时期。DIC 患者存在广泛的血管内凝血,大量凝血因子和血小板被消耗,必须及时补充相应的血液成分。一般认为,高凝期输血会加重 DIC 的病程,如有必要应在抗凝的基础上进行。高凝期之后的消耗性低凝血期,在病因治疗和抗凝治疗的基础上应及时补充被消耗的血小板和凝血因子等血液成分,使其恢复或接近于正常水平。

1. 红细胞输注　凡因 DIC 出血致显著贫血,机体出现较严重缺氧症状者,无论 DIC 病理过程是否得到控制,均可输注红细胞,以提高血液携氧能力,改善组织氧供。

2. 血小板输注　PLT $< 50 \times 10^9$/L 时,应在肝素充分抗凝的基础上输注血小板。如果病因尚未去除,输注的血小板剂量宜适当加大。一般成人需要输注一个治疗量的单采血小板,严重时每日或隔日 1 次。DIC 伴出血时,可以联合应用血小板和 FFP。

3. 新鲜冰冻血浆、冷沉淀凝血因子输注　FFP 含所有的凝血因子以及抗凝血酶（AT）,是补充多种凝血因子的首选制品。建议每次 10～15ml/kg。冷沉淀凝血因子中含有凝血因子 FⅧ、FⅩⅢ、vWF 和纤维蛋白原,也是 DIC 时补充凝血因子的常用制品。但该两种血液制品在补充凝血因子的同时也提供了更多的血液凝固基质,有加重血管内凝血、促进 DIC 发展的可能,因此应在充分抗凝的基础上使用。补充 FFP 或冷沉淀凝血因子的最佳时机是消耗性低凝期,输注治疗应在动态观察 DIC 实验室指标变化和充分了解临床症状变化并于控制原发病病因的基础上进行。

4. 其他血液制品输注　①抗凝血酶浓缩剂:AT-Ⅲ 可以中和过多的凝血酶,阻断或调节血管内凝血过程。当 AT-Ⅲ 水平 <50% 时应补充 AT-Ⅲ 浓缩剂,否则影响肝素的疗效。输注前后都应测定其在血浆中的活性,AT-Ⅲ 水平 >85% 时,DIC 的治疗效果才最佳。②纤维蛋白原浓缩剂:低纤维蛋白原血症的 DIC 患者可根据纤维蛋白原含量酌情补充,血浆纤维蛋白原 >0.8g/L 时可达止血水平。未配合肝素治疗的情况下,DIC 所致的急性低纤维蛋白原血症禁止输注纤维蛋白原。③凝血酶原复合物（PCC）:PCC 含有依赖维生素 K 的凝血因子,DIC 病理过程中,可应用 PCC 和肝素纠正 DIC 的凝血缺陷,但目前少用。

总之,DIC 是一种复杂的病理过程,临床表现多样,去除诱因、治疗原发病是关键措施,根据临床表现恰当给予输血治疗和应用肝素对其有非常明显的疗效,是目前广泛应用的治疗方法。

三、造血干细胞移植患者的输血

造血干细胞移植（hematopoietic stem cell transplantation,HSCT）指静脉输入从供者骨髓、外周血或脐带血中分离出的干细胞,以使骨髓或免疫系统受损的患者重建造血功能。

（一）造血干细胞移植患者的支持性输血

在造血干细胞移植前,需要对患者进行预处理。目前,大多数预处理是清髓性的,这就导致患者全血细胞减少,而移植进受者体内的造血干细胞植活也需要一段时间。在此期间,患者出现骨髓功能严重受抑制,面临贫血、感染、出血的危险,因此,必须及时输注相应的血液成分给予支持治疗。

1. 红细胞输注　绝大多数 HSCT 患者在移植后红细胞系统恢复前需要输注红细胞,红细胞系统恢复需要 6 周或更长时间。一般血容量正常的患者血细胞比容维持在 0.25～0.30，血红蛋白维持在 70～90g/L 即可，合并心脏疾病的患者可能需要较高的血红蛋白浓度。低于此水平应输注红细胞，最好输注经辐照的去白细胞悬浮红细胞，以预防输血相关移植物抗宿主病（TA-GVHD）的发生。

2. 血小板输注 多数情况下，患者血小板计数低于 $10×10^9$/L 需要预防性输注血小板。血小板中含有大量血浆，应尽量同型输注。供者 - 受者 ABO 血型不同时，血小板中血浆应与供、受者血型均相容。

3. 血浆、冷沉淀、其他凝血因子输注 HSCT 患者可能由于出血而需要输注血浆、冷沉淀等，输注指征与输注量和其他疾病患者相同，但供者 - 受者 ABO 血型不同时，需要注意血浆中的抗体应与供者、受者均相容，即输入血浆中不含有针对供者或受者红细胞的抗体。

（二）造血干细胞移植患者输血的注意事项

由于输注的血液成分中可能含有活性淋巴细胞，可能导致患者产生严重的 TA-GVHD，该病治疗效果极差，重在预防。因此，移植后患者所输入的血液细胞成分都需进行辐照，照射量为 25～30Gy，以灭活供者血液中的淋巴细胞，又不影响其他血细胞的功能和活力。

造血干细胞移植的患者，若输注了巨细胞病毒（CMV）阳性的血液制品可能导致巨细胞病毒感染。CMV 感染后，患者细菌感染和真菌感染的概率也将增加。因此，为避免造血干细胞移植患者因输血而感染 CMV，可采用两种方法：①输注 CMV 阴性的血液成分；②输注去除白细胞的血液成分。

（三）ABO 血型不合造血干细胞移植患者的输血

HLA 基因与 ABO 血型基因属于独立的遗传基因，*HLA* 相合者 ABO 血型不一定相合。由于造血干细胞不表达 ABH 抗原，故 ABO 血型不合并不影响造血干细胞植活，但却由此导致较为复杂的血液免疫学问题。

ABO 血型不合的造血干细胞移植包括 ABO 主侧不合、ABO 次侧不合和 ABO 主次侧均不合。ABO 主侧不合是指受者的血型抗体与供者的红细胞 ABO 血型不合，即受者血浆中含有针对供者红细胞抗原的抗体；ABO 次侧不合是指供者的血型抗体与受者的红细胞 ABO 血型不合，即供者血浆中含有针对受者红细胞抗原的抗体；ABO 主、次侧均不合是指受者血浆中存在针对供者红细胞的抗体，同时供者血浆中也存在与受者红细胞起反应的抗体。表 8-1 为供 - 受者 ABO 血型及配合情况。

表 8-1 供 - 受者 ABO 血型及配合情况

受者血型	供者血型			
	A	**B**	**AB**	**O**
A	相合	主次侧不合	主侧不合	次侧不合
B	主次侧不合	相合	主侧不合	次侧不合
AB	次侧不合	次侧不合	相合	次侧不合
O	主侧不合	主侧不合	主侧不合	相合

ABO 血型不合造血干细胞移植时，当干细胞植活后，受者血型将动态地转变为供者血型，造成移植后复杂的免疫学动态，干扰输血前检查的判定（如正、反定型不符，混合凝集外观）。此时，输血原则为应把握受者的 ABO 血型、血清学变化，根据血型相合与相容性输血原则选择血液成分，避免溶血反应。表 8-2 为供 - 受者 ABO 血型不同 HSCT 患者的输血血型选择。

表 8-2 ABO 血型不同 HSCT 患者的输血血型选择

不合类型	移植阶段	红细胞	血小板、血浆、冷沉淀凝血因子
主侧	预处理	与受者血型相合	与供者血型相合
	移植	与受者血型相合	与供者血型相合
	受者血浆中存在抗体	与受者血型相合	与供者血型相合
	受者血浆中已无抗体	与供者血型相合	与供者血型相合

不合类型	移植阶段	红细胞	血小板、血浆、冷沉淀凝血因子
次侧	预处理	与供者血型相合	与受者血型相合
	移植	与供者血型相合	与受者血型相合
	血液中存在受者红细胞	与供者血型相合	与受者血型相合
	血液中已无受者红细胞	与供者血型相合	与供者血型相合
主次侧	预处理	O 型	AB 型
	移植	O 型	AB 型
	血液中存在抗体或受者红细胞	O 型	AB 型
	血液中无抗体或受者红细胞	供者血型	供者血型

四、新生儿、儿童及老年人输血

(一)新生儿和婴幼儿输血

新生儿和婴幼儿循环血容量小,输血时应十分谨慎,患儿的一次输入量及速度必须根据其年龄、体重、一般状况、病情、输血目的等因素决定。由于患儿的输血量少,可将一名献血者的血分装成几袋,分次输给同一患儿,以减少输血不良反应和不必要的浪费。

1. 红细胞输注 新生儿输血常采取 10~20ml/kg 的小量输血,各国的输注指征略有不同,较公认的新生儿红细胞输注指征是:①严重心肺疾病者且 Hb<120~130g/L;②中度心肺疾病、大手术者 Hb<100g/L;③有贫血症状者且 Hb<70~80g/L;④患儿急性失血总量在 10% 以上或与急性出血相关的休克。早产儿尤其是极低出生体重儿的输注量一般为 5~15ml/kg。

在选择红细胞成分时,应尽可能选择去白细胞的新鲜红细胞制剂,必要时应增加洗涤、辐照处理;还应尽可能选择能滤除微聚体的输血器,输注前应进行复温处理;不宜选用全血。

2. 血小板输注 通常将新生儿的血小板计数 <150×10⁹/L 定义为血小板减少症,常见原因包括免疫因素、败血症、出生前后的窒息等。对足月儿,当血小板计数 >20×10⁹/L,一般不会发生出血;但对于低体重早产儿或合并凝血疾病的患儿,通常需要相应提高输注阈值。新生儿同种免疫性血小板减少症时,需要输注配型相合的血小板,附加高剂量免疫球蛋白。在这些患者中,推荐的最低血小板计数为 30×10⁹/L,因为血小板抗体会损伤血小板功能。英国输血指南中关于 4 个月以下婴儿血小板输注的建议阈值见表 8-3。

表 8-3 4 个月以下婴儿血小板输注的建议阈值

4 个月以下婴儿	输注阈值
有出血的早产或足月产新生儿	$50×10^9/L$
无出血的患病的早产或足月产新生儿	$30×10^9/L$
无出血的稳定的早产或足月产新生儿	$20×10^9/L$

新生儿血小板输注时,血小板选择原则:①首选单采血小板,单采血小板中白细胞和红细胞残余量低、纯度高,可避免因 HLA 不相合所致的输血反应,可将同一供者的血小板分装,分次输给同一患儿以减少输血风险;②宜选择 ABO 和 Rh 血型完全相同的单采血小板,若 Rh 阴性血小板缺乏,Rh 阴性患儿输注 Rh 阳性血小板后,应立即肌内注射抗 RhD 免疫球蛋白。

3. 血浆输注 无论是生理因素还是病理因素造成新生儿有出血表现并伴凝血因子水平低下时,应立即给予 FFP 或凝血因子治疗。若仅实验室检查结果阳性,没有临床表现,则无需立即进行输注。

4. 注意事项

(1)新生儿循环血容量少,对血容量的变化以及低氧血症等的调节功能尚未完善,应严格控制患儿血液出入量和输血速度。

（2）新生儿体温调节差，即使较小剂量的输血也应控制输血温度。

（3）新生儿对高血钾、高血氨、低血钙、代谢性酸中毒等十分敏感。

（4）新生儿免疫机制不健全，会发生 TA-GVHD，特别是选择近亲供者血液时风险更高，死亡率达 80%，且缺乏有效的治疗方法，因此所用血液最好经过照射，以防止 TA-GVHD 的发生。

（二）儿童输血

儿童血液成分的输注指征与成人类似。但是在决定是否需要输血时，除参考血红蛋白浓度外，还要考虑患儿的病因、有无症状、代偿能力以及是否有其他可行的选择等。儿童需输注血小板的疾病中，以继发性血小板减少性疾病为多。儿童预防性血小板输注的指征为：①血小板计数 $<10 \times 10^9/L$；②血小板计数 $<20 \times 10^9/L$，但合并严重黏膜炎、DIC、抗凝治疗，在下一次评估前血小板可能降至 $10 \times 10^9/L$ 以下，或由于局部肿瘤浸润引起的出血危险中的一个或者多个情况；③血小板计数为 $(20\sim40) \times 10^9/L$，但合并与白血病诱导化疗相关的 DIC、极度白细胞过多或腰椎穿刺或中心静脉插管前中的一个或者多个情况。

儿童如需输注血浆及白蛋白，输注量原则上是以使患儿血中白蛋白接近正常水平为宜。对于合并心、肺功能不全的患儿，血浆和白蛋白输入量应酌情减少，输注时密切观察病情变化，以防出现心力衰竭。

（三）老年患者输血

老年手术患者日益增加，输血治疗一方面是保证手术成功的有效手段，另一方面，老年人身体各器官老化使其重要器官和血流动力系统常存在不同程度的生理功能减弱，其输血风险高于普通人群，应慎重。

1. 输注原则 严格掌握老年患者的输血适应证，尽量选用新鲜血。输入库存血，可使原有代谢紊乱更加严重，这是由于血液储存后血浆中的尿素、肌酐、钾和乳酸盐含量均会增高，如输血后血钾增高可引起心律失常，甚至心搏骤停，如合并有肝功能减退时，输血后可能诱发肝性脑病。输血时，血液成分和剂量需按病情、输血目的和心功能而定。以多次少量为原则，能不输则不输，能少输不多输，能多次输不一次输；每日输血量不宜超过 300ml；输血速度不宜超过 1ml/min，或 $<1.5ml/(kg\cdot h)$；输注过程中要严密观察受血者的症状、心率、呼吸、颈静脉充盈及肺部啰音等变化。

2. 输注指征 对于大多数老年患者，可考虑血红蛋白 $<80g/L$ 时才给予输血，但伴有心血管疾病、肺部疾病或持续性发热等情况的老年患者，容易因血红蛋白降低而导致缺氧，继而发生晕厥、昏迷甚至诱发心肌梗死、心力衰竭等，输血适应证可适当放宽。另外，老年人血管硬化，脆性增加，止血功能较差，容易因血小板降低导致脑出血，因此老年人输注血小板的指征也应适当放宽。

3. 自身输血 老年患者的机体功能下降，使得自身输血在老年患者中的使用受到了限制。特别是当患者合并有药物不能控制的糖尿病、慢性肺部感染以及半年内有心肌梗死发作史时应避免进行自身采血。由于老年患者的骨髓造血功能减退，进行自身采血时，应适当减少采血量、延长采血间隔，并严密监测患者体征。

（董伟群　龚道元）

第十节　临床输血管理

临床输血管理即依照国家现行的法律法规，如《医疗机构临床用血管理办法》《临床输血技术规范》《中华人民共和国献血法》等，结合临床输血和输血相容性检测的特点，在科学的质量管理体系和完善的评价体系框架下，运用循证医学的方法，确保血液科学、安全、有效输注的过程。

一、临床输血相关机构设置及职责

为达到科学、安全、有效地管理和使用血液及其制备的各种血液成分的目标，医疗机构需建立全面的临床用血质量管理体系，设置临床输血管理机构。医院临床用血管理委员会是临床输血的管理主体，是医院临床用血的最高决策机构。医务部、输血科负责医院临床用血质量管理体系的具体实施。医院的法定代表人为临床用血管理的第一责任人。

（一）医院临床用血管理委员会

1. 设置要求 二级以上医院和妇幼保健院应设立临床用血管理委员会，负责本机构临床用血管理工作。主任委员由院长或者分管医疗的副院长担任，成员由医务部门、输血科、麻醉科、开展输血治疗的主要临床科室、护理部门、手术室等部门负责人组成，负责指导、管理和监督临床科学、安全用血。其他医疗机构应当设立临床用血管理工作组，并指定专（兼）职人员负责日常管理工作。

2. 委员会职责

（1）认真贯彻临床用血管理相关法律、法规、规章、技术规范和标准，制定本机构临床用血管理的规章制度并监督实施。

（2）评估确定临床用血的重点科室、关键环节和流程。

（3）定期监测、分析和评估临床用血情况，开展临床用血质量评价工作，提高临床合理用血水平。

（4）分析临床用血不良事件，提出处理和改进措施。

（5）指导并推动开展自体输血等血液保护及输血新技术。

（6）承担医疗机构交办的有关临床用血的其他任务。

（二）医院输血科或血库

1. 设置要求 医疗机构应根据有关规定和临床用血需求设置输血科或血库。一般三级综合医院、三级肿瘤医院等用血量较大的医院应设置输血科；三级中西医结合医院、三级儿童医院、二级综合医院等可设置血库，用血量小的医疗机构应当安排专（兼）职人员负责临床用血工作。

输血科或血库应根据自身功能、任务和规模，配备专业技术人员、设施和设备。承担临床用血指导评价任务的输血科应设有输血医师，负责开展临床合理用血相关知识培训、临床用血疑难病例会诊和临床输血咨询服务等工作。

2. 主要职责

（1）建立临床用血质量管理体系，推动临床合理用血，并建立及完善管理制度和工作规范，并保证落实。

（2）负责制订临床用血储备计划，根据血站供血的预警信息和医院的血液库存情况协调临床用血。主要包括制订用血计划、安全贮血量、血液按血型分品种储存和实施冷链监控管理。安全储血量是指库存血液的最低储存量，一般不少于 3 天常规医疗用血量。用血计划是指根据血液库存量和用血患者血液需求量决定血站供血的血型种类和血液数量，包括年度用血计划、月用血计划和周用血计划。

（3）负责血液预订、入库、储存、发放工作，保证血液储存、运送符合国家有关标准和要求。

1）血液预订：根据各血型血液品种的平均日用血量、安全血液库存量、最佳血液库存量、最高血液库存量及实际库存量的数据分析，确定补充库存血液的品种和数量，通过电话、传真或网络向供血机构预订，并确定送（取）血时间。

2）血液入库、核对：血液储存是输血科（血库）基本功能之一，输血科（血库）需对血站供应的血液进行核对，并按国家标准在血液入库前核对验收。做好血液出入库、核对、领发的登记，有关资料需保存 10 年。

3）血液储存：按血型和血液成分分类储存，并有明显的标识。要严格在规定温度内保存，避免因保存不当造成的血液报废。贮血冰箱内严禁存放其他物品，每周消毒 1 次；冰箱内空气培养每月 1 次，贮血环境应符合卫生标准和要求。

4）血液发放：配血合格后，由医护人员到输血科（血库）取血。取血与发血双方必须共同查对患者、血液的全部信息及血液的外观质量等，准确无误后，双方共同签字后方可发出。输血科工作人员应按照保存日期先到先用的原则发血。

（4）负责输血相关免疫血液学检测

1）输血前相容性检测：包括血型鉴定（ABO 血型，RhD 血型）、抗体筛查和交叉配血试验等。

2）特殊血清学检测：包括疑难血型鉴定、疑难配血试验、抗体效价测定、抗体鉴定、血小板抗体检测、新生儿溶血病的免疫学试验、HLA 相容性检测、输血不良反应与相关性疾病监控等。

（5）参与推动自体输血等血液保护及输血新技术：积极推进自体血回输，防止输血传播性疾病的发生；积极推动输血新技术的开展，减少异体血输注，保护血液资源。

（6）参与特殊输血治疗病例的会诊，参与输血方案的制订，为临床合理用血提供咨询。

（7）根据临床治疗需要，参与开展血液治疗相关技术。随着现代输血技术的发展，输血从过去的输注治疗逐渐演变为成分输血、血浆置换术、治疗性血细胞成分去除术、自身输血以及干细胞移植等，并衍生出输血相关细胞治疗，如免疫效应细胞输注、淋巴细胞输注等。

（8）参与临床用血不良事件的调查，查找出问题所在，避免临床用血不良事件的发生。

（9）参与无偿献血宣传，充分利用自身专业知识，及时科学地向有关人员宣讲血液有关政策法规、输血相关知识及无偿献血常识，推动输血事业的发展。

（10）开展临床用血的教学和科学研究工作。

二、输血科设备、设施环境及人员管理

（一）设备、设施环境管理

1. 用房及布局 输血科（血库）业务用房应根据其工作分工、功能需要与预期应用要求进行合理布局，严格分为清洁区、半污染物与污染区。血液入库前的血液处置区、储血室和发血室必须置于清洁区域，与实验室必须物理隔离，符合医院感染管理要求。

2. 设施与设备 输血科（血库）房屋应设置在远离污染源，便于手术室、急重症病区取血，并且环境清洁、采光明亮、空气流通、水电供应充足的地点；应有应急照明、温度调节装置、监控设施和畅通的通信设施；应有可靠的双路电力供应或应急供电设施，应有停电等的相关应急预案。

3. 环境要求 输血科（血库）应按照《医疗机构临床实验室管理办法》等相关规定加强生物安全管理。

4. 仪器设备的配置 应能满足输血业务工作需求，关键设备要配置备用设备。输血科应配备贮血专用冰箱、低温冰箱、血小板恒温振荡保存箱、血浆融化水浴箱、血型血清学专用离心机、计算机、打印机等电脑配套设备、输血信息管理系统，及其他与开展的项目和功能相适应的设备。

（二）人员管理

输血科（血库）需根据业务设置岗位，应满足：①制订用血计划；②输血申请审核；③血液接收、储存、发放；④血液检测；⑤输血治疗；⑥临床输血指导；⑦质量管理等岗位的需求。

输血技术人员应毕业于输血医学、检验医学、临床医学等医学相关学科；授权签字人需有中级及以上专业技术职务任职资格，从事申请认可授权签字领域专业技术工作至少 3 年；负责对疑难血型血清学试验检测结果进行审核和专业判断的人员应至少具有 5 年本岗位工作经验和中级及以上技术职称。

制订员工能力评估的内容和方法，每年评估员工的工作能力；对新进员工培训结束后在 6 个月内应至少进行 2 次能力评估。当职责变更时，或离岗 6 个月以上再上岗时，或政策、程序、技术有变更时，应对员工进行再培训和再评估，合格后才可继续上岗。

三、临床输血流程及管理

临床输血过程包括输血前评估、患者告知、签署同意书及输血申请、标本采集运送与接收、输血相关传染病标志物检测、输血相容性检测、血液发放、血液输注、输血疗效评价等，需建立覆盖输血全过程的临床用血质量管理体系，对输血科（血库）内部及临床输血的各个环节进行质量控制和管理，确保临床用血安全、及时、有效。

（一）一般情况下临床输血程序及管理

1. 输血前评估 申请输血的医师应根据患者的临床表现、失血情况、既往史、代偿能力、实验室检

查结果和患者的意愿,对患者进行综合评估,决定是否需要输异体血及输注何种血液成分。评估的原则是:在替代方法不能治疗或缓解患者病情,并且不输血可能危及患者生命或影响预后时方可采取输血治疗。

2. 输血前知情告知 患者享有知情权,在决定输血治疗前,经治医师应向患者或其近亲属履行告知义务,说明输注同种异体血液的目的、方式及有可能发生输血不良反应和经血传播的疾病的风险,征得患者或其近亲属同意并在《输血治疗同意书》上签名后方可输血。因抢救生命垂危的患者需要紧急输血,且不能取得患者或者其近亲属意见的,经医疗机构负责人或者授权的负责人批准后,可以立即实施输血治疗,并记入病历。

3. 输血申请

(1)输血申请的管理:一旦做出了输血决策,由主治及以上职称医师逐项填写《临床输血申请单》,经上级医师审核签名,连同受血者血标本于预定输血日期前送交输血科(血库)备血。

(2)输血申请分级管理:医疗机构应当建立临床用血申请管理制度。同一患者一天申请备血量少于800ml的,由具有中级以上专业技术职务任职资格的医师提出申请,上级医师核准签发后,方可备血。同一患者一天申请备血量在800~1600ml的,由具有中级以上专业技术职务任职资格的医师提出申请,经上级医师审核,科室主任核准签发后,方可备血。同一患者一天申请备血量达到或超过1600ml的,由具有中级以上专业技术职务任职资格的医师提出申请,科室主任核准签发后,报医务部门批准,方可备血。但以上规定不适用于急救用血。

(3)输血方式的选择:输血方式首选自体输血,自体输血包括术前储存式、稀释式和术中回收式三种,术前储存式由输血科(血库)负责采血和储血,稀释式自体输血、回收式自体输血由麻醉科或相关科室负责实施。

4. 标本采集、运送与接收

(1)标本采集的管理:医疗机构应制定输血相容性检测标本采集制度。采集的血液标本主要用于输血相关传染病标志物检测和进行输血相容性检测,血液标本应能代表受血者当前免疫学状况。试管上粘贴的标签必须包含必要的和唯一的患者信息,采集患者标本时,应有两名医护人员到床旁核对患者信息,确保患者为本人后方可采血。一名采血人员不得同时采集两名及以上的患者用于交叉配血的标本。用于血型鉴定和交叉配血的血液标本应当在不同的时间采集,紧急用血时除外。

(2)标本运送的管理:标识好的血标本连同《临床输血申请单》,由医护人员送往输血科(血库)。标本运送要遵从唯一标识原则、生物安全原则和及时运送原则。

(3)标本接收及处理的管理:①标本信息严格查对,血标本与输血申请单由医护人员或专职人员送交输血科(血库)后,双方核对信息,申请单与血标本标签内容不符合时,退回申请单,重新采集血标本;②标本接收与登记,信息确认无误后,应在标本接收登记本上签署姓名及送检时间;③标本质量管理,检验人员要检查标本的质量,包括标本量、是否稀释和溶血等,如果标本不合格,应立即退回重抽;④标本处理与保存,用于输血相容性检测的标本必须是输血前3天内采集的标本。每次输血后,受血者和供血者的标本必须保存于2~8℃至少7天。

5. 输血相关传染病标志物检测 患者在输血治疗前要进行输血相关传染病标志物检测,报告单贴在病历上,作为重要的法律依据,以备日后信息反馈及资料核查。

6. 输血相容性检测 包括ABO和RhD血型鉴定、不规则抗体筛查及鉴定、交叉配血试验等项目检查。输血前相容性检测的目的是使输注的血液成分在受血者体内发挥其有效作用。因此,正常情况下,输入的红细胞在受血者体内应不溶血,输入的血浆成分不破坏受血者的红细胞,即献血者的血液与受血者的血液在免疫血液学方面"相容",才能使受血者获益。

7. 血液发放与领取 配血合格后,由医护人员携带取血箱和取血单到输血科(血库)取血。取血与发血的双方必须共同查对患者、血袋信息和血液质量以及交叉配血结果,准确无误后,双方共同签字后方可发出。

8. 血液输注

（1）输血前应明确患者血型、输血史及输血不良反应史，并由两名医护人员核对交叉配血报告单及血袋标签各项内容，检查血袋有无破损渗漏，血液颜色是否正常，准确无误方可输血。

（2）输血时，由两名医护人员携带病历共同到患者床旁核对患者所有信息，确认与配血报告相符，再次核对血液后，用符合标准的输血器进行输血。

（3）取回的血液应尽快输用，不得自行贮血。输用前将血袋内的成分轻轻混匀，避免剧烈振荡。血液内不得加入其他药物，输血前后用静脉注射生理盐水冲洗输血管道，如需稀释也只能用静脉注射生理盐水。

（4）连续输注不同供血者的血液时，前一袋血液制品输尽后，用静脉注射生理盐水冲洗输血器，再接下一袋血液制品继续输注。

（5）输血过程应当根据受血者当时病情决定，按《静脉治疗护理技术操作规范》，并严密观察受血者有无输血不良反应，如出现异常情况应及时处理。

（6）输血的时间限制：全血或红细胞应该在离开冰箱后 30 分钟内开始输注，常温下需 4 小时内输注完毕（室内温度过高要适当缩短时间）；血小板收到后尽快输注，危重或循环超负荷的患者使用较慢速度输注；新鲜冰冻血浆、冷沉淀融化后需尽快输注，要以患者可以耐受的较快速度输注，危重或循环超负荷的患者使用较慢速度输注。

（7）一般输血不需要加温，需要加温输注的情况为：①大量快速输血；②婴儿换血；③患者体内有高效价冷凝集素。血液加温应使用专用血液加温器。

（8）疑为溶血性或细菌污染性输血反应，应立即停止输血，用静脉注射生理盐水维护静脉通路，及时报告上级医师，在积极治疗抢救的同时，做以下核对检查：①核对患者身份、用血申请单、血袋标签、交叉配血试验记录、血液成分外观；②核对受血者及供血者 ABO 血型，RhD 血型，用保存于冰箱中的受血者与供血者血样、新采集的受血者血样、血袋中血样，重测 ABO 血型、RhD 血型、不规则抗体筛查及交叉配血试验；③立即抽取受血者血液，分离血浆，观察血浆颜色，测定血浆游离血红蛋白含量；④立即抽取受血者血液，检测血清胆红素含量、血浆结合珠蛋白测定、直接抗球蛋白试验并检测相关抗体效价，如发现特殊抗体，应做进一步鉴定；⑤如怀疑细菌污染性输血反应，应对患者外周血及血袋中血液做细菌学检验；⑥尽早检测血常规、尿常规、肝肾功能及尿血红蛋白；⑦必要时，溶血反应发生后 5～7 小时测血清胆红素含量。

（9）输血完毕后，医护人员将输血记录单（交叉配血报告单）贴在病历中。对有输血反应的应逐项填写患者输血反应回报单，并返还输血科（血库）保存。

输血后的血袋应当由用血科室按照《医疗卫生机构医疗废物管理办法》处理，做好相关记录。

9. 输血后记录与疗效评估 输血后由临床医师及时评估输血治疗效果并记入病历；对于未达到输血治疗效果的患者要查找原因，消除影响因素，积极治疗原发病，必要时及时调整输血方案。

（二）急诊或特殊情况下输血流程及管理

急诊输血是指为抢救患者生命，赢得手术及其他治疗时间而必须施行的紧急输血。紧急情况的发血程序视紧急程度来作决定，所采取的措施，都必须以确保患者的安全为前提。

输血科（血库）如果能在 30 分钟内完成快速血型鉴定和交叉配血试验，则按《紧急同型血液输注管理规程》制定的原则进行同型输血。

如果因为没有血样或没有时间进行输血相容性检测、ABO 和 RhD 同型血液的储存量不足等原因不能满足紧急输血的需要，则按《紧急非同型血液输注管理规程》制定的原则进行相容性输血。

1. 由经治医师或值班医师请示上级医师同意后，填写《紧急抢救输血申请单》，报医院医务管理部门审批或总值班备案，并向输血科（血库）提出紧急抢救输血要求。特别紧急时先电话申请，随后补交《紧急抢救输血申请单》。

2. 血液输注首选 O 型红细胞，须进行主侧交叉配血；血浆输注应选用 AB 型。应该尽可能发 O 型 Rh 阴性红细胞（尽量避免输注全血），直至血样到达或有条件做快速鉴定。

3. 抢救输血过程中由经治科室医护人员负责监控,一旦发现患者出现输血不良反应,应立即停止输血并予以紧急处置,病历中需详细记录。必要时请输血科紧急会诊。

4. 输血完毕,经治科室医护人员应继续观察30分钟,详细填写输血病程记录和护理记录。

5. 若需继续输血治疗,应重新抽取患者血标本进行交叉配血试验,并遵循以下原则输血:交叉配血试验阴性者,可输注与患者ABO同型红细胞;交叉配血试验阳性者,应继续输注O型红细胞。

在相容性输血的同时,要求输血科(血库)及时与采供血机构联系,应尽快供应与患者同型相合的血液,以保证继续输血的需要。对于RhD阴性和其他稀有血型患者,应采用自体输血、同型输血或配合性输血。急诊抢救患者紧急输血时可免做RhD血型检测。

四、临床输血相容性检测管理

(一)临床输血实验室任务和要求

临床输血实验室指的是在医疗机构输血科(血库)中设置的实验室。提供临床输血服务的各级血站,同样可以设置。实验室的设置必须具备一定的条件,以保证试验结果能够满足质量要求。

1. 临床输血实验室任务和功能 临床输血实验室属于医学实验室范畴,除了常规开展输血相容性检测试验外,可以根据医疗机构实验室条件和技术水平开展血小板相容性试验、白细胞相容性试验以及器官、骨髓移植配型。有条件的实验室可以开展其他免疫血液学相关试验,为临床相关疾病提供实验室诊断依据等;条件允许可以开展血清学参比试验,解决本单位临床输血实验室常规工作中或其他医疗机构输血科(血库)不能解决的血清学相关问题。

2. 临床输血实验室设置的基本要求 无论是独立设置的输血科(血库)还是非独立设置的血库,都应当设置临床输血实验室。实验室建筑、设施和布局应按照生物安全防护水平二级(biosafety level 2,BSL-2)要求建设,应当根据承担的任务和功能进行合理的人员和设备配备以及质量管理。

(二)输血相容性试验质量管理

临床输血实验室应遵循国际标准化组织(ISO)的管理模式进行质量管理。在输血相容性试验过程中,需要有效控制试验过程中使用的资源,包括人力资源、设备和物料以及试验使用的方法;明确管理职责和实施有效管理;使用符合各种法律法规、标准的质量体系文件,有效的监控和持续改进过程。我们可以通过对临床输血相容性检测过程控制与管理达到为患者提供安全、及时和有效输血的目的,以满足临床输血治疗需要。

1. 检验前质量管理 检验前血液标本的质量直接影响到检查结果的质量,因此必须对检验前程序进行规范和控制,以便为检测工作提供符合相关要求的有效的血液标本。质量管理程序必须涵盖从提出输血申请到检测前的全部过程,包括输血申请单的填写,患者的准备,标本的采集、运送、储存和检测前处理等多个环节。

2. 检验中质量管理 输血相容性检测的目的就是通过体外试验来判定受血者和献血者血液是否相容,避免发生溶血性输血不良反应。需建立完善的质量保证措施,以保证检测结果达到预期的质量标准。检测方法和检测程序必须经过确认后才能投入使用,确保其符合预期的要求。严格遵从既定的检测程序,从人、机、料、法、环五个方面确认检测过程和程序。

室内质量控制是实验室质量控制保证体系中的重要一环,临床输血相容性检测实验室检测项目的室内质量控制是根据室内质控品提供者设定的检测标准为基准,确定本实验室的室内质控靶值,并将每批次室内质控品的检测结果与室内质控靶值进行比对的方法,以持续评价本实验室检测结果的可靠程度,控制全过程的检测质量。

(1)质控品:质控品的成分应与检测患者标本的基质相似或相同。①有效期,质控品应在有效期内,保持抗原和抗体的均一性和稳定性;②内容,质控品质控相关项目包括ABO血型正定型、ABO血型反定型、Rh血型D抗原、抗体筛检、交叉配血;③质控设计,检测设计应同时包括已知阳性、阴性结果,抗体筛检和交叉配血应包括高、低效价值控制;④标靶物,所选质控品标靶物抗原和抗体的设置应具有临床意义,并确定其在常规的检测范围内,如质控血清要求至少包含抗-A、抗-A_1、抗-B,可与筛选细胞反应的一种 IgG 抗体,质控细胞要求至少含有 A、B、D 三种抗原;⑤更换质控品,对新启用或新批号的质控品应根据已确定的靶值,设定本实验室可以接受的室内质控参考限,同时应遵循以下原则,即阴性与阳性结果不发生改变且凝集强度范围差别在一个级差。

(2)ABO 血型测定:质控品设计应以能检出为原则,按照血清试剂反应标准反应强度设置 3+ 为最低检出标准,检测频次应为每日检测工作前至少 1 次。

(3)RhD 测定:质控品设计应以能检出为原则,按照血清试剂反应标准反应强度设置与阳性细胞 2+ 为最低检出标准,阴性细胞同时测定为阴性,检测频次应为每日检测工作前至少 1 次。

(4)抗体筛查:室内质控品按高、低值设计,低值血清宜设置反应度不超过 1+(但至少可以检出),高值设计在 3+ 或以上,检测频次应为每日检测工作前至少 1 次。

(5)交叉配血:为特定抗体检测的有效性测定,检测频次应为每日检测工作前至少 1 次。

(6)失控的判断与处理:室内质控结果应明确区分阴性和阳性结果,与靶值不符即判为失控。抗原测定超出靶值凝集强度 1+ 判为失控。如测定室内质控品的反应格局一致,但是凝集强度低于室内质控参考限的,特别是抗体筛检项目当高值检测靶值在参考限内,而低值变为阴性结果的,则提示预警,表明此时的实验室检测精确度或灵敏度降低,应立即上报质量主管或专业组长、主任,由其负责签署是否接受检测结果。

发生失控时,应找出失控的原因,提出妥善解决办法,消除失控的原因,防止以后再次发生。当发生失控时,对该项目同批检测的全部原始数据(包括对照样本、质控品及患者标本)结合近期室内质控记录表和日常工作经验进行分析,估计失控原因的大体方向,提示误差类型和失控原因,使查找原因的工作更有重点。实验室应建立验证制度,在出现质控失误时,应有其他检测方法或相应措施验证待检者的检测结果。

3. 检验后质量管理 检验后程序是质量保证体系的重要组成部分,主要包括检验结果的审核、报告发布、标本的保存以及检验后废弃物的处理等过程。必须对检验结果的审核和发布进行质量控制,以保证检验结果的有效性和可靠性。同时,对检验后标本和废弃物进行妥善的保存和处理,以保证环境的安全性。不再用于检验的标本,制订程序妥善处置,以确保环境生物安全。

4. 输血相容性试验室间质量评价 室间质量评价(EQA)是利用实验室间的对比来确定实验室能力的活动,是为确保实验室维持较高检测水平而对其能力进行考核、监督和确认的验证活动。通常是由某一质控中心向各实验室发放质控品,各实验室在规定的时间以日常检测相同的方法对质量考评的样品进行检测的判读,并在规定的时间内上报结果。质控中心经过统计、分析、客观地评价各实验室的试验结果,以发现室内质控不易察觉的不确定性,了解各实验室之间结果的差异,帮助校正试验结果的准确性。实验室应全面分析质量考评结果和实验室所存在的差距,并制订和实施改进计划措施。

五、血液库存管理

血液库存管理不仅仅是对血液出入库和冷链的监控,重要的是对血液库存的优化。根据储存天数用出率来评价血液库存的优化程度。优化库存的要素包括:安全血液储存量、最佳血液库存、择期用血评估等。

1. 安全血液储存量 指库存的各型血液,能满足医疗机构向血站发出抢救用血申请后,至血站送血到达或取回血液,并完成血液相容性检测的时间段内,抢救时对血液需求的最低储存量。安全库存量一般不少于 3 天常规医疗用血量。

2. 最佳血液库存量 随着血液保存时间延长,血液中的一些有效成分如 2,3-二磷酸甘油酸、三磷酸腺苷等含量逐渐减少,而一些细胞代谢成分如血钾、血氨逐渐增加。血液在储存较短的时间内用于临床输注,能更好地保证输血治疗效果。所以,血液库存管理,重要的是对血液库存的优化和血液短储存时间用出率的提高。最佳血液库存量一般为 7 天常规医疗用血量。

3. 择期用血评估 主要针对手术用血,是根据申请用血的手术实际用血情况来对医师申请用血的数量及血液储存时间的要求进行测算,确定由血站调配的血液数量,平衡医院血液库存的评估方式。

六、血液预警

血液预警可分为血液预警系统和血液库存预警系统,血液预警系统更确切地可称为血液不良反应监测系统。

1. 血液预警系统 血液预警系统是由一系列通过共同认可的程序,来完成对献血及临床输血的指导与应用,献血及输血不良反应的报告、追踪、鉴定与处理的血液监控与管理系统,它涵盖从献血者到受血者整个过程的所有环节。建立血液预警系统,可加强和规范血液管理,合理利用血液资源,通过监控临床输血反应,对输血不良反应进行数据收集、储存、分析与处理,从血液的采集到受血者追踪整个过程进行有效的监督和预警,逐步降低输血不良反应的发生率,提高社会公众对血液安全的信任度。通过监测、收集和分析输血反应信息,了解输血反应发生的频率和范围,提高对治疗结果的全面了解,有助于改进血站和医院的工作信息反馈机制,尽最大的努力提高输血的安全性。

2. 血液库存预警 血液库存预警是建立血液库存的动态预警机制,是指为提高血液应急保障能力,积极防范和及时处理各种风险因素,迅速、高效、有序、安全地满足日常临床用血的需求,保障正常的医疗秩序和医院安全,血站根据采供血状况,如血液库存水平、临床用血预约及采血量的变化,建立医疗机构临床用血分级预警机制,当某一个血型的血液制品低于规定相应数量时,发出相应的分级预警并启动相应措施。

(王勇军　龚道元)

本 章 小 结

本章主要介绍了全血输注、红细胞输注、血小板输注、粒细胞输注、血浆输注、冷沉淀输注、特殊输血及临床输血管理等内容。全血输注主要适用于产后大出血、大手术或严重创伤等严重急性失血;红细胞输注以悬浮红细胞居多,主要目的是补充红细胞,纠正贫血;血小板输注分为治疗性输注和预防性输注,前者主要适用于血小板数量减少或功能异常引起出血的患者,血小板严重减少有可能发生出血的患者,需要输注血小板预防出血。输注血浆和冷沉淀的目的是补充各种凝血因子,根据具体情况输注相应成分。大量输血、DIC输血等特殊情况下输血要严格遵守适应证,进行血液非常规输注时要加强管理,确保输血安全、有效。

第九章

患者血液管理与自体输血

通过本章学习，你应能回答下列问题：

1. 什么是患者血液管理？
2. 简述实施患者血液管理的意义。
3. 患者血液管理的主要措施有哪些？
4. 限制性输血策略的血红蛋白阈值是多少？
5. 减少医源性失血的措施有哪些？
6. 自体输血包括几种方式？回收式自体输血的优缺点有哪些？

第一节　患者血液管理

患者血液管理（patient blood management，PBM）是基于循证医学和多学科联合的方法，通过治疗患者贫血，改善凝血功能，减少失血，自体输血，改善机体代偿贫血的能力以及限制性输血等措施减少或避免异体输血，目的是改善患者转归。

PBM 的核心理念是在临床输血中把"以血液成分为中心"转变为"以患者转归为中心"。PBM 涵盖了患者治疗的全过程，包括术前诊断和治疗贫血及出血风险、应用减少出血的药物和非药物方法、外科止血技术和术中血液回收技术的使用、限制性输血策略、术后针对性治疗措施以及对所有参与临床治疗人员的 PBM 培训。

一、实施患者血液管理的目的和意义

实施 PBM 的缘由有很多，但最引人注目的是医疗改进研究所提出的"三大目标"倡议，即提高患者安全和医疗质量、改善患者就医体验和转归以及降低医疗成本。

1. 提高患者安全　尽管目前经输血传播病原体感染很少见，但异体输血依然存在风险。例如，新发病原体感染仍是血液安全的隐忧。此外，非感染性不良事件，如输血相关性急性肺损伤、输血相关循环超负荷、输错血和溶血性输血反应，已经是输血相关死亡和严重并发症的主要原因。因此，有必要减少或避免不必要输血以降低这些风险。

2. 改善患者转归　越来越多的研究证明，输血少的患者其转归更好。执行限制性输血策略使输血更少，患者转归与开放性输血策略相似，甚至优于开放输血策略。PBM 的益处包括降低患者死亡风险、心脏和呼吸系统并发症以及外科手术和危重症患者的严重感染。

3. 提高患者满意度　宗教信仰、文化差异以及对血液安全的担心均会影响患者的输血决定。PBM 提供了一个以患者为中心的解决方案，不仅提供输血的风险和受益选项，还提供替代输血治疗方案的选项，让患者有充分的知情权和选择权。通过尊重患者的意愿和选择治疗的权利，PBM 策略不仅提供"最佳解决方案"，还能改善患者转归和满意度。

4. 节约血液资源　通过患者血液管理措施可以有效降低异体输血，节约大量血液资源，可以为真正需要输血的患者提供安全、充足的血液供应，从而造福社会。

5. 降低医疗成本 输血是住院患者最常过度使用的五种治疗措施之一。过度使用无疑导致成本增加，同时增加输血相关不良反应发生率，以及患病率和死亡率。PBM 项目通过循证医学和多学科联合的技术和方法，可以减少甚至避免异体输血，在改善患者预后的同时，有可能大幅降低医疗成本。

二、患者血液管理的主要措施

（一）促进患者自身造血

术前贫血是导致患者术后并发症独立的，也是可纠正的危险因素。如果可能，对预估出血量较大的择期手术的贫血患者，应推迟手术，在贫血得到适当治疗后再行手术。

治疗贫血的药物包括铁剂（口服及静脉铁剂）、叶酸、维生素 B_{12} 及促红细胞生成药物等。应据患者贫血的病因、伴随疾病及术前治疗时间等来选择贫血治疗药物。

（二）严格控制失血和出血

1. 出血风险的处理 患者出血风险的评估包括手术种类与复杂程度及是否存在术前贫血或凝血障碍。术前停用或调整抗血小板及抗凝药物剂量极其重要。在择期手术前应优化患者凝血功能，从而降低出血和血栓风险。某些中草药如银杏和人参等可增加出血风险，故应询问用药史，并在术前停药。

2. 精细的外科止血技术和手术技术革新 最大限度减少手术出血对降低异体输血至关重要。减少手术出血的有效措施包括精湛的外科技术及快速、严格的止血。微创手术，如腔镜手术和机器人辅助手术也可减少出血。调整患者在合适的体位能减少失血，掌握两个基本原则，即抬高手术部位至心脏水平以上和避免手术部位静脉回流受阻。在特定患者中使用控制性降压，又称为"控制性低血压"，可减少失血，但需要关注器官缺血的潜在风险。

3. 使用减少出血的药物 止血药物如抗纤溶药、去氨加压素及局部止血药物等，可减少围术期出血，从而减少输血。氨基己酸与氨甲环酸可抑制纤溶活性并防止血凝块过早分解。研究显示这两种药物显著降低术中失血及异体输血。局部止血药物如止血剂、密封剂及黏合剂等可通过激活凝血、密封血管及黏合组织等作用而降低手术出血量。纤维蛋白原缺乏是术后出血的主要原因之一，因此正在出血的低纤维蛋白原血症的患者应补充纤维蛋白原浓缩剂。

4. 减少医源性失血 降低实验室检查采血导致的医源性贫血，如减少每次采血量和采血频次，是降低异体输血的关键性策略。在重症患者中，常规实验室检查采血显著增加贫血发病率。因此，需要严格评估实验室检查的必要性，并尽量将检测项目合并以减少患者采血量，也可采用儿科或小容量的试管采集血标本。

（三）自体输血

自体输血是指采集患者（受血者）自体血液予以保存，或收集其出血并进行相应处理，在其需要时将血液回输给患者本人的输血治疗方法，可减少异体输血及其相关风险。

（四）改善机体对贫血的代偿能力

患者对贫血的反应个体差异很大，并取决于其供氧能力。对贫血的耐受性取决于患者的血容量状态、生理储备能力（包括心、肺和肾功能）及贫血的变化趋势。患者对贫血的耐受性是影响输血决策的最重要因素之一。慢性肾衰竭或胃肠道慢性出血的慢性贫血患者，通常可通过增加心排出量以代偿低血红蛋白。手术或创伤引起的快速失血通常表现为患者血流动力学不稳定、休克及其他症状，常需尽快补充血容量和输血。提高患者对贫血耐受性措施包括增加氧供或降低氧耗，进而减少红细胞输注。优化患者血流动力学状态和氧合的措施包括维持正常血容量、适当使用血管升压药物、吸氧或机械通气、充分止痛和/或镇静、维持正常体温和及时治疗感染。

（五）实施限制性输血策略

执行循证输血方案是降低不必要输血的基础。以前，将血红蛋白≤100g/L 作为输红细胞的指征。近几年多项随机对照试验和指南为我们提供了基于证据的红细胞输注指征。限制性输血策略是指血红蛋白＜70g/L 或 80g/L 才输红细胞。对血流动力学稳定的成人住院患者，包括重症患者，红细胞输注阈值为血红蛋白＜70g/L；对心脏手术以及伴有心血管疾病的骨科手术患者红细胞输注阈值为血红蛋白＜80g/L。

限制性输血策略可能不适用于急性冠脉综合征、有出血风险的严重血小板减少的血液病和肿瘤、输血依赖性贫血患者。此外,对急性出血使血红蛋白降低50%以上患者,即便血红蛋白>80g/L亦应考虑输注红细胞。

研究结果表明,对大多数患者,执行限制性输血指征是安全的,可在不增加发病率及病死率的前提下降低异体输血率和输血量。但是,对于活动出血、心肌缺血和脑外伤患者,执行限制性输血指征尚缺乏证据支持。更重要的是,设定的血红蛋白值并非是输血的唯一参考指征。输血决策应该个体化,除了参考血红蛋白值,还应依据贫血患者的临床症状和体征、对贫血的耐受性及代偿能力。

PBM是患者安全和医疗质量管理的重要组成部分,其核心思想是基于循证医学和现代医学的技术和方法来减少不必要的输血,通过治疗贫血、优化止凝血功能、限制性输血等综合策略,改善患者疗效和预后。PBM将"患者是否受益"放到了输血决策的核心位置,在保证患者疗效的同时实现了血液的合理使用,为我国血液供求矛盾的现状提供新的解决思路。

(桂 嵘 张绍基)

第二节 自 体 输 血

自体输血(autologous blood transfusion,ABT)又称自身输血,即将自己的血输给自己。是指采取患者自身的血液或血液成分经适当处理后再回输给患者本人,以解决手术或紧急用血的一种输血治疗方式。

早在1886年John Duncan医生首次进行回收患者自体血液为一名患者行外伤后下肢截除术,取得良好效果。至1936年,不同形式的自体输血相继出现。后因输血医学和血库的快速发展,自体输血逐渐冷却。20世纪50至60年代,由于血液保存技术的发展、现代化自体血收集和回输装置的出现,自体输血又快速发展起来,20世纪90年代进入顶峰期,尤其是欧美等发达国家,选择自体输血完成择期手术已非常普遍。我国20世纪40年代开始采用回收式自体血回输救治战伤;近年,随着全自动自体血回收机的普及和应用,自体输血已成为医院多病种择期手术和急诊手术的一种常规和标准输血治疗方法,是缓解临床用血供求矛盾的一种有效方式;其不仅能避免同种免疫反应的发生,还可减少同种异体输血差错和输血传播疾病的发生。

ABT分储存式自体输血(predeposited autotransfusion)、稀释式自体输血(hemodilution autotransfusion)和回收式自体输血(salvaged autotransfusion)三种。其优点为:①可以避免经血传播疾病的发生;②输血时不需要血型鉴定和交叉配血试验,可避免同种异体输血产生的抗原抗体免疫反应所致的溶血、发热和过敏反应;③可避免同种异体输血差错事故的发生;④多次放血可刺激机体造血功能促进红细胞再生,术后患者造血速度比术前加快;⑤抢救急诊大出血患者;⑥缓解血源紧张、减轻患者经济负担;⑦解决特殊供血问题,为特殊患者提供血液成分,如特殊宗教信仰者、稀有血型、同种抗体致交叉配血不合等的输血治疗。

一、储存式自体输血

储存式自体输血是指在患者入院前或择期手术前按计划分阶段预先采集患者自体血液或血液成分,将其储存于医院输血科,术中或术后需要时再给患者回输的一种输血治疗方法。可根据患者需要分为全血型、红细胞型、血浆型、血小板型等储存式自体输血。造血干细胞的采集和保存也是一种储存式自体输血。

储存式自体输血的优点主要有:操作简单,不要求特殊设备,只需要采血袋采血,储存于储血冰箱备用即可;多次采集足够量的自体血液储存。其缺点:受术中出血量及术前血红蛋白值的影响,储存血报废率高;患者多次采血有发生献血不良反应和细菌污染的风险。

(一)适应证和禁忌证

1. 适应证 储存式自体输血要求患者身体一般情况良好,血红蛋白>110g/L或血细胞比容>0.33,

对于年龄超过 70 岁的老年人或儿童,应慎重考虑。此外,术前有充裕的时间供血液采集。具体适用于:①预计异体输血率大于 50% 的外科及妇产科择期手术患者;②体内红细胞不规则抗体致交叉配血试验不合的患者;③伴有严重输血不良反应需再次输血患者;④稀有血型患者或因宗教信仰不输用同种异体血患者;⑤准备进行骨髓移植者。

2. 禁忌证　①感染性疾病或正在使用抗生素的患者;②贫血、出凝血疾病、肝肾功能不全者或严重心脏疾病患者及采血可能诱发疾病加重的患者;③儿童体重低于 30～40kg 不适合采血,孕妇应避免妊娠最初 3 个月和第 7～9 个月间采血;④有献血反应史及曾发生过迟发性昏厥者或有活动性癫痫病史者;⑤遗传性缺陷致红细胞酶、红细胞膜、血红蛋白异常,储存期易发生自体血溶血者。

(二)采血前准备

按一般静脉采血方法和步骤进行,因采血量较大可配备处理献血不良反应的急救药品及器材,并定期检查,保证在有效期内。

(三)采血剂量和采血方案

1. 采血剂量及频次要求　每次采血量不超过 500ml 或者自体总血容量的 10%,最多不能超过 12%。总血容量(ml)= 体重(g)×7%,对于体重 <50kg 的患者,体重每降低 1kg 少采血液 8ml;儿童每次最大采血量 8ml/kg(体重)。采血频次间隔至少 3 天,并最好在手术前 3 天停止采血。

2. 采血方案

(1)步积式采血法(单纯式采血法):适用于较简单的手术,要求术前提供较少的自体储血;或者某些特殊群体的血液预存。常在术前 3 周开始采血,术前 2 周左右根据患者血红蛋白、血细胞比容、年龄、体重等情况计划采血量(200～400ml),血液采集后保存,数次累加从而达到预定的血液量。主要有四种采血方法,见表 9-1。

表 9-1　步积式采血法计划表

采血方法	采血总次数	术前 3 周 /ml	术前 2 周 /ml	术前 1 周 /ml	采血总量 /ml
方法 1	3	400	400	400	1 200
方法 2	3	400	400	200	1 000
方法 3	3	400	400	—	800
方法 4	3	400	200	200	800

(2)蛙跳式采血:1 个月内最大采血量可达 2 000ml,两次采血时间间隔 1 周;从采血第 2 次开始每次采血 2 袋,同时回输上次采集的血液 1 袋,直到采够计划量。如表 9-2 中第 5、6、7、8 和 9 袋血液,即为蛙跳式采血量,每袋采血量 400ml,共计 2 000ml,保存的血液较为新鲜;主要用在用血量大的手术。在"蛙跳"采血时,可补充晶体液、胶体液、铁剂。经典的蛙跳式采血日程见表 9-2。

表 9-2　蛙跳式采血计划表

采血日期	采血袋号	回输袋号	再采血袋号
第 1 天	第 1 袋	—	—
第 8 天	第 2 袋	第 1 袋	第 3 袋
第 15 天	第 4 袋	第 2 袋	第 5 袋
第 22 天	第 6 袋	第 3 袋	第 7 袋
第 29 天	第 8 袋	第 4 袋	第 9 袋

(3)转换式采血法(还输法):此方法采集血液可达 1 600ml。转换式采血法日程见表 9-3。

三种采血法各有优势,可按需选择。由于"蛙跳"式采血法和转换式采血法比较烦琐,应用较少;而步积式采血法简单、易行,临床应用较多。

3. 操作步骤　按全血采集方法和步骤进行。

表 9-3　转换式采血法计划表

采血时间	采血次数	采血量 /ml	回输量 /ml	保存量 /ml
术前 4 周	第 1 次	400	—	400
术前 3 周	第 2 次	800	400	800
术前 2 周	第 3 次	1 200	800	1 200
术前 1 周	第 4 次	1 600	1 200	1 600
术前 0 周	—	—	—	1 600

（四）不良反应

1. 局部反应　主要有血肿和局部感染。按相应治疗方法予以处理。

2. 全身反应　血压过低是最常见不良反应。可能出现潜在危险,应引起重视。

3. 其他反应　局部感染处理不当可导致全身性感染,也可出现晕厥、肌肉痉挛或抽搐、恶心或呕吐、心功能紊乱或呼吸困难、空气栓塞或微血栓、失血性贫血等,应对症治疗。

（五）注意事项

1. 储存式自体输血要进行周密的术前计划,根据手术用血量与备血量选择采血方案、是否使用铁剂或促进红细胞生成的药物等。

2. 自体储血者必须有病史详细记录及重要脏器的体检、实验室及辅助检查结果。

3. 每次采血前认真核对各种记录,不符合采血标准者应暂缓采血。

4. 自体血液必须做好标识,包括患者基本信息、采血日期、失效日期,以及采血人员签名;神志清楚的患者须在自体血液采血袋上签字确认。自体血液不能转让给他人使用。

5. 知情同意,经治医师须告知患者及家属自体输血目的、过程,危险性因素(献血不良反应)和可能出现的并发症;意外原因(储血环境破坏、污染、有异物、凝块、过期等)及血液报废可能。

二、稀释式自体输血

稀释式自体输血是指在术前采集患者一定量的全血,同时输注晶体液及胶体液维持其血容量,并于术中或术后将所采全血输回患者的一种方法。其原理是通过补充晶体液和 / 或胶体液降低单位体积血液中的血细胞浓度,使在等量外科出血情况下,明显减少患者血细胞的丢失数量,亦即减少出血量。

稀释式自体输血主要采用急性等容性稀释(acute normovolaemic haemodilution,ANH),是指在患者开始手术前麻醉后采患者一定数量的血液,并用相同数量的晶体液和 / 或胶体液补充循环血容量。手术结束止血完全后,将采集的血液回输到患者体内。

（一）血液稀释的生理变化

由于红细胞数量最能反映血液主要成分比例的变化,因此常用血细胞比容(HCT)来描述血液稀释程度,分级见表 9-4。血液稀释可致:①动脉氧含量下降;②血液黏滞度降低引起的血流动力增大。

表 9-4　血液稀释程度分级

血细胞比容	血液稀释程度
>30%	轻度
30%～20%	中度
20%～15%	中深度
15%～10%	深度
<10%	极度

（二）适应证和禁忌证

1. 适应证　评估采取稀释式自体输血的关键因素是患者对低红细胞容量的耐受能力,一般要求:①年龄在 65 岁以下;②血红蛋白≥110g/L,血细胞比容≥0.33;③血小板≥100×10^9/L,血小板功能正常;④术前估计失血量≥400ml。

2. 禁忌证　①严重贫血，血细胞比容 <0.30、血小板≤50×10⁹/L 或血小板功能异常；②伴有出凝血系统疾病、感染性发热或菌血症、未纠正的休克、低蛋白血症（血清白蛋白≤25g/L）；③有严重内脏疾病或功能不全，如心肌梗死、肺动脉高压、肺水肿、呼吸功能不全、肾功能不全、颅内高压等，但该脏器需要手术治疗时适当除外。冠状动脉搭桥术不是稀释式自体输血的绝对禁忌证，除非患者有不稳定型心绞痛或射血分数 <30%，左室舒张末压 >20mmHg 及左冠状动脉主干病变等。

老年或小儿患者应慎重考虑是否采用：① 70 岁以上的老年人的重要器官退化、功能减退、机体代偿能力下降，如实施中度以上的血液稀释可能会使重要器官发生缺血性损害，但这一禁忌是相对的，应根据患者全身情况和医疗监护条件等而定；②小儿因体重小、血容量少等因素，一般不考虑行稀释式自体输血。

（三）准备与实施

稀释式自体输血的血液采集场所为手术室，手术室的环境应能够满足开展手术的一般要求。

1. 采集要求

（1）血液采集量，以急性等容性稀释式自体输血为例说明。血液采集量理论计算公式：

$$V = 2V_0(H_0 - H_f)/(H_0 + H_f) \qquad \text{式 9-1}$$

注：V 为血液采血量；V_0 为血液采集前患者血容量；H_0 为血液采集前患者血细胞比容值；H_f 为血液采集后期望血细胞比容值。

（2）体外循环心血管手术患者血液采集量理论计算公式：

$$V = [0.7W(H_0 - H_i)V_0H_i]/H_0 \qquad \text{式 9-2}$$

注：V 为血液采集量；W 为患者体重；V_0 为血液采集前患者血容量；H_0 为血液采集前患者血细胞比容值；H_i 为体外循环时的最佳血细胞比容值。V_0 为成年男性或儿童体重 W 的 7%（L/kg），为成年女性体重 W 的 6.5%（L/kg）。

临床实际血液采集量除依上述的理论值计算外，还应参照患者年龄、主要内脏（心、肺、肝、肾）功能以及手术类型确定。最大稀释限度为稀释后血细胞比容为 0.20，血红蛋白为 65g/L。稀释式自体输血的血液采集一般在进行麻醉诱导及维持平衡后，在有效的循环检测条件下，于手术失血前经患者动脉、中心静脉或周围大静脉获取血液。在应用体外循环时，血液采集时间于体外循环开始后更为安全。

2. 稀释液的选择与应用　血液稀释是在采集血液的同时，应用晶体、胶体液进行容量补充。胶体液和晶体液的比例为 1:2。采血总量与稀释液总量的比例为 1:2，同时应根据患者全身情况以及重要脏器功能，作适度调整。临床常用的晶体液为生理盐水、乳酸林格溶液。常用的胶体液主要有白蛋白、右旋糖酐、羟乙基淀粉、明胶制剂、缩合葡萄糖和全氟碳化合物等。

3. 采集步骤　采集前仔细核对血袋标签与患者信息。麻醉成功后，经患者动脉或静脉采集血液，应注意将血液与抗凝剂充分混合。血液采集过程中，密切监视所采血量，并对患者进行监护；注意采血与稀释液扩容同步进行，维持血液循环稳定。必要时换另一个血袋继续进行采血。如此重复，直至达到预定采血量。

采出的血液于手术结束前或术后回输给患者；当出血量较多时，以相反顺序将采集的自体血回输，即先输最后放出的稀释血。血液回输按同种异体血液成分输注法执行。

（四）不良反应

稀释式自体输血可能出现的不良反应及处理，见表 9-5。

表 9-5　稀释式自体输血可能出现的不良反应及防治措施

不良反应	原因	防治措施
血压下降	血液过分稀释	控制稀释度，使血细胞比容 >0.25
出血倾向	血小板及凝血因子减少	密切监控血液出凝血情况的动态变化
	放血速度过快	控制放血速度
急性肺水肿	输液量过多	术后给予利尿剂
心律失常	心肌缺血	及时补充血容量，保持供氧，维持良好通气

（五）注意事项

1. 一般情况下采集的血液置于室温保存即可，若预计血液在 6 小时之内不能回输，应置于储血专用冰箱保存。

2. 在麻醉状态下，肌肉松弛剂的作用可使外周循环系统扩张，因此一定要注意补充液体维持有效循环血容量。

3. 当收缩压过低时，应输注血浆代用品或白蛋白补充循环血容量，同时给予利尿剂防止肾功能障碍。为促进机体恢复，应在采血后数日内给予铁剂。

4. 在对患者行稀释式自体输血时应注意安全，特别是无症状缺血性心脏疾病患者。①急性血液稀释，血细胞比容急性显著性减少，会导致血流动力学不稳定，患者容易并发心肌缺血。采血（放血）速度过快可引起血压下降，甚至出现低血容量性休克。②放血与扩容不同步可引起心肌缺血导致心律失常。③输液量过多可因心脏负荷过重而发生急性肺水肿。

三、回收式自体输血

回收式自体输血是指在无菌操作条件下收集患者失血，通过血液回收装置处理后再回输给患者本人的一种输血方法。是目前临床应用最有效、最广泛的自体输血方式，是解决无血或无足量血源供应时最佳的应急抢救方案。血源供求日益紧张和人们对提高生活质量的要求越来越高，促进了血液回收技术的发展，其在临床应用的范围越来越广，除在外科手术及急救创伤中的应用外，在产科围生期的使用也越来越多。回收式自体输血与储存式自体输血、稀释式自体输血的优势互补、联合使用，是手术外科合理应用血液、保证手术完成的发展方向。

（一）血液回收的种类

回收式自体输血，按自体血液回收处理时间不同可分为术中、术后两种回收方式；按红细胞回收后处理方式不同分类，可分为红细胞洗涤式、非洗涤式两种。

1. 按回收血的处理方式分类

（1）非洗涤式回收式自体输血：非洗涤式的血液回输比较迅速，能缩短循环血容量减少的时间，可同时回收血液中的血浆成分。缺点是混入血液中的异物直接被输注体内，有可能发生以溶血为主的各种并发症，如高血红蛋白血症、肾功能障碍、败血症、DIC 及其他意外的血压下降。快速回收输注的血液含有抗凝剂，因未做洗涤处理，应根据抗凝剂种类及剂量给予相应的拮抗剂。

（2）洗涤式回收式自体输血：将手术创面可回收的血液收集抗凝，经过滤、离心处理后再用大量生理盐水洗涤红细胞，制得的浓缩洗涤红细再输回患者。缺点：回收血液因洗涤而使血浆成分丢失，同时致凝血因子丢失；与非洗涤式相比存在回输血液时间较长、价格较贵、多次洗涤红细胞导致回收率低等问题。但是因为能显著减少非洗涤时以溶血为主的并发症发生，近年来洗涤式已被广泛应用。两者的比较见表 9-6。

表 9-6　洗涤式与非洗涤式回收式自体输血比较

评价	非洗涤式	洗涤式
优点	全血回收	单纯的红细胞回收
	回输迅速	异物清除
	能回输血浆等	并发症减少
缺点	抗凝剂回输、拮抗剂使用	费用高
	异物混合	用时较长
	发生 DIC 的危险	血浆、凝血因子丢失

2. 按回收血处理时间分类

（1）术中回收式自体输血：将手术野流出的血液回收，回收的血液有凝集性，必须使用抗凝剂。此方式亦包括外伤后（包含自发性出血）所致的滞留在胸腔或腹腔内的血液进行回收，此时回收的血液中纤维素已被清除,无凝集性,不需要使用抗凝剂。

（2）术后回收式自体输血:对手术结束后手术部位后续流出的血液进行回收,被回收的血液纤维素已基本被清除,无凝集性,不需要使用抗凝剂。

大量出血实施血液回收与回输时,应用血浆代用品和 / 或人体白蛋白液补充血液容量,补充凝血因子或凝血酶原复合物,给予同种异体输血也是必要的。

（二）适应证和禁忌证

1. 适应证　适用于估计有大量出血的手术或已患贫血且经历手术出血有可能需要输血的手术,如心血管手术中的动脉瘤切除术或肝脏、脾脏切除术中短时间内大量出血;矫形外科的脊柱侧弯矫正术、椎体融合术、髋关节置换术,整形外科的大面积植皮、器官成形术等。除禁忌证以外的手术疾病均可为其适应证。

2. 禁忌证　①细菌感染:超过 6 小时的开放性创伤、伤口感染、菌血症或败血症、胃肠道疾病、管腔内脏穿孔、剖宫产术（羊水污染）等;②严重溶血:发生严重溶血时,严禁使用回收式自体输血;③肿瘤手术的失血是否能回收尚存争议,如果肿瘤较大,有骨髓转移和血液转移,并有淋巴结肿大者,应视为禁忌。

（三）准备与实施

1. 血液回收前准备　术前签署自体输血知情同意,与患者及家属充分沟通,交代回收式自体输血的相关事项,做好设备、耗材和相关药品的准备工作。

2. 操作步骤　检查并准备血液回收机,安装一次性耗材。备好血液回收机所需抗凝剂,按标准操作程序对手术野血液进行回收、洗涤、浓缩,待需要输注时按同种异体血液成分输注法执行,洗涤式回收式自体输血简易流程见图 9-1。

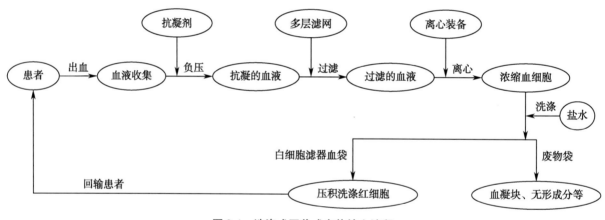

图 9-1　洗涤式回收式自体输血流程

（四）不良反应

1. 稀释性凝血功能障碍　洗涤回收的血液中不含有血小板、凝血因子等,如回收血量较大时需要输入血小板、血浆等成分进行治疗。成人患者,当回收失血 3 000ml 以上时,应给予血小板、FFP 以改善止凝血功能。

2. 电解质紊乱　血液回输时,钠和氯化物浓度增加,镁、钙和白蛋白浓度降低。

3. 血红蛋白血症、肾功能不全　回收式自体输血的血液可造成溶血;非洗涤式回收血（血细胞比容为 0.10～0.40）的游离血红蛋白浓度一般是在 20～50g/L,可能会出现血红蛋白血症和血红蛋白尿症。因此对已有肾功能障碍的患者,术前必须选择用洗涤式回收式自体输血。

4. 肺功能障碍　非洗涤式时,有发生急性支气管麻痹的现象。这是由于回收的血液中含有作用于支气管平滑肌的物质（某些肽类物质）。

5. 弥散性血管内凝血　有组织挫伤,长时间存留在体腔内的血液中含有大量的组织凝血致活酶。微小血栓将随着血液回输而注入体内,再加上细菌感染则可诱发弥散性血管内凝血（DIC）。

6. 细菌感染、败血症　外伤后被细菌污染的血液回收输注有可能导致败血症；行术中回收式自体输血的患者术后可常规使用抗生素。

（五）注意事项

1. 带白细胞滤器血袋的使用　对回收处理的血液收集必须用带白细胞滤器的血袋，可滤掉细微组织碎片、组织细胞、微凝聚物及白细胞等；回输时使用输血器。

2. 告知义务　回收式自体输血需要复杂的专业设备，前期投入和设备维护成本较高，所产生费用签订知情同意书时要一并告诉病患及家属。

3. 并发症　处理过的血液中仍可能含有细胞碎片、游离的血红蛋白和微聚体等可能导致严重的并发症。

四、规范及要求

《医疗机构临床用血管理办法》中明确要求：医疗机构应当积极推行节约用血新型技术。应当动员符合条件的患者接受自体输血新技术，提高输血治疗效果和安全性。《临床输血技术规范》规定：术前自身贮血由输血科（血库）负责采血和贮血，经治医师负责输血过程的医疗监护。手术室内的自身输血包括急性等容性血液稀释、术野自身血回输及术中控制性低血压等医疗技术，由麻醉科医师负责实施。

（张绍基　龚道元）

本 章 小 结

患者血液管理（PBM）的目的并非单纯降低异体输血，而是强调通过防治可能导致异体输血的情况，从而降低或避免异体输血，进而提高患者的疗效和改善转归。PBM 强调多学科协作，共同制订合理的外科手术方案，通过防治贫血、改善止血功能，减少失血。减少手术出血需多种手段联合使用，包括精细的外科手术技术、微创手术的应用、自体血回收和回输以及局部止血剂的使用等。

自体输血在 PBM 中扮演着重要角色，需要根据患者个体情况和需要合理选择自体输血方式。联合应用不同方式的自体输血对于充分保护患者血液，有效地实施 PBM 具有重要意义。

此外，对拟施自体输血的患者评估十分重要，正确评估术中出血量，准确判断患者是否需要实施自体输血以及选择何种自体输血方式，避免不必要的自体血采集，减少自体血液的浪费。

第十章

治疗性血液成分置换术与细胞治疗

通过本章学习,你应能回答下列问题:

1. 什么叫治疗性血液成分去除术?有哪些种类?
2. 治疗性红细胞去除术、治疗性白细胞去除术和治疗性血小板去除术各自适应证有哪些?
3. 什么叫治疗性血浆置换术?主要应用于哪些疾病?
4. 什么是红细胞置换术?主要应用于哪些疾病?
5. 什么是造血干细胞?造血干细胞有哪些生物学特性?
6. 造血干细胞有哪几种来源?造血干细胞移植分哪几类?
7. 细胞治疗有哪几类?

第一节　治疗性血液成分去除术及置换术

治疗性血液成分去除术及置换术目前已用于很多疑难疾病的治疗,应用得当可获得其他治疗方法所不能取得的良好疗效。随着血液成分分离机不断改进及相关技术的日臻完善,应用范围将日益广泛。

一、治疗性血液成分去除术

治疗性血液成分去除术(therapeutic cytapheresis,TCA)主要是通过建立体外循环,采用血细胞分离机,动态地将离体的血液分离,分离出血浆成分、血小板成分、浓缩白细胞成分(粒细胞、淋巴细胞和单核细胞)和红细胞成分,去除病理性细胞成分,并回输其他血液成分,以去除或减少病理性成分对患者的致病作用,达到治疗疾病或缓解病情的目的。根据单采去除的细胞成分不同,可分为:治疗性红细胞去除术(therapeutic erythrocytes apheresis,TEA)、治疗性白细胞去除术(therapeutic leukocytes apheresis,TLA)和治疗性血小板去除术(therapeutic thrombocytes apheresis,TTA)等。

(一)治疗性红细胞去除术

治疗性红细胞去除术(TEA)是采用血细胞分离机单采技术,选择性去除患者循环血液中病理性增多的红细胞。

1. 临床应用　TEA 适用于原发性红细胞增多症和继发性红细胞增多症的患者。循环血液中红细胞过多,可导致严重的高黏滞血症,形成血栓,影响组织器官的正常供血供氧和生理功能,甚至危及患者的生命安全。通常,外周血红细胞 $>6 \times 10^{12}/L$,血红蛋白 $>180g/L$,且有明显的组织器官缺血缺氧表现,特别是伴有心脑血管基础病者,应考虑及时实施 TEA 治疗。原发性红细胞增多症患者可同时伴有血小板异常增多,采用血细胞分离机去除红细胞的同时,可选择性去除血小板。

2. 注意事项　①患者红细胞去除的总量应根据具体病情和患者的情况进行调整,通常一次可单采去除压积红细胞 800~1 200ml,必要时可在 1~2 周内重复;在实施红细胞去除术的同时要以同样的速率输入与采出的浓缩红细胞相等量的晶体溶液(生理盐水或平衡盐液)及胶体溶液(6% 羟乙基淀粉或明胶),一般先用晶体溶液,后用胶体溶液。② TEA 通常只作为辅助手段,目的是缓解临床症状,减少并发症的发生,为原发病的治疗创造更好的条件。③对原发性红细胞增多症的患者,应积极对因治疗,否则可能在红细胞去除后数天内出现"反跳"现象。④对继发性红细胞增多症的患者,应注意掌握采集红细胞后的治疗时机。⑤血液体外分离时,用于抗凝的枸橼酸盐可引起低钙血症,应适时、适量予以口服或静脉补钙。

(二)治疗性白细胞去除术

治疗性白细胞去除术(TLA)是采用血细胞分离机,选择性地去除患者循环血液中异常增多的病理性白细胞。

1. 临床应用 TLA 主要适用于各类高白细胞性的急、慢性白血病,也适用于需要去除病理性白细胞增多的其他临床情况。高白细胞白血病患者,循环血液中存在大量的白血病细胞可能导致严重的高黏滞血症、白细胞淤积,引起脑梗死和脑出血,肺栓塞和肺出血等严重并发症。

TLA 可迅速减少白细胞,从而缓解白细胞淤滞状态,可避免因化疗杀伤大量白细胞而引起的肿瘤溶解综合征(如高尿酸血症、高磷酸盐血症、高钾血症和低钙血症等)。另外,因为化疗药物只对增殖期细胞有杀灭作用,而对静止期细胞无效。高白细胞性白血病患者体内有相当数量的细胞处于静止期,因此化疗效果较差。而 TLA 可去除循环池中的大部分白血病细胞并动员贮存池中的细胞进入循环池,更有助于发挥化疗药物的效果。

属下列情况之一者,应及时实施 TLA:①白细胞计数 $>200 \times 10^9/L$ 者;②白细胞计数 $>100 \times 10^9/L$,伴有血液高黏滞综合征者;③白细胞计数 $>50 \times 10^9/L$,伴有严重的脑、肺等重要器官相关并发症者;④白细胞计数 $(50 \sim 100) \times 10^9/L$,准备实施化疗,需预防化疗破坏大量白血病细胞所致的严重并发症者。

2. 注意事项 ①TLA 只能作为对症处理和辅助治疗的手段,如果没有积极有效的化疗跟进,去除白细胞后可能很快出现"反跳"现象;②进行白细胞单采时,血细胞分离机处理的血量较大,抗凝剂用量也随之增大,应积极予以补充钙剂;③若去除白细胞量大时,可考虑静脉补充适量晶体盐溶液。

(三)治疗性血小板去除术

治疗性血小板去除术(TTA)是采用血细胞分离机,选择性地去除患者循环血液中异常增多的血小板。

1. 临床应用 慢性骨髓增生性疾病常伴有血小板计数的极度增高,这种原发性血小板增多可导致血栓形成、微血管栓塞、出血等并发症。TTA 适用于血小板计数 $>1\,000 \times 10^9/L$ 的慢性骨髓增生性疾病的患者。但血小板计数和症状出现并不具有显著相关性,当血小板计数 $<1\,000 \times 10^9/L$,原发性血小板增多有血栓和出血危险的患者,也应考虑及时行 TTA 治疗。

2. 注意事项 ①TTA 只能作为对症治疗的手段,必须联合应用药物治疗才能维持长期缓解;②TTA 需要体外循环处理的血量较大,一般为患者总血容量的 $1 \sim 2$ 倍,应做好低钙血症的预防和处理措施;③原发性血小板增多症患者,进行治疗性血小板单采时获得的血小板,不能用于临床输注。

二、治疗性血液成分置换术

治疗性血液成分置换术(therapeutic blood components exchange,TBCE)是去除患者血液中病理性成分的一种治疗技术,通过血液成分分离机采集、分离、去除患者循环血液中某些病理性成分,回输其正常血液成分,并补充患者所需的血液成分或其他胶体、晶体溶液,调节和恢复患者的生理功能,达到治疗疾病的目的。治疗性血液成分置换术,主要有治疗性血浆置换术(therapeutic plasma exchange,TPE)和治疗性红细胞置换术(therapeutic red blood cell exchange,TRCE)。

(一)治疗性血浆置换术

进入血浆中的毒物、有害药物、溶血产生的游离血红蛋白、病理释入血浆的自身抗体、循环免疫复合物、异常球蛋白、胆红素、酶、脂类、尿素氮、肌酐等存在于血浆中能产生病理损害的物质,统称为病理性血浆物质。治疗性血浆置换术(TPE)是指通过血细胞分离机技术,用健康人的血浆、白蛋白制剂、代血浆、晶体盐溶液等置换液,将患者循环血液中的血浆成分置换出来,以去除病理性血浆物质。

1. 临床应用 TPE 目前已成功应用于某些血液系统疾病、神经系统疾病、泌尿系统疾病、风湿性疾病及代谢紊乱性疾病等多种疾病的治疗。TPE 是一种价格昂贵、辅助性的治疗手段,不是病因治疗,

更不能替代药物治疗,因此不能盲目滥用。其临床常见治疗情况如下:

(1)中毒症:包括外源性中毒(如麻醉药、农药等)和内源性中毒(如高胆红素血症、代谢性酸中毒、细菌内毒素血症、败血症等)。用 TPE 结合药物治疗,只要及时、坚持、大量,能取得满意疗效。

(2)高黏滞综合征:常见于恶性淋巴细胞或浆细胞产生大量单克隆免疫球蛋白所致,如巨球蛋白血症、多发性骨髓瘤等。当血液中存在过量异常免疫球蛋白时,可引起血液黏度异常增高,血栓及微血栓形成,危及患者生命安全。TPE 对病理性 IgM 去除效果最好,对病理性 IgG 和 IgA 的去除效果较差。

(3)血栓性血小板减少性紫癜:至今尚无特异性治疗手段,TPE 的疗效较肯定,缓解率可达 75%。选择置换液时,宜大量使用新鲜冰冻血浆。

(4)母婴血型不合的妊娠:特别是 Rh 血型抗原致敏孕妇产生相应抗体后,可引起严重新生儿溶血病或死产。孕妇进行 TPE 治疗后,可降低 Rh 抗体的水平,从而减轻对胎儿红细胞的免疫溶血作用。

(5)ABO 血型不合的 BMT:若受者与供者的 ABO 血型不合,受者体内原有的血型抗体,可导致输入的供者红细胞发生溶血,甚至破坏植入的供者干细胞。在移植前,进行 TPE,可有效降低受者血浆中的原有血型抗体效价,预防输入的供者红细胞和植入的供者干细胞被破坏。

(6)其他:如重症肌无力、吉兰 - 巴雷综合征、多发性硬化症、慢性炎症性脱髓鞘性多发性神经病、溶血性尿毒综合征、肺出血肾炎综合征、再发局灶节段性肾小球硬化、自身免疫性溶血性贫血、系统性红斑狼疮等,TPE 是有效的治疗措施之一。

2. 注意事项 ①去除小分子病理性血浆物质,血液透析效果比 TPE 好;大分子病理性血浆物质,血液透析无法去除,只能用 TPE 去除;②在确定血浆置换前,医师应充分估计去除血浆量,并准备各种所需的置换液(晶体盐溶液、代血浆溶液、白蛋白溶液、血浆制品等);③在决定置换量和置换频率时,应综合考虑疾病的种类、病情严重程度、患者的一般情况、病理性成分的性质和含量、病理性成分生成的速度及在血管内外的分布等情况;④在治疗过程中,应密切关注患者的情况,主治医师应主动配合技术操作人员做好各种应急处理。

(二)治疗性红细胞置换术

治疗性红细胞置换术(TRCE)是选择性地去除患者体内的病理性红细胞,同时用功能正常的红细胞进行替代的一种治疗手段。其基本过程是通过建立体外循环血路,采用血细胞分离机,动态地将患者血液离心分离获得压积红细胞和其他血液成分,将获得的压积红细胞引入收集袋去除,同时将正常献血者的红细胞悬液与已分离的其他血液成分回输入患者体内。

1. 临床应用 TRCE 适用于:①镰状细胞贫血患者出现溶血性贫血、脑卒中、急性胸部综合征、视网膜栓塞、大于 24 小时的保守性治疗无效的持续性阴茎勃起等镰状细胞贫血危象;②一氧化碳中毒有组织器官严重缺氧者;③严重新生儿溶血病、自身免疫性溶血。

2. 注意事项 需要进行 TRCE 救治的患者,病情多危重,在治疗过程中主治医师应随时关注病情变化,做好各种应急处理。

(袁春雷　姜玉章)

第二节　造血干细胞移植

一、造血干细胞生物学特征

干细胞(stem cells)是一类具有增殖和分化能力,能够自我复制、自我更新的多潜能细胞,在特定条件下,能够定向分化为多种特定功能的细胞,并形成组织及器官。根据干细胞的发育潜能,通常将其分为三类:①全能干细胞,具有分化形成完整个体的潜能,如胚胎干细胞;②多能干细胞,具有分化形成多种细胞组织的潜能,但无法形成完整个体,如骨髓多能造血干细胞;③专能干细胞,只能向一种或密切相关的两种类型细胞分化,如上皮组织基底层干细胞。

造血干细胞(hematopoietic stem cell,HSC)存在于造血组织及血液中,是机体各种血细胞的共同来源。HSC 同样具有自我更新和分化为各种血细胞的能力，植入足够数量后能使机体的正常造血功能得到重建和恢复。HSC 的生物学特点主要包括：① HSC 具有分化、成熟和定向增殖能力，植入一定量 HSC，随着 HSC 的分化成熟，HSC 逐渐定向为一个或多个细胞系并逐渐丧失自我更新能力，使受者造血系统重建和恢复，包括红细胞、粒细胞、淋巴细胞、血小板等；② HSC 具有归巢能力，从静脉输入的 HSC 能够进入骨髓中进行增殖分化，因此通过静脉输入 HSC，即可达到移植目的；③ HSC 可长期保存，冷冻、融解过程对 HSC 损伤较小，HSC 对冷冻及融解的耐受性使其能够长期保存。

二、造血干细胞移植分类

目前在细胞治疗中临床应用较多的主要有两大类细胞：HSC 和间充质干细胞（mesenchymal stem cell，MSC）。其中 HSC 主要用于造血干细胞移植（hematopoietic stem cell transplantation，HSCT）。HSCT 是指对患者全身放疗、化疗和免疫抑制预处理后，输入从供者或自身回输的骨髓、外周血或脐带血中分离出的 HSC，使其重建造血及免疫功能。

1. 按 HSC 来源分类　HSC 可以从骨髓、外周血、脐带血中进行采集分离，因此，根据 HSC 来源不同，HSCT 分为骨髓造血干细胞移植（bone marrow transplantation，BMT）、外周血造血干细胞移植（peripheral blood stem cell transplantation，PBSCT）和脐带血造血干细胞移植（cord blood stem cell transplantation，CBSCT）。BMT 简称骨髓移植，指将供者的正常骨髓移植给受者，以重建受者造血功能和免疫系统的治疗过程；PBSCT 是指通过造血生长因子动员采集外周血中的干细胞，移植给受者，以重建受者造血功能和免疫系统的治疗过程；CBSCT 是指将新生儿的脐带血移植给受者，以重建受者造血功能和免疫系统的治疗过程。

2. 按供受双方遗传学关系分类　可分为自体造血干细胞移植（autologous hematopoietic stem cell transplantation，auto-HSCT）、同基因造血干细胞移植（syngeneic HSCT，syn-HSCT）和异基因造血干细胞移植（allogeneic HSCT，allo-HSCT）。auto-HSCT 指造血干细胞供、受者是同一个人的 HSCT；syn-HSCT 指基因型相同的两个个体间的移植，常指同卵双胎之间的 HSCT；allo-HSCT 是指造血干细胞供、受者为不同个体的 HSCT，包括 HLA 相合造血干细胞移植和 HLA 部分相合造血干细胞移植。

3. 按干细胞人类白细胞抗原相合程度分类　分为 HLA 全相合造血干细胞移植、HLA 部分相合造血干细胞移植、HLA 单倍体造血干细胞移植。

三、造血干细胞移植过程

HSCT 能够治疗多种疾病，包括血液、免疫、代谢、肿瘤性疾病，但目前主要用于治疗恶性疾病，特别是造血系统的恶性疾病。HSCT 过程包括：①大剂量化疗或化疗加放疗，以清除肿瘤细胞并使植入的造血细胞能够植活；②输入 HSC；③在 HSC 植活前的支持治疗；④免疫抑制剂预防移植物抗宿主病。

（一）外周血干细胞

在正常状态下人外周血循环中存在较少量的造血干细胞，外周血干细胞（peripheral blood stem cells collection，PBSC）与骨髓造血干细胞有着相似的特性，即具有自我复制和多向分化潜能，移植后能完全持久地重建受者的造血和免疫功能。随着移植相关技术的迅猛发展，造血细胞因子与血细胞分离机的广泛应用，使得自体及异体 PBSC 移植迅速发展起来，并成为目前主要的造血干细胞移植技术。

PBSCT 在临床上成功应用，其与骨髓移植相比，具有以下优势：①痛苦小，采集时不需麻醉，术后无明显的疼痛；②恢复快，移植后，外周血常规的恢复较同类型骨髓移植快。

1. 外周血干细胞的动员　PBSC 的动员是指将造血干、祖细胞从骨髓池"驱赶"到外周血中的过程。目前，常用的动员方案包括：单用化疗药物动员、单用造血生长因子动员以及化疗药物联合造血生长因子动员等。

单用化疗药物动员是最早应用，大剂量化疗药物在杀伤肿瘤细胞或白血病细胞的同时，也杀伤正常的造血细胞，引起反馈性造血增生，PBSC 数量随之增加，可达正常的 100 倍，从而起到了 PBSC 的动员效果。常用大剂量的环磷酰胺、白消安或阿糖胞苷等作为肿瘤患者 PBSC 的动员剂。

单用造血生长因子动员被广泛用于自体和异基因 PBSC 移植。造血生长因子刺激骨髓干细胞池的干细胞增生，并打破正常状态下骨髓干细胞池和 PBSC 池的平衡，使骨髓干细胞池内的造血干、祖细胞被"驱赶"到 PBSC 池中。临床上最常用的为粒细胞集落刺激因子（granulocyte colony-stimulating factor, G-CSF）和粒 - 巨噬细胞集落刺激因子（granulocyte-macrophage colony-stimulating factor, GM-CSF）。其中 G-CSF 进行 PBSC 动员的疗效好、副作用轻，是动员健康供者 PBSC 较好的动员剂。化疗药物联合造血生长因子动员，一般用于肿瘤患者的自体 PBSC 移植。

2. 外周血干细胞的采集与保存

（1）PBSC 的采集：采集时机与动员方案有关。单用造血生长因子进行动员时，采集时机一般为用药开始后的第 5、6、7 天。单用化疗或化疗联合造血生长因子动员时，应检查外周血 CD34+ 细胞计数，当 CD34+ 细胞计数达（20～40）×10^6/L 时进行 PBSC 的采集。

PBSC 的采集是利用血细胞分离机将供者外周血分离成不同组分，采集其中的单个核细胞层，这层细胞中富含动员的 PBSC。采集结束后，需要测定采集 CD34+ 细胞数，一般认为，要保证 PBSC 移植后造血重建，自体移植时 CD34+ 细胞数不应少于（1～2）×10^6/kg 受者体重，异体移植时 CD34+ 细胞数不应少于（2～3）×10^6/kg 受者体重。急性白血病或既往接受强化放化疗导致的"贫动员"患者，临床研究显示动员效果差，且需要的 CD34+ 细胞数量更大。

（2）外周血干细胞保存：随着存放时间延长，HSC 会进行性减少，冷冻保存是目前最常用的 PBSC 保存方法，常用的冷冻保存液由 70% 组织培养液、20% 二甲亚砜（DMSO）、10% 同型血清或 AB 型血清或白蛋白等成分组成，配好后 4℃保存备用。冷冻前一般采用离心浓缩法去除血浆及成熟细胞，可采用转移袋离心、细胞洗涤机洗涤，或血细胞分离机进行处理；HSC 在冷冻前需将细胞浓度调至一定浓度，再将冷冻保存液按照 1:1 容积缓慢加入 PBSC 中。当 PBSC 中加入冷冻保存液后立即进行程控降温，一般每分钟降 1～2℃，降至 -40℃ 后每分钟降 5～10℃，降至 -80℃ 时取出置 -80℃ 冰箱或液氮保存。-80℃ 可保存 1 年，-196℃ 液氮中可长期保存。

（3）外周血干细胞的回输：当患者预处理后，取保存的 PBSC 立即置于 40～42℃ 水浴中迅速解冻，并不停晃动样品，使其内外均匀复苏。解冻完成后，立即从静脉快速输给患者。

（二）骨髓造血干细胞

在造血干细胞移植术中，骨髓移植（BMT）最早用于临床。造血干细胞存在于骨髓中，骨髓造血干细胞约占骨髓有核细胞的 1%。

1. 骨髓采集 采集在手术室内进行，无菌操作。采集量应根据骨髓有核细胞计数及受者的体重确定。

2. 骨髓的处理 包括一般处理和特殊处理两种。骨髓的一般处理包括滤除骨髓中的骨髓小粒，红细胞和血浆成分。骨髓过滤器可滤除骨髓中的骨髓小粒，不丢失造血干细胞和造血祖细胞。当供、受者血型 ABO 不相合时，输入骨髓可能发生急性或迟发性溶血反应，因此，在采集骨髓后，需要去除骨髓中的红细胞和 / 或血浆成分。表 10-1 为供 - 受者 ABO 血型不同时骨髓的处理。

表 10-1 供 - 受者 ABO 血型不同时骨髓的处理

血型及处理方法	供者血型							
	A			**B**			**AB**	**O**
受者血型	B	AB	O	A	AB	O	A、B 或 O	A、B 或 AB
去除血浆	是	是	否	是	是	否	否	是
去除红细胞	是	否	是	是	否	是	是	否

骨髓的特殊处理主要指骨髓的体外净化。所谓净化是利用正常造血干细胞与肿瘤细胞的生物差异，在体外尽可能地灭活肿瘤细胞，而保留足够移植数量的正常造血干细胞。常用的骨髓体外净化方法包括阴性选择法和阳性选择法。阴性选择法是从骨髓中去除肿瘤细胞，临床上多用。阳性选择法是从骨髓中分离出正常造血干细胞。近年来 CD34+ 细胞纯化技术已在临床上应用，如采用细胞分选器进

行 CD34⁺ 细胞纯化，值得注意的是阳性选择法只适用于肿瘤细胞上没有 CD34 抗原的患者。

3. 骨髓的保存　对于同基因或异基因 BMT 时，BMT 随采随输，一般不保存。但自体 BMT 时，BMT 采集后，还要对患者进行预处理，此时就需要对采集的 BMT 进行适当的保存。BMT 保存的方法包括冷冻和非冷冻保存。冷冻保存同 PBSC。非冷冻保存是将 BMT 保存于 4℃冰箱中，不需任何处理。这种保存方法的缺点是随着保存时间的延长，BMT 中有核细胞数量逐渐减少。一般非冷冻保存 BMT 的时间不超过 60 小时，若 BMT 需要保存 60 小时以上，建议采用冷冻保存方法。

4. 受者预处理　在造血干细胞输入受者体内之前需要对受者进行放疗和 / 或化疗的预处理。其目的是：①使骨髓腾出空间以使植入的造血干细胞有立足和增殖的场所；②最大限度地杀灭受者体内的肿瘤细胞，减少复发；③抑制受者机体的免疫功能，防止机体对移植物的免疫排斥反应。但同基因 BMT 和自身骨髓移植不存在免疫排斥反应，预处理可不考虑抑制受者免疫功能。

预处理方案包括清髓性和非清髓性预处理方案，具体实施时需要根据 BMT 类型的不同而进行调整。

5. 骨髓的回输　骨髓的解冻、回输方法基本同 PBSC 移植。

（三）脐带血干细胞

脐带血是胎儿出生时脐带内和胎盘近胎儿一侧血管内的血液。脐带血中含有丰富的造血干、祖细胞。脐带血中干细胞更原始，增生和分化能力良好，对细胞因子反应更快。脐带血来源广泛，采集方法简单，采集脐带血对母婴基本无影响，可供儿童或体重较轻的成年人移植。脐带血免疫系统尚未成熟，移植时移植物抗宿主病（GVHD）发生率低，严重 GVHD 很少，供、受者 HLA 不要求完全相合即可移植；脐带血中 EB 病毒及巨细胞病毒抗体阳性率低，感染机会小；脐带血以实物形式保存，查询过程迅速，可以保证供应。由于上述优点，近年来，脐带血移植发展迅速，脐带血移植已广泛应用于治疗恶性疾病及遗传性疾病。脐带血已成为儿科领域造血干细胞移植供体的首选来源。

但是，由于脐带血体积小，干细胞数量有限，一般用于体重 40kg 以下的患者；初次脐带血移植后，一旦移植失败或原有疾病复发将失去追加采集输注供者造血干细胞的补救机会；另外，一些罕见的遗传病在脐血采集前可能被漏诊，可能通过脐血移植传给受者。

1. 脐带血的采集　新生儿娩出后，立即在距脐带 5～7cm 处结扎脐带并剪断，在胎儿娩出后 5 分钟内从脐静脉抽取血液，包括抽取胎盘表面小血管的血液，将取得的血液装入含有保养液的血袋中。

2. 脐带血的保存　在进行同胞异基因脐带血移植时，如果患者的病情许可，可以根据产妇预产期时间确定对受者进行预处理的时间，当分娩采集脐血后，可立即输注，不必对脐带血进行保存。

若需要长期保存，需要建立脐血库。脐血库的目的是在无合适骨髓或 PBSC 供者情况下，将脐带血提供给配型相合的受者进行非血缘相关的脐带血移植。脐血库需要保存大量的脐血干细胞，占用空间大。脐带血的组成和外周血相似，含有大量红细胞、白细胞和血小板，因此，在保存前，需要对脐带血进行分离纯化。分离方法可通过羟乙基淀粉沉淀法、密度梯度分离法、流式细胞分离法、单克隆抗体法、明胶分离法等。

3. 脐带血的输注　基本同 BMT。

骨髓、外周血或脐带血来源的造血干细胞各有优点和不足，见表 10-2。

表 10-2　不同来源造血干细胞的优缺点

干细胞来源	优点	缺点	备注
骨髓	含丰富的 HSC；含淋巴细胞比外周血干细胞少；发生 GVHD 较少	采集时需要麻醉；祖细胞含量比外周血中的少	经典方法
外周血	含大量 HSC；含大量淋巴细胞，致移植物抗肿瘤效果更强	供者需要 G-CSF 进行动员，耗时较长	更多用于自体 HSCT；多用于减低剂量预处理方案的异基因 HSCT
脐带血	采集对母亲及婴儿均无危险；传播感染性疾病的可能性较小、容易获得，不要求 HLA 完全相合；淋巴细胞免疫功能不成熟，GVHD 发生率及严重程度低	干细胞数量有限，对大体重儿童及成人来说细胞数量不足；需要更长时间才能产生移植物抗肿瘤效应	越来越多地作为儿童无血缘供者移植的首选；从寻找供者到移植所需时间短

（四）其他移植技术

1. 亲缘 HLA 单倍型相合 即半相合移植，具有广泛的应用前景，建立基于 G-CSF 和抗胸腺球蛋白诱导免疫耐受的多项关键预处理技术，成功地进行非体外去 T 细胞的单倍型 HSCT，患者获得良好的植入，虽然急性移植物抗宿主病（acute graft versus host disease, aGVHD）发病率较 HLA 全相合移植稍高，但重症 aGVHD 并无差别，提示这一技术成功跨越了 HLA 不合的免疫屏障，使单倍型移植的推广从梦想变为现实，广泛应用于亚洲和意大利的多家移植中心。近几年被国内外同行公认为单倍体移植体系的"北京方案"，被纳入中国 HSCT 共识，推荐作为急性白血病缓解后治疗的一线选择，使亲属单倍型移植成为造血干细胞的一个重要来源和常规治疗方式之一。

单倍型移植具有以下特点：①供者来源更加广泛、便捷，几乎所有人均可找到供者，且无时间延迟；②成本低，亲属单倍型供者不需要特殊费用；③从伦理及技术层面分析，具有更强的可操作性，由于亲情关系的存在，供者的意愿会更强，且当再次需要供者来源的干细胞或淋巴细胞以解决植入不良及复发等并发症时，操作性更强，有利于总体生存率提高。

2. 微移植 微移植（mini- stem cell transplantation, mini-SCT）是将移植、化疗和免疫治疗有机结合，以尽可能保留受者自身免疫功能和供体微量植入为特征的细胞免疫治疗。由于微移植避免了临床 GVHD，而且能快速恢复造血，因此不但提高了移植的安全性，改善了患者，尤其是高龄患者的存活质量，而且更加简便易行，安全可靠。此外，微移植的供体来源不但包括了血缘相关、HLA 半相合供体，而且也包括了非血缘相关及 HLA 完全不相合的供体，真正完全跨越了 HLA 屏障，彻底解决了移植的供体来源问题。但目前认为微移植诱导的移植物抗白血病/肿瘤（graft versus leukemia/tumor, GVL/T）效应相对较弱，白血病复发率相对较高。

（姜玉章　龚道元）

第三节　其他细胞治疗

一、树突状细胞

树突状细胞（dendritic cell, DC）是一类体内专职抗原提呈细胞，它可激活初始 T 细胞增生，诱导初次免疫应答，在抗肿瘤细胞免疫应答中发挥重要作用。DC 在临床上应用主要包括：抗肿瘤、治疗自身免疫性疾病和诱导移植免疫耐受。

DC 治疗肿瘤最常用的技术为 DC 肿瘤疫苗（简称 DC 瘤苗），通过体外诱导培养 CD4 造血干细胞或外周单个核细胞分化成为成熟的 DC，以此负载肿瘤抗原，回输体内后诱导针对特异性抗肿瘤细胞免疫应答，达到杀伤肿瘤细胞并产生免疫记忆的目的。其原理为：①抗原递呈作用；②高水平表达共刺激分子和黏附分子而促进 DC 与 T 细胞的结合；③调节 T、B 淋巴细胞分化发育；④诱导免疫耐受。

DC 瘤苗制备时，经淋巴细胞分离液分离外周血的单个核细胞，贴壁 2 小时后加入脑脊液、IL-4 诱导一定时间（通常 7～14 天），观察细胞形态、表面标志，采用混合淋巴细胞培养法检测其刺激同种异体淋巴细胞增殖的能力。如果经诱导生成的细胞具有典型的 DC 形态特征和表面标志，如 CD83、CD86、HLA-DR 等，经 TNF-α 诱导培养后形成成熟 DC，可高表达细胞表面标志。

DC 瘤苗具有杀灭肿瘤细胞的作用，有助于减少恶性肿瘤的转移与复发，对于改善患者的生活质量具有重大意义。DC 在自身免疫性疾病和移植免疫耐受等方面也具有重要治疗作用。

二、自然杀伤细胞

自然杀伤细胞（natural killer, NK）是一种独特的淋巴细胞，形态上似大颗粒淋巴细胞，但又不同于 T 淋巴细胞和 B 淋巴细胞，它缺乏膜表面免疫球蛋白，特异性表达 CD56。NK 细胞无需抗原预先致敏即可直接杀伤靶细胞，在机体抵御感染和防止细胞恶性转化上起到重要的免疫调节作用。

NK 细胞的分离制备可采用 Percoll 非连续密度梯度离心法、单抗铺皿（panning）分离法、磁化细胞分离器(MACS)分离法等方法获得 NK 细胞；另外可采用免疫组化法、活性及细胞毒性等进行鉴定。

目前在临床上的应用主要有：①NK 细胞的免疫治疗，即利用 NK 细胞和体外产生细胞因子诱导的杀伤细胞(cytokine-induced killer, CIK)来杀伤自体肿瘤细胞；②在异基因 BMT 中，利用 NK 细胞的同种异体反应性，增强移植物抗白血病的作用。

三、细胞因子诱导的杀伤细胞

CIK 细胞是人外周血单个核细胞在体外经 CD3 单抗和多种细胞因子刺激，以表达 CD3$^+$ 和 CD56$^+$ 标志为主的免疫效应细胞。CIK 细胞兼具有 T 淋巴细胞强大的抗肿瘤活性和 NK 细胞的非 MHC 限制性杀瘤特点，增殖能力强，杀瘤谱广，同时对正常骨髓造血前体细胞毒性小，并可产生多种细胞因子。

CIK 细胞的分离制备：将人外周血单个核细胞在体外用多种细胞因子(IFN-γ、IL-2、IL-1α、CD3 McAb)共同培养一段时间后获得的一群免疫效应细胞。

CIK 细胞的临床应用主要有：CIK 细胞对多种实体瘤均有明显疗效，对白血病也有良好疗效，尤其是 BMT 或化疗缓解后能够清除残存的肿瘤细胞，防止复发。可能还具有杀灭肝炎病毒的作用。

以上为目前临床常见的细胞治疗项目，有的还处于临床试验阶段，还有正在广泛研究的诱导多功能干细胞(induced pluripotent stem cells, iPS Cs)的快速进展将使细胞治疗领域发生巨大变化，更有利于临床疾病的治疗。

(任伟宏　姜玉章)

本 章 小 结

通过建立体外循环血路，采用血细胞分离机行治疗性血液成分单采，可用于治疗血液系统疾病、风湿性疾病、神经系统疾病及代谢性疾病等。HSCT：从供者体内采集 HSC 作为移植物，采用化疗或化疗加放疗预处理清除受者病理的造血及免疫系统，将供者的 HSC 移植到受者体内，重建受者的造血和免疫系统。依造血干细胞的不同来源，HSCT 分为 BMT、PBSCT 及 CBT。依供者和受者的关系可将 HSCT 分为 auto-HSCT、allo-HSCT、syn-HSCT。PBSC 采集方便，已成为临床主要的 HSC 来源。HSC 保存时间较长时必须加入冷冻保护液进行冷冻保存。亲缘 HLA 单倍型相合(即半相合)移植和微移植具有广泛的应用前景。供 - 受者 ABO 血型不同时需要对所采集的 HSC 进行处理，如去除血浆或去除红细胞。其他细胞治疗方法还包括树突状细胞、自然杀伤细胞和细胞因子诱导的杀伤细胞。

第十一章

输血不良反应

通过本章学习，你应能回答下列问题：

1. 输血不良反应按发生时间分为哪两类？各类常见的不良反应有哪些？

2. 输血不良反应根据是否发生输血感染，分为哪两类？各类常见的不良反应有哪些？

3. 输血不良反应与输血相关性的评估分哪几级？

4. 输血不良反应严重程度分哪四级？

5. 急性和慢性溶血性输血反应的发病机制和临床表现有何异同？急性溶血性输血反应的实验室检查有哪些？

6. 大量输血相关并发症有哪些？输血传播细菌感染常见的病原菌有哪些？如何预防？

7. 献血者血液已进行严格的检查，为什么还有可能发生感染性输血反应？

8. 为了预防感染性输血不良反应，应该注意哪些问题？

输血是临床上救治危重患者极为重要的治疗手段之一，被广泛应用于各种原因所致的血液成分缺失或大量失血患者，是一种不可替代的特殊治疗措施。但是，临床输血也是一把"双刃剑"，它不仅能治疗疾病、挽救患者的生命，也可能致病，可以导致患者发生多种输血不良反应，如过敏反应、溶血性输血反应、非溶血性输血反应、输血相关性急性肺损伤、输血传播细菌感染、输血传播病毒感染、输血传播寄生虫感染等，所以输血有风险。尽管血液成分从献血者的筛选，到采血、制备、保存、输注都经过严格的筛查、检测，但输血后仍然存在输血严重危害（serious hazards of transfusion，SHOT）。输血严重危害是指输血过程中或输血后发生的与输血相关的不良反应，包括输血不良反应和输注无效。

输血科工作人员及临床医师应充分了解输血治疗的弊端，树立科学合理的现代输血观念，大力提倡成分输血，重视输血前评估和输血后疗效评价，关注临床输血全过程风险防范，积极开展自体输血等。正确运用输血治疗，严格掌握输血适应证，避免输血不良反应，确保安全有效的输血。

知识拓展

血液预警系统

1996 年，英国启动了输血严重危害（SHOT）报告系统，用来收集和报告各所医院自愿报告的与血液成分输注相关的主要不良事件。SHOT 系统即为英国的血液预警系统，从建立之日起就致力于持续完善，因而被公认为血液预警的国际"金标准"，成为世界各国建立血液预警系统的典范。

英国 SHOT 分类：险兆事件，输错血液成分，发热、过敏和低血压反应，抗 -D 免疫球蛋白使用相关错误，血液处理和贮存失误，不合理输血，存在患者身份辨识或输血处方错误，溶血性输血反应，输血相关循环超负荷，输血相关性急性肺损伤，血液回收所致的不良事件，输血相关呼吸困难，输血后紫癜，输血相关移植物抗宿主病，未分类的输血并发症，输血传播性感染。

第一节 概 述

一、输血不良反应分类

输血不良反应（adverse transfusion reaction）也称输血反应或输血并发症，中华人民共和国卫生行业标准《输血反应分类》（WS/T 624—2018）将输血不良反应定义为：与输血具有时序相关性的不良反应。该标准将输血不良反应分为输血非感染性反应（transfusion-transmitted non-infectious reactions，TTNIR）和输血感染性反应（transfusion-transmitted infectious reactions，TTIR）。输血非感染性反应是指与输血具有时序相关性的非病原体引起的不良反应，也称非感染性输血反应；输血感染性反应是指病原体通过输血过程从献血者体内进入到受血者体内并引起相应的感染或疾病，也称感染性输血反应，或输血传播性感染（transfusion-transmitted infections，TTI），见表11-1。

表 11-1 常见输血反应分类

类型	类别
输血非感染性反应	非溶血性发热反应
	过敏反应
	急性溶血性输血反应
	迟发性溶血性输血反应
	输血相关性急性肺损伤
	输血相关性移植物抗宿主病
	输血相关性循环超负荷
	输血后紫癜
	输血相关性呼吸困难
	迟发性血清学输血反应
	输血相关性低血压
	其他
输血感染性反应	输血传播细菌感染
	输血传播病毒感染
	输血传播寄生虫感染
	输血传播其他病原体感染

输血反应还有一些其他分类方法。按发生机制有无免疫因素参与可分为免疫性反应和非免疫性反应。按输血反应发生的时间可分为急性/速发性输血反应（acute/immediate transfusion reactions，ATR/ITR）和慢性/迟发性输血反应（chronic/delayed transfusion reactions，CTR/DTR）。其中急性/速发性输血反应是指发生在输血过程中、输血后即刻至输血后24小时内的输血反应；慢性/迟发性输血反应是指发生在输血结束后24小时至28天的输血反应。按主要症状和体征可分为非溶血性发热反应、过敏反应、溶血性输血反应、铁超负荷（也称含铁血黄素沉着症）、输血相关循环超负荷、电解质紊乱、输血传播细菌感染等，见表11-2。

表 11-2 输血反应其他分类

分类	速发性反应		迟发性反应	
	名称	常见病因	名称	常见病因
免疫性反应	非溶血性发热反应	HLA、HNA、HPA抗体	慢性溶血性输血反应	Rh抗原等引起的回忆性抗
	过敏反应	IgA或血浆蛋白抗体等	输血相关移植物抗宿主病	植入有活性的淋巴细胞
	急性溶血性输血反应	血型（主要为ABO血型）不合	输血后紫癜	血小板抗体
	输血相关性急性肺损伤	白细胞抗体	血小板输注无效	HLA、HPA等抗体或药物

续表

分类	速发性反应		迟发性反应	
	名称	常见病因	名称	常见病因
非免疫性反应	非溶血性发热反应	致热原	铁超负荷	长期、反复输血
	急性溶血性输血反应	低渗、冰冻、加热	血栓性静脉炎	输血时间长、感染
	输血相关循环超负荷	大量输血或输血速度过快	血小板输注无效	有脾功能亢进、DIC、感染等原发病
	肺血管微栓塞	白细胞、血小板与纤维蛋白等形成的微聚物	输血传播性感染	肝炎病毒、HIV、细菌、血液寄生虫等输入性感染
	出血倾向	大量输血		
	酸碱平衡失调	大量输血		
	低体温	大量输血		
	电解质紊乱	大量输血		
	枸橼酸盐中毒	大量输血		
	空气栓塞	空气进入		

二、输血不良反应的严重程度

中国输血协会团体标准《血液安全监测指南》(T/CSBT 001—2019)中将输血不良反应严重程度分四级,具体如下:

1. 非重度 需要治疗措施(如对症治疗),但未接受治疗不会导致永久性损伤或机体功能受损。

2. 重度 与不良反应直接相关的住院治疗或住院时间延长,不良反应的后果导致患者永久或明显的残疾或丧失工作能力,或必须药物或外科治疗以避免机体的永久损伤或功能受损。

3. 危及生命 输血后需要重要治疗(如血管收缩药物,气管插管,转入重症监护)以避免死亡。

4. 死亡 受血者死亡是输血不良反应的后果(死亡应适用于死亡与输血的相关性属于疑似、可能或明确的情况,如患者死亡是由于输血之外的原因,不良反应的严重程度等级应按照与反应相关的临床情况给予适当的分级)。

三、输血不良反应与输血相关性

《血液安全监测指南》将输血不良反应与输血相关性的判断分为六级,具体如下:

1. 明确相关 明确证据证明不良反应的原因是输血,未发现其他原因。

2. 可能相关 证据清楚地支持不良反应的原因是输血,但其他原因不能排除。

3. 疑似相关 最可能是输血之外的原因引起不良反应,但输血不能排除。

4. 可能无关 证据清楚地支持不良反应是输血之外的原因,但输血不能排除。

5. 明确无关 重复的明确证据证明不良反应是输血之外的原因。

6. 无法确定 不良反应与输血的关系未知或无法判断。

(蔡 葵 吴新忠)

第二节 输血感染性反应

输血前无相应病原体感染病史,无临床症状,血清标志物检测阴性;输血后出现相应病原体感染,血清标志物阳性,或出现感染症状,且从受血者体内分离出的病原体与血液成分中检出的病原体具有高度的同源性。病毒、细菌、寄生虫等病原体都可以通过输血引起受血者感染。

一、输血传播病毒感染

（一）人类免疫缺陷病毒感染

1. 生物学性状 人类免疫缺陷病毒（human immunodeficiency virus，HIV）是获得性免疫缺陷综合征（acquired immunodeficiency syndrome，AIDS）即艾滋病的病原体。HIV 呈球形，病毒体外层为胞膜，镶嵌有由 gp120 和 gp41 两种糖蛋白构成的刺突，胞膜内侧衬有内膜蛋白（p17）。核衣壳内含两条相同的单正链 RNA 和包裹其外的核衣壳蛋白（p7）、衣壳蛋白（p24），并携有逆转录酶、整合酶、蛋白酶和 RNA 酶 H。HIV 对酸、热及一般消毒剂均敏感，但对碱、紫外线及 γ 射线不敏感。

2. 临床表现 AIDS 的潜伏期长，自感染到发病可长达 10 年，临床上 HIV 感染过程分为 3 个时期。

（1）急性感染期：感染 HIV 后可出现类似流行性感冒（简称流感）非特异性症状，如发热、头痛、关节痛、淋巴结肿大等症状，一般 2～3 周后症状可自行消退，并进入无症状感染期。

（2）无症状感染期：急性感染期后即为无症状感染期，平均 8～10 年，感染者基本无临床症状和体征，但血中可检出 HIV-RNA、HIV 核心及包膜蛋白抗体。

（3）艾滋病期：是感染 HIV 的最终阶段。患者 $CD4^+$ T 淋巴细胞数明显下降，HIV 血浆病毒载量明显升高。主要临床表现为 HIV 相关症状、各种机会性感染及肿瘤等。

3. 流行病学 HIV 分为 HIV-1 型和 HIV-2 型。HIV-1 型是引起全球艾滋病流行的病原体，HIV-2 型主要局限于西部非洲。HIV 对酸、热及一般消毒剂均敏感，但对碱、紫外线及 γ 射线不敏感。AIDS 的传染源是 HIV 感染者和 AIDS 患者，HIV 主要存在于血液、精液、阴道分泌物、乳汁等体液中，主要的传播途径有性传播、血液传播和垂直传播。人群普遍易感，15～49 岁发病者占 80%，高危人群包括男同性恋者、静脉药物成瘾者及母亲为 HIV 感染者的婴幼儿等。

4. 实验室检查

（1）抗体检测：HIV 抗体检测分为筛查试验和确证试验。筛查试验主要包括酶联免疫吸附试验（ELISA）、化学发光免疫分析（CLIA）以及快速检测（RT）。国内各初筛实验室普遍使用的是第三代试剂，该试剂采用双抗原夹心法检测抗体。第四代试剂为抗原/抗体联合检测试剂，可同时检测血液中 HIV-1 p24 抗原和 HIV-1/2 抗体。筛查阳性的样本需进行确证试验。确证试验包括免疫印迹试验（WB）、条带免疫试验（LIA）、放射免疫沉淀试验（RIPA）及免疫荧光试验（IFA）等。HIV 感染后 22 天左右，血清中可以检测到 HIV 抗体。

（2）抗原检测：常用 ELISA 法、酶联荧光分析法（ELFA）及电化学发光法（ECLIA）检测 HIV-1 p24 抗原。HIV-1 p24 抗原比抗体出现早，HIV 感染后 16 天左右，血清中即可检测到，对窗口期感染有早期诊断意义。HIV-1 p24 抗原筛查试验有反应的样品必须经中和试验确证。HIV-1 p24 抗原检测阴性，只表示在本试验中无反应，不能排除 HIV 感染。

（3）RNA 检测：检测窗口期为 11 天左右，HIV-RNA 水平可以反映病毒载量，用于 HIV 感染早期诊断，及 AIDS 病程监控、指导治疗、疗效判断等。

（二）乙型肝炎病毒感染

肝炎病毒（hepatitis viral）可引起病毒性肝炎，通过输血传播的肝炎病毒主要有乙型肝炎病毒（hepatitis B virus，HBV）、丙型肝炎病毒（hepatitis C virus，HCV），其他还有丁型肝炎病毒（hepatitis D virus，HDV）及戊型肝炎病毒（hepatitis E virus，HEV）等。

1. 生物学性状 HBV 是乙型肝炎的病原体，呈球形，直径 42nm，嗜肝 DNA 病毒，具有双层衣壳。外衣壳含有 HBsAg、前 S1 及前 S2 抗原，HBsAg 是 HBV 的表面抗原，决定 HBV 吸附在易感细胞受体的成分。用去垢剂去除外衣壳则可暴露出呈 20 面体对称的核心结构，直径约 27nm，其表面即为病毒的内衣壳，内衣壳蛋白由 *C* 基因编码表达，也具有抗原性，为 HBV 核心抗原（HBcAg）。HBV 核心结构的内部，含有 HBV 的 DNA（HBV-DNA）和 DNA 聚合酶。HBV 抵抗力较强，对热、低温、干燥及紫外线均能耐受，对含氯消毒剂、环氧乙烷等有机溶剂敏感。

2. 临床表现 乙型肝炎患者常感到乏力、食欲缺乏、恶心、厌油、上腹部不适、腹胀、肝区疼痛，部分患者出现黄疸、下肢或全身水肿、肝大、肝掌、肝病面容等症状。HBV 感染可呈多样性，可表现为重症肝炎、急性肝炎、慢性肝炎或无症状携带者，其中部分慢性肝炎可演变为肝硬化或肝癌。

3. 流行病学　HBV 在世界各地广泛流行，全世界人口半数以上感染过 HBV。我国人群中 40%～60% 感染过 HBV，8%～10% 为 HBV 携带者。乙型肝炎患者和无症状 HBV 携带者是传染源，血液、唾液、精液和阴道分泌物中都含有 HBV。HBV 主要通过血液途径传播，亦可由性接触传播和母婴垂直传播，另外，通过唾液的传播方式也不可忽视。HBsAb 阴性者是 HBV 的易感人群。

4. 实验室检查

（1）抗原抗体检测：经典的 HBV 血清标志物有 HBsAg、HBsAb、HBeAg、HBeAb、HBcAb 五种（乙肝二对半），必要时可检测抗 -HBc IgM、PreS1 Ag 和 PreS2 Ag。

1）HBsAg 与 HBsAb：HBsAg 是判断 HBV 感染的特异性血清标志物之一，其含量与 HBV 含量相平行。绝大多数急性乙型肝炎患者发病后 1～3 个月血清 HBsAg 阳性，是献血者筛查的必检指标。HBsAb 一般在 HBsAg 转阴后一段时间出现，是一种保护性抗体。

2）HBcAg 和 HBcAb：HBcAg 阳性表示病毒颗粒存在，具有传染性，游离的 HBcAg 极少。肝组织中 HBcAg 主要存在于受感染的肝细胞核内，不易在血清中检出，故不用于常规检测。HBcAb 产生早，滴度高，持续时间长，几乎所有急性感染期病例均可检出。抗 -HBc IgM 阳性提示 HBV 处于复制状态，具有强传染性；抗 -HBc IgG 在血液中持续时间长，是感染过 HBV 的标志，抗体滴度低提示既往感染，滴度高提示急性感染。

3）HBeAg 与 HBeAb：HBeAg 阳性提示 HBV 在体内复制活跃，有较强传染性，如转为阴性，表示病毒复制减弱或停止。如持续阳性，提示有可能发展成慢性肝炎。HBeAb 多见于 HBeAg 转阴的患者，它意味着 HBV 大部分已被清除或抑制，是传染性降低的一种表现。HBeAb 并非保护性抗体，它不能抑制 HBV 的增殖。

4）PreS1 Ag 和 PreS2 Ag：与病毒复制有关，含量变化与血中 HBV-DNA 含量呈正比，可作为病毒复制指标，相应抗体阳性常见于急性乙肝恢复期早期，提示病毒正在或已经被清除，预后良好。

（2）DNA 检测：血清中存在 HBV-DNA 是诊断 HBV 感染最直接的证据，一般采用 PCR 荧光定量检测法，窗口期为 14～38 天。

HBV 抗原、抗体的血清标志与临床关系较为复杂，必须几对指标同时分析，方能作出诊断。

（三）丙型肝炎病毒感染

1. 生物学性状　HCV 呈球形，有胞膜，直径为 55～65nm，基因组为单正链线状 RNA，长度约为 9.5kb。对各种理化因素的抵抗力较弱，对酸、热不稳定，对氯仿、甲醛等有机溶剂敏感。

2. 临床表现　根据临床病程分为急性和慢性肝炎。急性丙型肝炎发病隐匿，大多数呈亚临床感染。患者病情较轻，很少有严重肝病表现，单独由 HCV 引起的急性重型肝炎（暴发性肝炎）极为少见。部分感染者体内 HCV 可完全被清除，达到临床痊愈。部分感染者转为慢性，经 10 余年发展为慢性肝炎，逐步进展为肝硬化或肝癌。

3. 流行病学　HCV 分为 6 个基因型，11 个亚型，亚洲人群以 1b、2a、2b 亚型多见，欧美人群以 1a、1b、2a、2b 和 3a 多见。急、慢性丙型肝炎患者及无症状 HCV 携带者是传染源，HCV 存在于显性和隐性感染者的血液、精液、阴道分泌物、唾液及泪液中。HCV 传播途径主要经血液或血液制品传播，也可经母婴垂直传播、性传播或家庭内接触传播。人群对 HCV 普遍易感。

4. 实验室检查

（1）抗原检测：常采用 ELISA 和 CLIA 方法检测，感染 HCV 40 天左右即可检测出 HCV 抗原。

（2）抗体检测：HCV 抗体不是保护性抗体，而是有传染性的标志。抗 -HCV IgM 阳性见于急性丙型肝炎患者，发病后即可检测到，一般持续 1～3 个月，是丙型肝炎的早期诊断指标，6 个月内不能转阴者提示转为慢性丙型肝炎；抗 -HCV IgG 出现晚于抗 -HCV IgM，阳性表明体内有 HCV 感染，不作为 HCV 感染的早期指标。

（3）RNA 检测：检测窗口期为 5～8 天，HCV-RNA 是 HCV 感染确诊和评估病毒复发、抗病毒治疗效果的最好指标，一般采用逆转录 - 聚合酶链反应（RT-PCR）方法检测。

（四）巨细胞病毒感染

1. 生物学性状 巨细胞病毒（cytomegalovirus，CMV）是人类疱疹病毒属的病毒，球形，直径 180～250nm，核衣壳周围有一层被膜，最外层是胞膜，含有糖蛋白，病毒基因组为双链 DNA，具有严格的种属特异性，只感染人，仅在成纤维细胞中增殖。CMV 对理化因素的抵抗力较弱，易被脂溶剂、热、紫外线照射及反复冻融所灭活。

2. 临床表现 CMV 感染一般不引起临床症状，但将含 CMV 的血液及血液制品输给早产儿、造血干细胞移植、器官移植、恶性肿瘤、艾滋病等免疫功能缺陷或抑制的患者，可引起输血后 CMV 感染的临床症状，并增加细菌和真菌感染的机会，严重者可导致死亡。

3. 流行病学 CMV 患者及隐性感染者为传染源，病毒可长期从尿液、唾液、泪液、乳液、精液、宫颈及阴道分泌物排出。传播途径主要有输血、器官移植、母婴传播、性传播及接触性传播等。人群中感染极为普遍，免疫力低下的早产儿、骨髓移植、恶性肿瘤、艾滋病等患者为易感人群。我国成人感染率达 60%～90%，原发感染发生在 2 岁左右，通常为隐性感染，在机体免疫力低下时易发生显性感染。

4. 实验室检查

（1）抗体检测：用 ELISA 法检测 CMV 特异性 IgG 和 IgM 抗体。IgG 抗体阳性表明既往感染，若在病程中滴度呈 4 倍以上增高提示为急性感染。IgM 抗体可帮助诊断近期感染，一般在感染后 10～14 天检出，6～8 周达高峰。CLIA 法检测抗 -CMV IgM 的窗口期可缩短至 7 天左右。

（2）抗原检测：检测体液、分泌物标本的 CMV 抗原有助于 CMV 感染的早期诊断。

（3）DNA 检测：利用荧光定量 PCR 法检测 CMV-DNA。

（五）人类 T 淋巴细胞病毒感染

人类 T 淋巴细胞病毒（human T-lymphotropic virus，HTLV）是引起人类恶性肿瘤的 RNA 病毒，分为 HTLV-1 和 HTLV-2 两型。其中 HTLV-1 是引起 T 淋巴细胞白血病的病原体，HTLV-2 是引起毛细胞白血病的病原体。

1. 生物学性状 病毒呈球形，中央的核衣壳内含有 RNA 基因组、逆转录酶等，外部由衣壳蛋白包绕，最外层是病毒胞膜，有糖蛋白刺突，胞膜糖蛋白 gp46 位于胞膜表面，能与靶细胞表面的 CD4 分子结合，gp21 为跨膜蛋白。病毒基因组为两条相同的单正链 RNA，长约 9.0kb。HTLV 抵抗力不强，在外环境中易受热、干燥、阳光、脂溶剂等灭活，但在低温环境下稳定。

2. 临床表现 HTLV-1 型仅感染 CD4$^+$ T 淋巴细胞并使受感染的细胞转化，最后发展为 T 淋巴细胞白血病或淋巴瘤。感染后多无临床症状，经长期潜伏，5% 的感染者发展为成人 T 淋巴细胞白血病，该病的临床表现多样，主要为淋巴结肿大、肝脾大及皮肤损害等表现。

3. 流行病学 HTLV 感染主要高发区在日本、印度、非洲等地区，我国福建沿海和北方少数民族地区有小规模流行，其他地区有少数散在病例。传染源是患者和病毒携带者，主要通过输血、性接触传播，也可经过母婴垂直传播。HTLV-1 主要感染 CD4$^+$ T 细胞，多发于 40 岁以上成人。

4. 实验室检查 主要检测特异性 HTLV 抗体及 HTLV RNA。

输血除了可以传播以上病毒外，还可以引起输血感染的病毒有：① EB 病毒（Epstein-Barr virus，EBV）：95% 以上的成人可携带，且与鼻咽癌、儿童淋巴瘤等的发生具有相关性；②人类细小病毒 B19（human parvovirus B19，HPB19）：可出现传染性红斑和急性关节病等，在某些血液系统疾病和免疫功能低下的患者中可导致再生障碍危象的发生；③西尼罗河病毒（West Nile virus，WNV）：80% 感染为隐性感染，少数人可出现类似上呼吸道感染的症状，极少数人可表现为病毒性脑炎、脑膜脑炎和脑膜炎等。

二、输血传播细菌感染

输血传播细菌感染（transfusion-transmitted bacterial infections，TTBI）是由于细菌污染血液或血液制品，并在其中增殖，通过输血过程进入受血者体内，可引起严重的细菌性败血症，甚至危及生命。

（一）输血传播细菌感染分类

通过输血传播的细菌种类主要有：①革兰氏阳性球菌感染，常见于金黄色葡萄球菌、表皮葡萄球菌、肠球菌和链球菌等；②革兰氏阴性杆菌感染，常见于大肠杆菌、肺炎克雷伯菌、铜绿假单胞菌、变形杆菌、耶尔森菌、黏质沙雷菌；③厌氧菌感染，常见于拟杆菌、梭状芽胞杆菌、产气荚膜杆菌等。

（二）感染途径

1. 献血者献血时有菌血症 带细菌的血液在体外保存期间，当条件适宜时血液中细菌大量繁殖导致输血传播细菌感染。

2. 操作过程中细菌污染血液成分 血液是细菌繁殖良好的培养基，在血液的采集、运输、成分分离、冰冻保存、融化以及血液成分分发和输注过程等环节都存在细菌污染的可能和风险。如保存液、采血和输血器具消毒不严格；采血或成分制备中无菌操作不严格；血袋有破损；血液贮存温度过高；血液在贮存前或输血前在室温中放置太久等。血液成分受细菌污染的情况还受诸多因素影响，如血液成分的种类、保存温度、保存时间等。血细胞成分比血浆和血浆蛋白制品发生细菌污染的概率高，其中浓缩血小板发生率最高，因血小板需在温度为（22±2）℃的振荡仪里保存，在此温度条件下细菌易生长。

（三）临床表现

输血传播细菌感染一般在输注开始后迅速出现症状，也可延迟至数小时后发生。一般以高热、休克和皮肤充血为最常见特征。反应程度随细菌种类、毒性、输入量和受血者机体抵抗力不同而异。轻者以发热为主；重者在输注少量血液后突然发生高热、寒战、皮肤黏膜充血、面色潮红、发绀，也可出现烦躁、头胀、大汗、气促、恶心呕吐、血压下降，严重可发生休克、急性肾衰竭和DIC。在全身麻醉下做手术的患者可能只有血压下降或手术野创面渗血的表现。

（四）实验室检查

怀疑患者发生输血传播细菌感染后，立即观察血袋剩余血液外观是否正常，若血袋中血浆混浊伴有膜状物、絮状物，出现气泡、溶血，红细胞变紫红色和有凝块时，提示可能有细菌污染。取剩余血液进行涂片、染色寻找细菌，并将剩余血液和患者输血手臂对侧采集的血液同时在4℃、22℃和37℃做需氧和厌氧细菌培养。

三、输血传播寄生虫感染

输血传播寄生虫感染（transfusion-transmitted parasitic infections，TTPI）常见病原主要有：①疟原虫，感染后可引起疟疾，以反复发作的间歇性寒战、高热、汗出热退为特点，可引起脾大、贫血等表现。②巴贝西虫，感染引起巴贝西虫病，通过蜱类媒介感染引起人畜共患病，发病初期症状轻重悬殊。急性发病时颇似疟疾，具有间歇热、脾大、黄疸及溶血等特征。慢性患者的原虫血症可持续数月至数年不等。③克氏锥虫，感染引起克氏锥虫病。急性期可出现发热、全身淋巴结肿大、心脏增大等表现；慢性期可出现心肌炎、心脏增大、食管或结肠扩张等表现。

四、其他病原体感染

（一）梅毒感染

梅毒螺旋体（treponema pallidum，TP）即苍白密螺旋体，引起梅毒（syphilis）的病原体，是对人类危害较严重的性传播性疾病。

1. 生物学性状 TP长6～15μm，宽约0.1～0.3μm，有8～14个致密而规则的螺旋，两端尖直，运动活泼。革兰氏染色阴性，镀银染色法可将其染成棕褐色。TP不能在无活细胞的人工培养基中生长繁殖，抵抗力极弱，对温度和干燥特别敏感，离体后干燥1～2小时或50℃ 5分钟即死亡，血液成分中的TP在4℃ 3天即死亡。

2. 临床表现 梅毒有先天性和获得性两种，前者是TP通过胎盘由母体传播给胎儿，后者主要经性接触传播，也可经输血引起输血后梅毒。

（1）先天性梅毒：亦称胎传梅毒，可引起胎儿的全身性感染，导致流产、早产或死胎。出生的患儿出现马鞍鼻、锯齿形牙、间质性角膜炎、先天性耳聋等特殊体征。

（2）获得性梅毒：临床上分为三期。①一期梅毒：标志性临床特征是无痛性硬下疳，多见于外生殖器；②二期梅毒：全身皮肤、黏膜出现梅毒疹，伴淋巴结肿大，有时累及骨、关节、眼及其他脏器；③三期梅毒：病变可波及全身组织和器官，基本损害为慢性肉芽肿。

3. 流行病学 近年来梅毒在我国增长迅速，已成为报告病例数最多的性病。梅毒是人类独有的疾病，显性和隐性梅毒患者是传染源，梅毒螺旋体感染者的皮肤、黏膜及其分泌物、血液中含有 TP。性接触是梅毒的主要传播途径，占 95% 以上，极少数可通过输血传播。患有梅毒的孕妇可通过胎盘传播给胎儿。静脉注射吸毒者、HIV 感染者、男同性恋者的感染率较高。

4. 实验室检查

（1）病原学检查：最适合标本是硬下疳渗出液或局部淋巴结抽出液，用暗视野显微镜可观察到活动的 TP，也可用直接免疫荧光或 ELISA 法检查。组织切片标本可用镀银染色法染色后检查。

（2）血清学试验：主要有梅毒非特异性抗体检查和梅毒特异性抗体检查，前者是梅毒的初筛试验，后者常用于梅毒确诊。

（二）朊病毒感染

朊病毒（prion virus）：又称朊粒（prion），是一种宿主细胞编码、构象异常的蛋白质，不含核酸，具有自我复制能力和传染性。它是人和动物传染性海绵状脑病的病原体，可引起人和动物慢性退行性、致死性中枢神经系统疾病。

1. 生物学性状 本质是一种异常折叠朊蛋白（prion protein，PrP），在电镜下呈纤维状或杆状，直径约 10～20nm，长约 100～200nm。朊粒对理化因素有很强的抵抗力，抵抗蛋白酶 K 消化作用，对热、紫外线、常用消毒液抵抗力较强。目前常用灭活方法是室温 20℃，用 1mol/L NaOH 溶液处理 1 小时后，再用 134℃ 压力蒸汽灭菌 2 小时以上。

2. 临床表现 朊粒病是一种人和动物慢性退行性、致死性中枢神经系统疾病，即传染性海绵状脑病，患者以痴呆、震颤等中枢神经系统症状为主要临床表现。该病潜伏期长，可达数十年之久。一旦发病，呈亚急性、进行性发展，最终死亡。常见的人和动物朊粒病有 10 种，主要有羊瘙痒病、牛海绵状脑病（即疯牛病）、库鲁病、克 - 雅病等。

3. 流行病学 羊瘙痒病在亚洲、欧洲和美洲均发现病例；疯牛病在英国首先报道，在美国、日本、加拿大等国也有报道；库鲁病仅发生于大洋州巴布亚新几内亚高原 Fore 部落土族人中；克 - 雅病呈世界性分布，好发年龄多在 50～75 岁，发病率为百万分之一。传染源主要为牛、羊等反刍动物。朊病毒的传播途径包括食用动物肉骨粉饲料、牛骨粉汤，医源性感染，如使用脑垂体生长激素、促性腺激素和硬脑膜移植、角膜移植、输血等。

4. 实验室检查

（1）免疫组化：是目前诊断朊粒最可靠的方法，用特异性单克隆抗体与病理组织切片染色，可直接检查组织切片中的朊蛋白。

（2）免疫印迹：是目前诊断朊粒最常用的方法。先将脑组织处理，蛋白酶 K 消化，电泳转移，用单克隆抗体检测。

（3）ELISA：用两种 PrP 单抗的夹心法检测朊粒蛋白，适用于大批量样本筛查。

（4）其他方法：主要有基因分析等。

（三）真菌感染

通过输血传播的真菌主要是白念珠菌，也可见热带念珠菌、毛霉菌等感染。

（闫海润　吴新忠）

第三节 输血非感染性反应

输血非感染性反应是指与输血具有时序相关性的非病原体引起的不良反应，占所有输血不良反应的绝大部分，主要类型有非溶血性发热反应、过敏反应、溶血性输血反应、输血相关循环超负荷、输血相关移植物抗宿主病、大量输血并发症等。

一、非溶血性发热反应

非溶血性发热反应（febrile non-hemolytic transfusion reactions，FNHTR）是输血不良反应中最常见的一种，约占总输血不良反应的一半。FNHTR 是指在输血中或输血后 4 小时内，患者基础体温升高 1℃ 以上或伴有寒战，能排除溶血、细菌污染、严重过敏等原因引起发热的一类输血不良反应。FNHTR 发生率约为 0.5%～1%，多发生于多次输血或多次妊娠的患者，有 FNHTR 病史者第二次输血时，约 15% 可再次出现，多次输血患者可有高达 60% 的发生率。

（一）病因

1. 致热原　致热原包括任何可引起发热反应的物质，包括血液抗凝液或保存液中残留的变性蛋白质、死亡细菌及其分解产物、药物杂质等。当保存液或输血用具被致热原污染时，输血后即可发生发热反应。随着消毒、灭菌技术的改进，一次性采血、输血器材的广泛应用，目前致热原引起的发热反应已少见。

2. 免疫因素　FNHTR 常与 HLA、HNA 或 HPA 抗体密切相关。多次输血或多次妊娠的受血者，血液中可产生这些抗体。抗体产生的滴度与输入抗原强弱、输注次数和数量、间隔时间等因素有关。其中以 HLA 抗体引起的发热反应最多见。

3. 细胞因子　快速输入库存血可引起 FNHTR，这可能与血液贮存过程中白细胞释放的可溶性细胞因子有关。与 FNHTR 有密切关系的细胞因子有 IL-1、IL-6、IL-8、TNF-α 等。血液成分、制备方法、保存时间及白细胞的含量不同，细胞因子含量也不同，引起 FNHTR 的概率也不同。

（二）临床表现

FNHTR 的主要症状是寒战和发热，多发生在输血期间至输血完毕后 1～2 小时内，发热持续时间少则几分钟，多则 1～2 小时，通常不超过 10 小时。轻者仅有浑身发抖，伴体温升高 1～2℃，症状常呈自限性，重者体温可达 39～41℃。可有颜面潮红、出汗、头痛、脉率快，血压一般无变化。少数患者可在数小时内出现口唇疱疹。

（三）诊断和鉴别诊断

FNHTR 发病原因较为复杂，诊断缺乏特异性，且鉴定致热原、细胞因子及受血者血清中 HLA、HNA 抗体等技术性较强，一般实验室难以开展。因此，FNHTR 的诊断目前仍采取排除性诊断法，排除其他输血不良反应，如溶血反应、细菌污染等引起的发热。

FNHTR 与溶血性发热反应鉴别：前者多发生在输血期间至输血结束后 1～2 小时内，血压一般不变化；后者一般输入少量血液后即发生，常出现胸闷、腰背酸痛、血压下降，甚至休克，受血者肝素抗凝血离心后血浆呈淡红色或红色，血浆游离血红蛋白明显增高，抗球蛋白试验呈阳性反应。

FNHTR 与输血传播细菌感染反应鉴别：前者停止输血，对症处理，病情很快缓解；后者不仅有寒战、高热，而且很快发生发绀，皮肤充血，甚至休克，停止输血、对症处理无效。

（四）治疗

一旦发生 FNHTR，医师首先要尽快明确发热反应的原因，应依据患者症状的轻重确定是减慢输血还是立即停止输血。轻度发热患者通过减慢输血速度即可缓解，病情稳定后可减慢速度再次输入，如再次出现发热反应，则应停止输血。中度至重度发热患者，则需立即停止输血，用生理盐水维持静脉通路，做对症支持处理。确认 FNHTR 后，可用解热药对症治疗，如对乙酰氨基酚或阿司匹林，伴出血倾向患者禁用阿司匹林类解热药，重度发热患者可用肾上腺皮质激素。高热者可物理降温，寒战者注意保暖，严重寒战者可用异丙嗪或哌替啶肌内注射。

（五）预防

1. 去除致热原 严格清洁和消毒采血、输血用具。

2. 药物预防 既往曾发生过 FNHTR 的患者，可在输血前使用对乙酰氨基酚或阿司匹林进行预防。若既往无 FNHTR 病史，则不必输血前用药。

3. 去除白细胞 每单位血液或血液制品中白细胞含量低于 $5.0×10^6/L$ 就能有效预防 FNHTR。因此，去除白细胞的血液制品，可明显减少 FNHTR 的发生。少白细胞的红细胞悬液，可通过洗涤红细胞，或白细胞过滤，或血细胞分离机的方法进行制备。浓缩血小板也可通过白细胞过滤器，或血细胞分离机制备少白细胞的机采血小板，从而减少白细胞的含量。在血液保存过程中白细胞产生的炎性细胞因子释放到血浆中，滤器无法清除，因此保存前滤除白细胞比保存后滤除效果好。

4. 白细胞的交叉配合试验 当受血者血液中存在抗白细胞抗体时，可与献血者进行白细胞交叉配合试验以寻找合适的血液。一般应用粒细胞免疫荧光结合试验检测粒细胞特异性抗体以及淋巴细胞毒性试验检测 HLA 抗体。

二、过敏反应

过敏反应（allergic reactions）是过敏原与体内已有的抗体间相互作用所致。在一些情况下，输入来自具有遗传性过敏体质的献血者的抗体也会发生。部分可见于先天性 IgA 缺乏的患者。根据临床表现可分为局部与全身性过敏反应。过敏反应约占全部输血不良反应的 45%。输注血液及血液制品数秒至数分钟内可发生轻重不等的过敏反应，轻者只可出现单纯的荨麻疹，重者可出现过敏性休克甚至死亡。过敏反应通常不会见于正常血清白蛋白、血浆蛋白组分或凝血因子输注后。

（一）病因

1. IgA 及其他血浆蛋白抗体 抗 -IgA 抗体是过敏反应的最主要病因。IgA（或 IgA 亚型）缺乏的受血者输入含 IgA 的血液制品时会产生抗 -IgA 抗体或同种异型抗 -IgA 抗体，当再次输入含 IgA 的血液制品时可引起过敏反应。过敏反应还可能由其他血浆蛋白抗体所致，如 IgG、IgE、结合珠蛋白、补体 C_3 等。

2. 特异性过敏原

（1）过敏体质的受血者：受血者平时对某些外源性过敏原过敏，如花粉、尘埃、虾蟹、蛋等，输入含有此类变性蛋白的血浆，可因抗原抗体反应而发生过敏反应。

（2）被动获得性抗体：献血者对某些物质（药物或食物）过敏，已产生抗体，随血液制品输注给受血者，当受血者接触到相关过敏原时，即可发生过敏反应。

（二）临床表现

过敏反应表现轻重不一，轻者为皮肤瘙痒，局部或全身出现荨麻疹，多见于颈部及躯干上部。中度过敏反应时可以有皮肤潮红、出汗、脉搏增快、低血压、胸骨疼痛、血管神经性水肿（多见于面部）等症状。重度过敏反应多涉及呼吸系统和 / 或心血管系统，可有支气管痉挛、喉头黏膜水肿、呼吸困难、哮喘、发绀等症状，甚至可能发生会厌水肿，严重者可发生过敏性休克或死亡。只有少数患者可出现寒战和发热，重度过敏反应患者多在输注血液制品后立刻发生或在仅输注少量血液制品后就出现反应，与输入的血制品数量无关。

（三）诊断和鉴别诊断

在输血过程中或输血终止后 4 小时内，出现下列症状 / 体征中的 2 种或 2 种以上，则可以明确诊断发生过敏反应：结膜水肿，唇、舌与悬雍垂水肿，皮肤红斑与眶周水肿，弥漫性面红，低血压，局部血管神经性水肿，斑丘疹，瘙痒，呼吸窘迫、支气管痉挛，荨麻疹。

过敏反应特别是严重者应注意与输血相关循环超负荷、输血相关性急性肺损伤（TRALI）相鉴别。

鉴别诊断：①与输血相关循环超负荷鉴别，前者有红斑、荨麻疹等过敏的皮肤表现；后者心肺症状更为严重，可有频咳、咳泡沫样痰、奔马律等。②与 TRALI 鉴别，前者一般发生在输血的早期，出现喉头水肿、呼吸困难，但一般无肺损伤，有荨麻疹、低血压表现，抗过敏治疗有效；TRALI 无喉头水肿，因肺水肿而咳嗽、气喘，有肺损伤（两肺细湿啰音）。

（四）治疗

局限性皮疹患者无需特殊处理，如有广泛性荨麻疹，可给予抗组胺药物。抗组胺药物可以抑制或减轻过敏反应；输血后发生过敏反应的患者，可以通过静脉注射苯海拉明 25mg 或口服氯苯那敏 10mg；发生严重过敏反应患者，应立即停止输血，同时用生理盐水保持静脉输液通畅。吸氧，给予抗组胺药、肾上腺素及氨茶碱等药物，反应严重者给予糖皮质激素。如发生会厌水肿，应立刻施行喉插管或气管切开术。

（五）预防

既往输血有发生过敏反应史者，可在输血前口服抗组胺类药物进行预防。IgA 或其亚型缺乏者需输血时，供者也应为 IgA 或其亚型缺乏者，亦可输注经专门处理去除 IgA 的血液制品，如洗涤红细胞、去 IgA 的血浆蛋白制品。

三、溶血性输血反应

溶血性输血反应（hemolytic transfusion reactions，HTR）是输血不良反应中最严重的一种。由于免疫或非免疫因素，使输入的红细胞在受血者体内发生破坏或输入存在同种抗体的血浆使受血者自身红细胞发生破坏而引起的输血不良反应称为溶血性输血反应。根据发生机制不同，可分为免疫性和非免疫性溶血性输血反应；根据发生时间不同分为急性/速发性溶血性输血反应（acute/immediate hemolytic transfusion reactions，AHTR/IHTR）和慢性/迟发性溶血性输血反应（chronic/delayed hemolytic transfusion reactions，CHTR/DHTR）。前者主要表现为血管内溶血，后者多表现为血管外溶血。

（一）急性溶血性输血反应

AHTR 通常由 ABO 血型系统不相容输血或其他非免疫因素（如低渗、冰冻、加热等）引起，在输血过程中、输血后即刻或输血后 24 小时内，由于输入血液与患者间的免疫不相容性导致红细胞裂解和/或清除加速。常由 IgM 抗体引起，多为血管内溶血，具有致死性危险。

1. 病因及发病机制

（1）免疫性溶血反应：大多数 AHTR 是由 ABO 血型系统不相容输血引起的，人为差错是主要原因。反应抗体多为 IgM，少数为补体结合性 IgG。当受血者体内输入 ABO 血型不相容的血液后，血浆中的 IgM 抗体与红细胞膜上的对应抗原结合，形成免疫复合物，并迅速激活补体，发生血管内溶血，导致患者休克、DIC 和急性肾衰竭。补体激活过程中释放的 C_{3a} 和 C_{5a} 片段有很强的过敏毒素作用，能刺激肥大细胞释放 5-羟色胺（5-HT）和组胺，导致血管扩张和低血压，严重者可引起休克。免疫复合物引起血小板释放反应，激活 FXII，启动内源性凝血系统；肿瘤坏死因子（TNF）可诱导内皮细胞产生组织因子，启动外源性凝血系统，形成广泛的微血栓。凝血因子消耗，纤溶系统活化，形成广泛的出血，继而导致 DIC。低血压或抗原-抗体复合物刺激交感神经系统分泌儿茶酚胺使肾血管收缩，导致肾缺血，合并微血栓形成、肾小管阻塞的综合作用，引起急性肾衰竭。

少数 AHTR 与 Kidd、Kell、Duffy 血型抗体有关。献血者之间血型不相容，也会引发 AHTR，见于大量输血或短期内输入多个献血者的血液。

（2）非免疫性溶血性输血反应：包括低渗液体输入、冰冻或过热破坏红细胞等，通常由于血液保存、运输或处理不当引起，临床较少见。

2. 临床表现　通常出现在输血后数分钟至数小时。典型的起病症状有突然的恐惧不安、四肢麻木、头胀痛、胸闷，可伴烦躁、畏寒、发热、腰背疼痛、恶心呕吐、面色发红、呼吸困难、心动过速、血压下降、全身出血（包括皮肤瘀点、穿刺处出血、伤口渗血）、黄疸、血红蛋白尿，可出现急性肾衰竭症状，重者可休克、死亡。

在全身麻醉下，多数症状并不明显，最早出现的症状可能是难以解释的手术区严重渗血及低血压，继而出现血红蛋白尿或无尿。

3. 实验室检查　怀疑 AHTR，首先要核对患者血型及输入血液血型是否一致，然后迅速将输血器械及剩余血液、患者输血手臂对侧采集的血液及反应后第一次尿（或导尿）送检。

实验室检查包括：①核对输血前和输血后血液标本 ABO 及 RhD 血型，核对交叉配血试验结果，注意有无混合凝集现象；②检查血液贮存条件是否正确，血袋内的血液标本有无溶血；③重复不规则抗体筛查试验，最好有两套以上不同的筛查细胞，检查有无不规则抗体的存在；④取输血后患者红细胞做直接抗球蛋白试验，发生 AHTR 时该试验往往为阳性；⑤采集患者血液分离血浆，肉眼观察血浆颜色，溶血时呈粉红色；⑥血浆游离血红蛋白检测，正常血浆游离血红蛋白小于 40mg/L，在血型不合急性血管内溶血时血红蛋白可高达 150mg/L 以上；⑦发生 AHTR 后第一次尿液，外观呈浓茶或酱油色，尿隐血/血红蛋白呈阳性，约 1 周后尿含铁血黄素试验阳性；⑧其他，血液血红蛋白下降，网织红细胞增多，白细胞数、中性粒细胞增多并伴核左移，血浆结合珠蛋白下降，胆红素常在输血 6 小时后增高，高铁血红素白蛋白在 12～18 小时后出现。血袋内残余血液和输血后患者血液同时做细菌培养，以排除输血传播细菌感染。

4. 诊断　在输血中或输血终止后 24 小时内，新发下列任一症状/体征：腰背痛、发冷/寒战、DIC、鼻出血、发热、血尿、低血压、少尿/无尿、静脉穿刺部位疼痛和/或渗出、肾衰竭，以及以下 2 项或以上实验室检查结果：纤维蛋白原减少、结合珠蛋白减少、胆红素升高、乳酸脱氢酶升高、血浆游离血红蛋白增高、血红蛋白尿、血涂片球形红细胞增多等，且有抗-IgG 或抗-C_{3d} 直接抗球蛋白试验（DAT）阳性和所输注的红细胞同种抗体放散试验阳性（免疫介导），或血清学试验阴性，有明确物理原因如温度、渗透压、机械作用、化学作用等（非免疫介导），即可明确诊断急性溶血性输血反应。

5. 治疗　AHTR 抢救治疗的关键是早期诊断，积极治疗，防治休克、急性肾衰竭、DIC 等并发症。包括：①立即停止输血，维持生理盐水（100～200ml/h）静脉通道，进行高浓度面罩吸氧，避免使用乳酸林格液、葡萄糖液等可能加重反应的液体；②积极预防急性肾衰竭，碱化尿液，保持血容量及血压稳定的前提下用利尿剂，使尿量维持在 100～200ml/h，维持 18～24 小时，重者可行血液透析等；③抑制体内免疫反应，用大剂量肾上腺皮质激素；④抗休克，保持血容量和血压稳定，必要时使用血管升压类药物；⑤预防及纠正 DIC，监测凝血状态，适时使用低分子肝素；⑥输血，根据患者血红蛋白情况，可输入相配合 O 型洗涤红细胞或新鲜同型血，重者应尽早进行血浆置换；⑦其他，四肢厥冷时要保暖，发热时行物理降温等。

6. 预防　必须严格、准确地执行输血前质量控制，包括标本采集、运送、输血前检查（包括 ABO 正反定型、RhD 定型、交叉配血试验及不规则抗体筛查试验），对于有输血史和妊娠史的患者尤其重要。血液发放、输注必须严格执行核对制度，杜绝一切人为差错。认真做好血型鉴定、交叉配血及输血前的核对工作，避免发生差错，并严格执行血液保存要求。

（二）迟发性溶血性输血反应

DHTR 大多由 ABO 血型系统之外的不规则抗体（Rh 血型及其他稀有血型系统抗体）不合引起，多发生在输血后 24 小时至 28 天，其溶血程度与抗体效价和输入的红细胞量呈正比，多为血管外溶血。少数情况可由受血者、供血者原有溶血性疾病引起。

1. 病因及发病机制　DHTR 多见于有妊娠史或输血史的患者。此反应多由 Rh（如 D、E、c）血型及 Kidd、Duff、Kell、Diego 等血型不合引起，反应抗体常为 IgG 不完全抗体，引起血管外溶血。Rh 阴性受血者第一次接受 Rh 血型不合的 Rh 阳性血液后，红细胞被致敏，同种抗体产生较迟，如抗-D 抗体出现于输血后至少 4 周，也可能几个月，此时大多数输入的红细胞已不存在，一般不发生溶血反应。随着时间推移，免疫性抗体滴度水平逐渐减低，输血前抗体筛查试验常阴性，交叉配血相合。当机体再次输入含相应抗原的红细胞后，1～5 天患者体内产生回忆性反应，产生大量 IgG 抗体，使带有相关抗原的红细胞在输注后 5～10 天内破坏。此类免疫反应一般不激活补体或只能激活 C3，产生的炎性介质水平很低，症状比 AHTR 轻。

如果受血者或供血者原有溶血性疾病，如红细胞膜缺陷、葡萄糖-6-磷酸脱氢酶缺乏症、珠蛋白合成异常等，使红细胞敏感，更易发生溶血。

2. 临床表现　多无症状或症状轻微，可表现为原因不明的发热、贫血、黄疸，偶见血红蛋白尿、肾衰竭或 DIC，少数病例出现血管内溶血，与 AHTR 相似，严重者可导致死亡。不少患者由于症状不明显而被漏诊，往往在以后因再次输入不配合的血液，发现 DAT 阳性和 / 或检测出新的同种抗体才明确诊断。

3. 实验室检查 ①血细胞比容下降，球形红细胞增多，网织红细胞计数升高，血浆结合珠蛋白降低，乳酸脱氢酶和血浆游离血红蛋白增高。②DAT 检测：通常输血后 3～7 天开始阳性，呈典型"混合视野凝集"，约 14 天后由于不相容红细胞在血液中清除，DAT 可转为阴性。③不规则抗体动态检测：早期免疫抗体效价较低，全部抗体吸附于红细胞上，DAT 阳性，血清不规则抗体检测及间接抗球蛋白试验（IAT）阴性，此时可用放散试验从红细胞上检测出抗体并做抗体特异性鉴定。随着血浆中游离免疫抗体效价增高，血清抗体检测及 IAT 呈现阳性。部分病例需经长期反复检测，才能最终发现免疫抗体。

4. 诊断 输血终止后 24 小时到 28 天之中抗体形成，DAT 阳性且存在所输注红细胞同种抗体，放散试验阳性，或在受血者血清中检测到新发现的红细胞同种抗体，且有输血后血红蛋白水平提升不足或很快回落至输血前水平，或另外出现难以解释的球形红细胞，即可明确诊断迟发性溶血性输血反应。

5. 治疗 大多数患者不需特殊处理，少数溶血反应严重者，如有休克、DIC、肾衰竭发生，按急性溶血性输血反应治疗措施处理。早期 DAT 阳性而血清抗体检测阴性时，如患者需要继续输血，放散试验所得的放散液（含特异性抗体）可用于交叉配血，后期输入的血液应无相应红细胞抗原。

6. 预防 应从以下几个方面对迟发性溶血反应进行预防：①输血前应详细了解受血者的妊娠史、输血史（包括输血不良反应记录）；②如既往曾经发现某种不规则抗体阳性，即使目前抗体检测结果呈阴性，也应选择无相应抗原的血液进行交叉配血试验；③对于有输血史或妊娠史的患者，输血前应常规做不规则抗体筛查和交叉配血试验（包括盐水介质和非盐水介质）；④短期内需要接受多次输血者，每次输血前必须做不规则抗体筛查试验；⑤严格执行血型鉴定、不规则抗体筛查和交叉配血的操作流程，对试验结果须全面、细致地分析，才能将发生 DHTR 的风险降到最低。

四、输血相关移植物抗宿主病

输血相关移植物抗宿主病（transfusion-associated graft versus host disease，TA-GVHD）是输血相关的最严重并发症之一。具有免疫活性的淋巴细胞输注给免疫功能缺陷或免疫功能抑制的患者，在其机体内存活、增殖，并攻击宿主组织细胞。可出现发热、皮疹、肝功能损害、全血细胞减少；骨髓增生低下，且造血细胞减少及淋巴细胞增多等，即为 TA-GVHD。TA-GVHD 发病率约为 0.01%～0.1%，极易漏诊和误诊，疗效差，死亡率高达 90%～100%。

（一）病因及发病机制

TA-GVHD 的发病机制较为复杂，目前尚未完全清楚，主要是受血者不能排斥供者的免疫活性 T 淋巴细胞。TA-GVHD 的发生必须具备下列 3 个条件：①受血者的免疫功能低下，不能排斥供血者细胞，多发生于免疫系统功能低下、免疫抑制的患者，如早产儿、肿瘤放 / 化疗患者及造血干细胞移植患者等；②供血者血液中存在一定量的免疫活性细胞，由于受血者免疫功能缺陷，不能识别或无力排斥有免疫活性的供者 T 淋巴细胞，输入的淋巴细胞数量越多，病情越重，死亡率越高；③供血者和受血者 HLA 不相合，输血时不做 HLA 配型，所以供血者与受血者的 HLA 多数不相符。

受血者免疫系统不能识别外来的免疫活性细胞，除了受血者免疫功能低下外，还见于供血者和受血者 HLA 抗原单倍相同，即使受血者免疫功能未受损，由于输入白细胞的 HLA 抗原和受血者部分相同，受血者免疫系统不能将其识别为外来者，也可能发生 TA-GVHD，这种情况主要见于亲属间的输血，特别是一、二级亲属间输血，合并 TA-GVHD 危险性较非亲属间高。

输注的血液或血液成分类型与 TA-GVHD 的发生也有明显关系。输注新鲜全血、红细胞悬液、浓缩血小板、浓缩粒细胞、新鲜液体血浆均有发生 TA-GVHD 的病例报告，唯有输注新鲜冰冻血浆和冷沉淀未见引起 TA-GVHD 的报告。主要是因为血液或血液成分引发 TA-GVHD 的危险与其含有活性淋巴细胞数量相关，新鲜血（5 天内）所含活性淋巴细胞数量较多，而新鲜冰冻血浆和冷沉淀因为冰冻保存时间较长，活性淋巴细胞逐渐灭活。

（二）临床表现

TA-GVHD 临床症状复杂，极不典型，主要表现为皮肤、肝脏、胃肠道受损和骨髓功能障碍引起的一系列症候群,一般发生在输血后 4～30 天。临床以发热和皮疹多见,发热多为高热,热型不规则;皮肤出现红斑样和细小斑丘疹,严重者全身红皮病、大水疱。可有恶心、呕吐、腹泻(7～8L/d)和腹痛(常发生在右上腹)等症状,重者出现肝脾大和肝区疼痛、黄疸、贫血、出血,常出现严重感染,症状出现后患者多在 1～3 周内死亡。

(三)实验室检查

外周血检查表现为全血细胞减少。骨髓增生低下,造血细胞减少。可有肝功能异常,转氨酶、胆红素、碱性磷酸酶水平升高及电解质异常。外周血及组织浸润淋巴细胞中存在嵌合体细胞及 HLA 抗原特异性血清分析是确诊 TA-GVHD 的重要依据。

(四)诊断

输血终止后 2 天到 6 周之间发生的临床综合征,具有下列特征:特征性皮疹(中心暴发性斑丘疹并向肢端扩散)、腹泻、发热、肝大、肝功能不全、骨髓抑制、全血细胞减少,以及皮肤或肝脏活检的特征性病理表现,即可诊断发生 TA-GVHD。

(五)预防

TA-GVHD 发病突然,病程进展迅速,诊断困难,疗效极差。因此,对 TA-GVHD 的预防尤为重要。①严格掌握输血适应证:临床医师必须认识到异体输血的潜在危险性,对易发生 TA-GVHD 的高危易感者,在输血时应充分权衡利弊,尤其应尽量避免亲属之间的输血,更不能滥用新鲜血;②灭活淋巴细胞:目前认为预防 TA-GVHD 最有效的方法是应用 γ 射线辐照血液制品,除新鲜冰冻血浆和冷沉淀外,临床输注的其他血液成分均需要辐照处理;③清除淋巴细胞:清除输注血液制品中的白细胞也可能有助于预防 TA-GVHD,采用洗涤和白细胞滤器等方法,可去除大部分白细胞。床边输血时应用第三代白细胞滤除器,滤除率在 99% 以上。国外有用输注白细胞过滤后的血小板发生 TA-GVHD 的病例报告,因此,过滤白细胞不是预防 TA-GVHD 的最佳方法。

五、输血相关性急性肺损伤

输血相关性急性肺损伤(transfusion-related acute lung injury,TRALI)指输血中或输血后 6 小时内出现急性呼吸困难伴进行性低氧血症,氧合指数(PaO_2/FiO_2)≤300mmHg,胸部 X 线显示双侧肺部浸润,且无输血相关性循环超负荷及输血引起的严重过敏反应和细菌污染反应表现。文献资料表明,TRALI 的发生率约为接受输血患者的 0.04%～0.1%,或输注大约 5000 单位血制品出现 1 例。同时也与受血者的特异性危险因素有关,据估计 TRALI 在重症患者人群中的发病率可能达到 5%～8%。美国食品物品管理局(FDA)统计 2008—2012 年的数据表明,TRALI 在输血有关的死亡原因中排行第一,占所有输血不良反应死亡报告例数的 37%(74/198)。英国 SHOT 统计 2010—2017 年的数据表明 TRALI 占所有输血不良反应死亡报告例数的 3.7%(5/136)。我国对于 TRALI 的发病率和死亡率未见明确报道,现在文献中也有一些 TRALI 的输血病例,输注血浆或含血浆的血制品可能是 TRALI 的罪魁祸首。

(一)病因及发病机制

引起 TRALI 的真正原因尚未完全明了,目前认为 TRALI 的发生与双重因素有关。一是输入了含抗 -HLA 抗体和 / 或抗 -HNA 抗体的血制品,在补体参与下激活受血者的白细胞,诱导中性粒细胞在肺微血管中聚集,黏附于内皮细胞并跨内皮移行到肺间质。二是手术、感染、创伤、大量输血等因素也可活化中性粒细胞。中性粒细胞因激活而氧耗量明显增加,释放大量产物,如氧自由基、蛋白酶、细胞因子等,改变血管的通透性,大量血浆成分渗出,导致肺水肿、透明膜形成和肺组织损伤。

有研究发现非免疫性 TRALI 的形成机制与含有白细胞的血液制品中具有生物活性的脂质累积有关。

(二)临床表现

TRALI 发生是突然暴发的,多在开始输血后的 1～4 小时,几乎所有的反应发生在 6 个小时之内,其临床症状和体征多样,早期出现与体位无关的突发性、进行性呼吸窘迫,伴咳嗽、气喘、发绀、两肺细湿啰音,其肺损伤一般可逆,气管插管可见大量泡沫状痰,一般无心力衰竭。

急性呼吸困难、低氧血症、非心源性肺水肿、中度的低血压和发热是 TRALI 的五联症,严重者可导致死亡。

(三)实验室检查

献血者和 / 或受血者血液中存在抗 -HLA 抗体和 / 或抗 -HNA 抗体是 TRALI 的最有利证据。供者血清和受血者白细胞进行淋巴细胞毒交叉配型可作为诊断依据。TRALI 水肿液的蛋白含量高,与血液中的蛋白比值常为 0.7,而心源性肺水肿一般小于 0.5。胸部 X 线示双侧肺部浸润。

(四)诊断和鉴别诊断

输血前无急性肺损伤的证据,输血中或输血终止后 6 小时内发生急性肺损伤和被下列方法的任一种确认的低氧血症:$PaO_2/FiO_2 \leqslant 300mmHg$,自然呼吸氧饱和度 <90%,其他临床证据,以及双侧肺部浸润的放射学证据,且无左心房高压的证据(如循环超负荷),即可明确诊断为 TRALI。

TRALI 有时需与以下疾病相鉴别:①与心源性肺水肿鉴别,后者呼吸困难与体位有关,剧烈咳嗽、气喘、咳粉红色泡沫痰,两肺底可闻及中细湿啰音或水泡音,对强心利尿等治疗效果较好;②与过敏反应鉴别,详见本节内容(二、过敏反应);③与溶血性输血反应鉴别,后者偶尔伴发急性呼吸困难,多表现为寒战、高热、腰背酸痛,甚至出现急性肾衰竭、休克、DIC 等,而 TRALI 一般不出现;④输血相关性循环超负荷,是临床输血的严重并发症,具有高发病率与高死亡率的特点,与患者的年龄、疾病危重程度、输血量和输注速度相关。若在输血后 6 小时内患者出现下列 5 种症状中的 4 种,则需要考虑循环超负荷的诊断:呼吸窘迫、心动过速、血压升高、急性或进行性肺水肿、液体正平衡。

(五)治疗

TRALI 的主要病理基础是输血引起的非心源性肺水肿,治疗的关键是明确诊断、加强监护、及时改善缺氧。如输血在进行中,应立即停止输血,采用支持性疗法,最基本的是要充分给氧,监控血氧分压,必要时可用气管插管或使用呼吸器提供氧气,并维持血压稳定。此外,TRALI 与肺泡受损有关而非体液超载,故不建议使用利尿剂和强心剂。可应用肾上腺皮质激素,减轻肺部炎性反应和微血管通透性,促进肺泡表面活性物质合成。抗组胺药、肺泡表面活性剂根据病情需要酌情使用。治疗后,将近80% 的患者 48~96 小时内缓解,一般不留后遗症,而 20% 的患者则需要更久的治疗时间。

(六)预防

预防 TRALI,应注意以下几点:①严格掌握输血适应证,避免不必要的输血;②有明确指征必须输血时,尽可能选择少血浆成分或不含血浆成分的血液制品;③需要输注含血浆成分较多的血液制品时,最好选择无输血史的男性和 / 或初产妇献血者;④避免使用有多次妊娠史或输血史的供者血液;⑤改良血液制品制作工艺,减少血浆含量,减少贮存时产生的生物脂类物质;⑥若抗体来自受血者,可采用少白细胞的血液制品进行输注。

有条件时可预先检测供血者血浆中的有关抗体,或将供血者血浆与患者白细胞进行交叉配型试验,选择合适的血液制品。

六、大量输血相关并发症

(一)大量输血死亡三联症

1. 凝血功能障碍 因大量失血者在短时间内快速输血,同时有大量的枸橼酸钠输入体内,与血液中的游离钙结合,血液中钙离子浓度下降,毛细血管张力减低,血管收缩不良。加之库存血中的血小板大量破坏,凝血因子活性减低,可导致凝血功能低下。抗休克扩容时大量静脉输注晶体液使患者机体残存的血小板与凝血因子含量更低。同时大量输血引起低体温,血小板功能降低,当患者体温为 32℃时,血小板只能黏附于血管壁,不能活化,导致止凝血功能障碍,引起出血。此时,需要及时进行相关检查,根据病情需要适当补充浓缩血小板和凝血因子制品。

2. 酸碱平衡失调 血液保存液的 pH 为 5.0~5.6,库存血液随保存时间延长,葡萄糖分解和红细胞代谢产生的乳酸和丙酮酸随之不断增加,同时由于血钾增高可发生细胞内外的氢钾交换也使血浆呈酸性,导致库存血 pH 减低。患者机体休克状态时低灌注产生的酮体、乳酸消耗了碳酸氢根,而肝肾不能在短时间内代谢和排出酸性物质，造成机体代谢性酸中毒。因此，大量输血患者常有休克及代谢性酸中毒。酸中毒可进一步降低凝血系统的活性，持续性、进行性酸中毒提示预后不良。

大量输血时由于枸橼酸钠在肝内被迅速代谢为碳酸氢钠，机体也可能形成代谢性碱中毒。因此，患者体内的代谢较为复杂，可能出现酸中毒，也可能出现碱中毒，治疗时必须根据实验室血气分析的实时检测结果和临床表现，不断调整治疗方案。

3. 低体温　由于快速大量输注温度低于患者体温的全血和血液成分，使得机体体温≤36℃，患者血红蛋白与氧亲和力增加，从而影响氧在器官与组织中的释放，最终导致器官与组织的缺氧状况。故大量输血前宜将从储血冰箱中取出的库存血在室温下放置，使其自然升温，或输血前/输血过程中将血液进行加温处理。

（二）枸橼酸盐中毒、高钾血症、低钙血症、高氨血症

正常情况下枸橼酸钠在肝内很快代谢为碳酸氢钠，故缓慢输入不会引起中毒。大量输血或实施血液成分置换术时，可导致患者血浆中枸橼酸盐浓度达到 1g/L 易引起中毒。枸橼酸钠与钙结合，导致血钙下降，出现脉压小、血压下降及手足抽搐，常规给予钙剂预防低血钙。

全血和红细胞成分中血钾离子浓度随保存时间延长逐渐增高。大量输注保存期相对较长的全血和红细胞成分时，可导致患者机体血钾离子浓度明显增高，出现高钾血症。

全血及血液成分大多采用以枸橼酸盐为主要成分的抗凝剂。大量输血或实施血液成分置换术时，易引起患者血钙离子浓度明显降低，出现低钙血症。

全血和红细胞成分中血氨随保存时间延长逐渐增高。大量输注保存期较长的全血和红细胞成分时，可导致患者机体血氨浓度明显增高，出现高氨血症。因此对于肝功能不全、肝昏迷的患者，大量输血时易引起患者血氨明显增高，出现肝性脑病。

（三）输血相关循环超负荷

输血相关循环超负荷（transfusion-associated circulation overload, TACO）是由于输血速度过快和/或输血量过大或患者潜在心肺疾病不能有效接受血液输注容量等所致急性心力衰竭，可出现发绀、气急、心悸、听诊闻及湿性啰音或水泡音等表现。TACO 易发生于大量输血患者、婴幼儿、心肺功能低下或年迈、体弱的患者，以及手术中患者双侧同时进行输血和输液的情况。

患者输血中或输血后 1 小时内，突然呼吸困难，被迫坐起，频咳、咳大量泡沫样或血性泡沫样痰，烦躁不安、大汗淋漓、两肺布满湿啰音等，有颈静脉怒张、中心静脉压增高，出现奔马律及全身水肿等。胸片可见肺水肿，可有各种心律失常，甚至心室颤动或心搏骤停，严重者可于数分钟内死亡。

一旦发生循环超负荷，诊断一定要及时。输血终止后 6 小时内新发生或继续加重的下列征象中的 3 种及以上即可诊断为输血相关循环超负荷：急性呼吸窘迫（呼吸困难，端坐呼吸，咳嗽）、脑钠肽（BNP）水平升高、中心静脉压升高、左心衰竭的证据、正液体平衡的证据、肺水肿的放射学证据。

发生 TACO 后，立即停止输血，治疗要迅速、及时，患者半坐位，高压吸氧，给予速效利尿剂和强心药物。双下肢下垂，四肢结扎止血带，轮流放松止血带（不超过 20～30 分钟）。可根据病情应用镇静剂、血管扩张剂等。

TACO 的预防在于严格控制输血速度，输注刚从 2～6℃贮血冰箱中取出的冷藏血制品前可适当加温，严密监测。若已发生心力衰竭、肺水肿、心律失常等，应积极抢救。

（四）肺血管微栓塞

肺血管微栓塞是由于血液成分在储存过程中，白细胞、血小板与纤维蛋白等形成的微聚物可通过标准孔径输血滤器，输入患者机体后引起肺血管栓塞导致急性肺功能不全等。

库存血中的白细胞、血小板、纤维蛋白等形成的微聚物直径为 10～164μm，随血液库存时间的延长而逐渐增多。大量输血时这些微聚物可通过微孔直径 170μm 的标准输血器进入受血者体内，广泛阻塞肺毛细血管，导致肺功能不全综合征或肺血管微栓塞。目前还没有有效的方法可以完全避免肺血管微栓塞，可采用 20～40μm 孔径的过滤器去除微聚物，或输注 7 天以内的血液制品等措施，预防肺血管微栓塞。

七、铁超负荷

铁超负荷（iron overload）也称含铁血黄素沉着症（hemosiderosis），是由于长期多次输注红细胞或全血制品，导致患者体内非血红蛋白铁负荷过重，过多的铁以含铁血黄素等形式沉积于机体实质细胞中，导致心、肝和内分泌腺等器官组织损害和皮肤色素沉着等表现。

（一）病因及发病机制

每100ml正常血液含铁约50mg，长期、多次输血的患者，如再生障碍性贫血、重型β-珠蛋白合成障碍性贫血，输入的红细胞不能完全存活，释放铁增多，大量铁不能及时排出体外，以含铁血黄素的形式沉积在组织中，其中肝脏、胰腺、心脏和肾上腺最明显，重者引起各受累组织、器官不同程度的纤维增生及组织细胞损害，受累器官有纤维化病变，导致器官功能不全、衰竭等。

（二）临床表现

输血所致的含铁血黄素沉着症其临床表现与其他原因所致的含铁血黄素沉着症相似。多有皮肤色素沉着，呈灰色、青铜色或暗褐色等金属色。色素沉着通常为全身性，但皮肤暴露部位、瘢痕、腋下、外阴等处更明显。严重者还会出现肝大、肝功能减退甚至肝性脑病，继发糖尿病者常伴胰岛素抵抗，充血性心力衰竭，内分泌腺功能减退以及关节炎、消化不良等症状。

（三）实验室检查

1. 全血细胞分析 多正常，晚期合并严重肝硬化可出现贫血、白细胞和血小板减少。

2. 铁代谢指标检查 血清铁蛋白、转铁蛋白饱和度增高。两者联合检测敏感性和特异性较高；骨髓铁染色可见含铁血黄素颗粒增多；尿含铁血黄素试验阳性。

3. 其他检查 糖耐量试验多异常，血糖可增高；转氨酶常增高，但肝功能可正常；血中黄体生成素、卵泡刺激素和睾酮均减少。

（四）诊断和鉴别诊断

根据患者病史，长期、反复输血史，皮肤色素沉着，糖尿病和肝大等表现以及实验室检查可诊断。常以血清铁、血清转铁蛋白饱和度及血清铁蛋白的测定作为初筛试验，结果均明显高于正常值。

输血所致的含铁血黄素沉着症应与原发性含铁血黄素沉着症相鉴别，输血所致的含铁血黄素沉着症有长期、反复输血史，而原发性含铁血黄素沉着症常有家族史，无输血史或输血量不多。

（五）防治

输血所致的含铁血黄素沉着症治疗原则为尽快减轻体内铁负荷和对症治疗。常用铁螯合剂疗法排出体内过多的铁。对出现糖尿病、肝硬化及心功能不全患者，应对症治疗，但效果较差。对预期长期输血的患者，可采用年轻红细胞制品进行输注，以延长输血周期。

八、其他输血不良反应

（一）异物输入

异物输入是指异物随血液输入受血者的血液循环内，包括空气、微粒物质和塑料成分，引起空气栓塞和异物栓塞。

空气栓塞通常由输血操作不当或疏忽引起，如空气未排尽、管道连接不紧密、添加液体不及时等，危险性大，重者可致呼吸衰竭死亡。患者胸部会有空气和水混合的摇动感，突发极度呼吸困难、胸痛甚至休克。危重患者可能只出现突发呼吸窘迫和低血压。治疗要迅速，查找原因，给予吸氧，保持头低足高左侧卧位。异物栓塞，如塑料导管脱落入静脉内，可造成致死性肺动脉栓塞；针尖钝可导致皮肤碎片进入肺血管；血袋和输血器内含有增塑剂和稳定剂，释放入血液，可引发过敏反应。

（二）血栓性静脉炎

输血时间较长的患者，可以从针尖沿静脉向心方向出现索状红线，局部红肿、疼痛，发生炎症，逐渐形成血栓。脓毒性血栓性静脉炎是一种较为严重的静脉炎，尤其在烧伤患者，这种感染和血栓是致命败血症的一个原因。

血栓性静脉炎的发生与多种因素相关：①与静脉插管的种类和输血时间的长短、插管静脉选择密切相关：输血器乳胶管材质比塑料管发生率高，输血时间超过48小时者血栓性静脉炎的发生率明显增高，大隐静脉内插管比上肢静脉插管发生炎症的概率大；②输血后利用同一输血器输入葡萄糖，本病的发生率也较多，可先用生理盐水彻底冲洗管道，再输注葡萄糖。

预防血栓性静脉炎，输血时间一般不超过48小时，放置静脉留置导管时，应该防止感染，尽可能少动。使用无刺激性材料制成的特殊导管也会有效降低血栓性静脉炎的发生。

（三）输血后紫癜

输血后紫癜（post-transfusion purpura，PTP）是由于患者体内血小板特异性抗体与献血者血小板上相应抗原结合形成抗原-抗体复合物，导致患者血小板破坏。可出现外周血血小板数明显减少，皮肤瘀点和/或瘀斑，是一种自限性疾病。多见于输血后5～12天，多发生于有妊娠史的中老年女性。

通常由于HPA-1a抗原阴性患者多次妊娠或输血接触或输入HPA-1a阳性的血小板产生同种抗体，再次输入HPA-1a阳性血液时，破坏血小板引发紫癜。PTP临床表现为迟发性的血小板急剧下降，有不同程度出血表现，但颅内出血少见；重者可有支气管痉挛甚至休克，病势凶险者可以是致死性的。

实验室检查：血小板严重减少为本病特征，常少于$10\times10^9/L$；出血时间延长；多数病例可以检测到抗HPA-1a抗体，可持续数月；骨髓巨核细胞数正常或增多，部分患者减少或有成熟障碍。

本病大多呈自限性经过，病情凶险者可使用大剂量肾上腺皮质激素，能改善症状，不能缩短病程。目前临床应用大剂量免疫球蛋白、血浆置换或换血疗法等治疗方法，疗效较为满意。

（四）血液输注无效

血液输注无效主要指血液制品输入人体以后，未达到相应治疗目的，如输注血小板后血小板计数不升高或者降低。输注无效不但浪费宝贵的血液资源，又延误患者的治疗，甚至加重病情。

血液输注无效包括血小板输注无效（PTR）、红细胞输注无效，其中临床上以血小板输注无效最常见。免疫因素和非免疫因素均可导致血小板输注效果不佳，目前由非免疫性因素引起血小板寿命缩短逐渐成为血小板输注无效的主要原因。红细胞输注无效是指输注全血或红细胞制剂后24小时内，排除继续失血、输液稀释等情况，与本次输注红细胞前相比，血红蛋白升高未达到预期值。红细胞输注无效与免疫因素、输血次数、输血剂量及血液库存时间等因素相关。为预防血液输注无效，节约血液资源，临床医师应根据患者的具体情况制定合理的输血治疗方法，把输注无效的因素降到最低，使患者得到有效的输血治疗，做到科学、合理用血。

（吴新忠　龚道元）

本 章 小 结

输血是临床重要治疗手段，任何血液成分的输注都可能引起输血不良反应甚至引起严重危害，输血不良反应分为输血感染性反应和输血非感染性反应。按发病机制可分为免疫性和非免疫性两类，按发生时间分为急性和迟发性输血不良反应。输血感染性反应感染的病原体主要有病毒、细菌、寄生虫及其他病原生物。

附　案例分析

案例11-1　非溶血性发热反应

【病例资料】　患者，男性，31岁。B型RhD阳性，反复便后肛门肿物脱出伴便血1年，加重3周入院。既往外院诊断甲状腺功能亢进症、贫血，有输血史，临床诊断为混合痔，保守用药治疗效果不佳，拟行手术治疗。入院血红蛋白（Hb）50g/L，为纠正贫血，临床申请输注红细胞悬液4U。输注至第二袋中途，患者出现寒战、发热，最高体温39.5℃，无恶心、呕吐，无皮疹，肺部听诊无异常，血压正常，床旁心电监护仪显示血氧饱和度98%。临床立即停止输血，生理盐水维持静脉通路，物理降温，口服布洛芬。

【实验室检查】 ①复查患者血型为 B 型 RhD 阳性，不规则抗体筛查、交叉配血试验均阴性；②全血细胞分析：血红蛋白 64g/L，白细胞计数 4.14×10⁹/L，血小板计数 185×10⁹/L；③血清钾、降钙素原、超敏 C 反应蛋白及血浆游离血红蛋白均在参考区间内；④尿液隐血试验阴性，尿胆原和胆红素均阴性；⑤血袋剩余血液及患者血液的细菌培养均阴性，输液器致热原检查阴性。

【检查结果】 考虑非溶血性发热反应。

【结果分析】 非溶血性发热反应是在输血中或输血后体温升高超过 1℃，以寒战、发热为主要临床表现，排除溶血、细菌污染、严重过敏等引起发热的一类输血反应，是临床最常见的输血不良反应。该类反应易发生在有多次输血史或妊娠史患者中，由 HLA 抗体、HNA 抗体或 HPA 抗体引起。诊断多采用排除法，本案例中患者无皮疹、血压正常、肺部听诊无异常，可排除过敏反应和输血相关性急性肺损伤；实验室检查血钾、血浆游离血红蛋白、尿液隐血阴性等可排除溶血反应；降钙素原、超敏 C 反应蛋白、血培养、致热原检查阴性可排除细菌污染。临床多用解热药物对症治疗或输注去除白细胞的血液成分。

【问题思考】 ①该患者后续输血治疗如何进行？②如何预防非溶血性输血反应？

（吴新忠 龚道元）

第十二章

免疫性溶血性疾病

通过本章学习，你应能回答下列问题：

1. 新生儿溶血病的病因及发病机制是什么？
2. ABO- 新生儿溶血病（HDN）与 Rh-HDN 的实验室检查方法及特点是什么？
3. 若怀疑一孕妇怀有 Rh 血型不合的胎儿，产前实验室应检查哪些项目？
4. 自身免疫性溶血性贫血（AIHA）的概念、分类及抗体特点是什么？
5. 温抗体型和冷抗体型 AIHA 的实验室检查主要有哪些？
6. 药物诱发的免疫性溶血性贫血的代表性药物有哪些？

第一节　新生儿溶血病

新生儿溶血病（hemolytic disease of the newborn，HDN）一般特指与血型相关的新生儿溶血病。由于其病理生理过程与妊娠密切联系，部分胎儿也可以发生溶血，也称胎儿新生儿溶血病（hemolytic disease of the fetus and newborn，HDFN），其是指母婴血型不合引起的胎儿或新生儿同种免疫性溶血性疾病。HDN 的症状轻重不一，可从无临床症状（仅表现为直接抗球蛋白试验阳性）到严重的贫血，甚至胎儿死亡。

一、发病原因与机制

（一）发病原因

HDN 是发生在胎儿或新生儿时期的疾病，主要由母婴血型不合引起，母亲产生了针对胎儿或新生儿父系来源红细胞抗原的同种抗体（IgG）所导致的胎儿 / 新生儿红细胞破坏。在我国的 HDN 中，ABO 血型不合者约占 85.3%，Rh 血型不合引起的 HDN 次之。其他血型系统如 Kell、Duffy、Kidd、Jk、K、Fy、S 等也有报道，但少见。

1. ABO 血型不合的 HDN　ABO 母 / 婴血型组合有 O/A、O/B、A/B、B/A、A/AB、B/AB 等，理论上讲都有可能使胎儿 / 新生儿发生 HDN，但临床上最多见于母亲为 O 型，胎儿 / 新生儿为 A 型或 B 型，其他少见。

2. Rh 血型不合的 HDN　多为 Rh 阴性的母亲孕育了 Rh 阳性的胎儿，或输注相应抗原的红细胞，产生相应的 Rh 抗体，该抗体于再次妊娠 Rh 阳性的胎儿时通过胎盘屏障引起 HDN。其中 RhD 血型不合引起 HDN 最多（约占 60%），RhE 血型不合次之（约占 37%），其他 Rh 血型不合引起的 HDN 概率较低。由于白种人 RhD 阴性血型比例较黄种人高，抗 -D 抗体引起的 HDN 也比黄种人多。在我国新疆、云南一些少数民族中，RhD 阴性血型远较汉族人高，因而，抗 -D 抗体引起的 HDN 发生率也比汉族人高。

知识拓展

非 ABO 血型系统引起的新生儿溶血病

人类红细胞血型系统目前发现 36 种，除了 ABO 血型系统引起的新生儿溶血病，其他血型系统如 Rh、MNS、Kell、Duffy、Kidd 等血型不合亦可引起新生儿溶血病（但临床以 ABO 血型系统母婴血型不合引起溶血者为多见）。尽管 ABO 血型新生儿溶血病最常见，但由于胎儿红细胞上的 A 抗原或 B 抗原密度较低，而血浆中存在的可溶性 A 或 B 血型物质又可中和部分来自母体的 IgG 抗体，因此 ABO 血型系统引起的新生儿溶血病病情较轻，多以支持治疗为主，很少进行换血治疗。其他血型系统引起的新生儿溶血病中，以 Rh 血型系统最为多见，其次为 Lewis 血型系统、Kidd 血型系统、Diego 血型系统。且此类产妇多有妊娠或输血史，特别是国家二孩政策开放后，有妊娠史的妇女增加，因此应重视孕期意外抗体的筛查，评估 ABO 系统以外血型不合导致的新生儿溶血病，提前干预。

（二）发病机制

在正常妊娠情况下，母婴血液循环系统是相互独立的，胎儿血细胞不会进入母体。但在妊娠后期由于胎盘局部破损可引起出血，称为"经胎盘出血"（发生率为 1/1 000），或者分娩时胎盘剥离过程中，胎儿红细胞可能经过开放的子宫血窦进入母体，如果胎儿红细胞血型与母体不同，可刺激母体免疫系统产生相应的抗体。一般情况下，首次妊娠母体产生的抗体多为 IgM 抗体，不能通过胎盘，不会引起 HDN。但是，当再次妊娠时，如果胎儿红细胞再次进入母体，可刺激母体免疫系统发生"回忆反应"，产生大量 IgG 抗体，通过胎盘屏障进入胎儿血循环，引起胎儿或新生儿溶血。

1. ABO 血型不合的 HDN 由于自然界中广泛存在着 A 或 B 血型物质，持续的免疫刺激可使机体产生 IgG 型抗体。由于 O 型血母亲 IgG 类抗 -A/ 抗 -B/ 抗 -A，B 抗体比 A 型或 B 型者更多见，尤其是抗 -A，B 以 IgG 为主，且效价较高。因此，临床上 90% 以上的 ABO-HDN 主要见于 O 型母亲，A 型或 B 型胎儿 / 新生儿。首次妊娠时也可以发生 HDN。

由于胎儿 ABO 抗原发育不全，血清及组织细胞的可溶性 A 和 / 或 B 血型物质也可中和吸附部分通过胎盘的抗 -A 和 / 或抗 -B。所以，ABO 母婴血型不合虽然常见，但 ABO 血型不合的 HDN 发病率并不高。若作 ABO 血型不合的 HDN 产前预测，需综合考虑母体内 IgG 型抗 -A/ 抗 -B/ 抗 -A，B 效价，新生儿 A、B 抗原强弱，血型物质的含量，胎盘屏障的作用及 IgG 亚类（IgG1 和 IgG3）等相关因素。

2. Rh 血型不合的 HDN Rh 血型系统主要有 D、E、C、c、e 五个抗原，其中 RhD 抗原性最强。RhD 血型不合一般是指母亲为 RhD 抗原阴性，胎儿或新生儿为 RhD 抗原阳性。因为 Rh 阴性的人体内没有天然存在的 Rh 抗体，且初次免疫反应产生的抗体基本是 IgM，不能通过胎盘。所以，第一胎常处于初次免疫的潜伏阶段，一般不发病。若既往有输血史、妊娠史，即使怀孕第一胎也可发生 HDN。但"外祖母学说"认为，血型为 Rh 阴性母亲在胎儿时受到血型为 Rh 阳性外祖母血细胞的致敏，当 Rh 阴性的母亲妊娠第一胎时亦可发生 HDN。鉴于 Rh 血型抗原在出生时已经发育成熟，所以，母亲体内 IgG 抗体的效价是决定 HDN 严重程度的关键因素，一般可依据抗体效价对 Rh 血型不合的 HDN 作初步的产前预测。值得注意的是，RhD 血型不合所致溶血的症状常比 ABO 血型不合的溶血症状更为严重，且随胎次增多而加重。

另外，母婴 ABO 血型不合对 Rh 血型不合的 HDN 有一定的保护作用。Rh 阳性胎儿红细胞进入 Rh 阴性母体后，由于同时存在 ABO 血型不合，进入母体的胎儿红细胞首先被母体内相应的 ABO 血型抗体破坏，减少胎儿 Rh 血型抗原对母体的免疫刺激及相应抗体的产生，从而减轻了 Rh-HDN。

二、临床表现

HDN 源于同种免疫引起的胎儿红细胞破坏增多，主要表现为水肿、黄疸、贫血和肝脾大。症状轻重取决于母亲抗体的效价、胎儿红细胞抗原的强弱、抗体与红细胞结合的程度及胎儿代偿性造血能力等诸多因素。

1. 水肿 多见于病情严重患儿，其中 Rh 血型不合的 HDN 水肿占 10%～20%。其原因与严重贫血所致的心力衰竭、肝功能障碍、毛细血管通透性增加等因素有关。临床表现为孕妇在孕期体重增加迅速，胎盘水肿；患儿全身性水肿、皮肤苍白、肝脾大、浆膜腔积液及呼吸困难。这种婴儿预后极差，死亡率高。

2. 黄疸 黄疸是 HDN 的主要症状之一，ABO 血型不合的 HDN 引起的黄疸以出生后 2～3 天多见。Rh 血型不合的 HDN 黄疸出现早（24 小时内）、病情重。血清胆红素以非结合胆红素为主。少数病例在恢复期结合胆红素明显升高，可出现"胆汁黏稠综合征"。部分 ABO 血型不合的 HDN 黄疸较轻，类似于生理性黄疸。

3. 贫血 患儿表现不同程度的贫血，以 Rh-HDN 贫血较为显著。主要表现为出生后 1～2 天内，患儿精神萎靡、嗜睡、少吃、少哭，有的出生后不久即发生心力衰竭。严重者可出现组织缺氧、心脏扩大等症状。

4. 肝脾大 严重溶血的患儿可发生髓外造血，引起肝脾大。Rh-HDN 患儿多有不同程度的肝脾大。

5. 胆红素脑病 严重黄疸患儿，若早产儿胆红素超过 $204\mu mol/L$，足月儿胆红素超过 $306\mu mol/L$ 时，应高度重视。如果血清游离胆红素通过血脑屏障，破坏患儿脑基底部神经核可出现胆红素脑病（即核黄疸），患儿表现为发热、嗜睡、吸吮反射减低、痉挛、肌张力低下或增高等，病死率高。存活的患儿可出现运动障碍、智力不全等后遗症。

三、实验室检查

（一）产前检查

产前检查主要为血型血清学检查，包括夫妻双方的血型鉴定，羊水检查胎儿血型，孕妇的抗体筛查，并动态观察有临床意义的抗体变化规律和特点。

1. 血型检查 血型检查包括夫妻的 ABO 血型和 Rh 血型鉴定，以确定夫妇双方血型是否配合。有条件时可于妊娠 12 周采集胎儿羊水细胞或通过非侵入性方法采集母体外周血检测游离胎儿 DNA（cell-free fetal DNA，cffDNA）进行分子分型，从而鉴定胎儿红细胞抗原类型。若母胎 ABO 血型相同或新生儿血型为 O 型即可排除 ABO 血型不合的溶血，但不能排除其他血型系统所致的溶血可能。另外，对父系红细胞抗原进行检测，可以对胎儿进行风险分级。如果母亲 RhD 阴性，父亲为相应抗原的纯合子，则后代表达相同红细胞抗原的概率为 100%。如果是杂合子，则为 50%。夫妻 ABO、Rh 血型是否相合的判断见表 12-1。

表 12-1　夫妻 ABO、Rh 血型是否相合的判断

妻子血型	丈夫配合血型	丈夫不配合的血型
O	O	A、B、AB
A	O、A	B、AB
B	O、B	A、AB
AB	O、A、B、AB	—
Rh 阳性	Rh 阳性、Rh 阴性	—
Rh 阴性	Rh 阴性	Rh 阳性

2. 抗体检查 包括抗体筛查和鉴定。主要检查孕妇血中 IgG 型抗 -A/ 抗 -B 及抗 -D 抗体，若 IgG 抗体阳性，再进行抗体鉴定和效价检测。若孕期胎儿疑为 ABO 血型不合的溶血病，应于妊娠 6 个月内每月检测抗体效价一次，妊娠 7～8 个月每半个月检测一次，8 个月以后每周检测一次，若抗体效价持续上升或起伏较大，提示胎儿可能受累。通常认为，孕妇血清中 IgG 型抗 -A 或抗 -B 效价≥1∶64，提示胎儿可能受到同种异体的血型抗体损害；当 IgG 型抗 -A 或抗 -B 效价≥1∶256 或者前后两次抗体效价持续

上升超过 4 倍，提示胎儿可能发生 ABO-HDN。Rh 阴性孕妇在妊娠 16 周时应检测 Rh 血型抗体，以后每 2～4 周检测一次，若抗体效价上升，提示可能发生 Rh-HDN。

3. 羊水分析　羊水分析是评价妊娠期胎儿宫内总体情况的较好方法。羊水检查可辅助胎儿血型鉴定，了解胎儿宫内溶血程度，评估胎儿成熟情况。羊水可以通过 B 超引导的羊膜穿刺得到。但羊膜穿刺术存在一定危险，应严格把握穿刺指征。

（二）产后新生儿检查

HDN 产后新生儿检查主要依靠直接抗球蛋白试验、血清游离抗体试验（简称游离试验）和红细胞抗体放散试验（简称放散试验）。以上三项检查又称为"三项试验"。其他，如血清游离胆红素和血常规也常作为有价值的方法加以检测。

1. 直接抗球蛋白试验　采用抗人球蛋白试剂，检测新生儿红细胞是否被母亲 IgG 抗体致敏。通常直接抗球蛋白试验阳性是红细胞受累的重要依据，可作为诊断 HDN 的有力证据之一。

（1）ABO-HDN 直接抗球蛋白试验：其结果一般呈弱阳性或阴性，阳性程度一般不超过"+"，这与新生儿红细胞上抗原位点数较少有关。若采用酶处理的患儿红细胞做直接抗球蛋白试验，可提高检查的阳性率。

（2）Rh-HDN 直接抗球蛋白试验：其阳性程度一般在"++"以上。直接抗球蛋白试验的阳性程度也是区分 ABO-HDN 和 Rh-HDN 的主要标志。

2. 游离试验　采用间接抗球蛋白试验方法，检测新生儿血清中的血型抗体，若检出抗体且能与新生儿红细胞反应，即游离试验为阳性。

（1）ABO-HDN 游离试验：采用患儿血清与 A 或 B 型试剂红细胞生理盐水悬液做间接抗球蛋白试验，以确定患儿血清中是否存在母体来源的针对患儿红细胞的 IgG 型抗 -A 或抗 -B。值得注意的是，发病 24 小时内新生儿血清中意外抗体检出率较高，之后该抗体迅速减少，故应注意检测时间节点。

（2）Rh-HDN 游离试验：采用患儿血清与抗体筛查细胞及鉴定细胞（谱细胞）做间接抗球蛋白试验。若患儿与母亲 ABO 血型不合，还应增加缺乏相应 Rh 抗原的 A 或 B 型红细胞，用以排除 ABO 抗体。游离试验是检测患儿血清中是否存在与其红细胞不配合的 IgG 意外抗体。因为患儿体内的意外抗体来源于母体，而母体血清容易获取且抗体效价较高，因此，该试验可使用母亲血清和患儿血清同时进行。母体血清只要检测到与患儿相同的意外抗体，且患儿红细胞上又有该抗体对应的抗原，即可判断为游离试验阳性，提示患儿红细胞可能受累。

3. 放散试验　利用特殊方法将致敏于新生儿红细胞上的抗体放散下来，然后检测放散液中的抗体。放散试验是 HDN"三项试验"中最具诊断价值的一项，一旦结果阳性即可诊断为 HDN。ABO-HDN 和 Rh-HDN 一般均为阳性。

（1）ABO-HDN 放散试验：通常选用热放散法，将抗体放散于生理盐水溶液中，然后用 A、B、O 试剂红细胞做间接抗球蛋白试验鉴定放散液中抗体，结果阳性表明患儿红细胞上致敏了 IgG 型抗 -A/抗 -B/ 抗 -A，B 抗体，可明确诊断为 ABO-HDN。

（2）Rh-HDN 放散试验：通常选用化学放散法（如乙醚放散法），放散液与抗体筛查细胞及鉴定细胞（谱细胞）做间接抗球蛋白试验，以确定抗体特异性，同时患儿红细胞相应抗原应为阳性。如需排除 ABO 抗体，方法同"游离试验"。

综上所述，新生儿溶血病"三项试验"是早期诊断 HDN 的"金标准"，其中抗体检测是诊断 HDN 的关键。"三项试验"的优化组合可对 HDN 作出诊断，并对制订治疗方案提供实验室依据。HDN 血清学"三项试验"组合及临床意义见表 12-2。

4. 血常规检查　红细胞及血红蛋白浓度降低，网织红细胞比例增高，血涂片有核红细胞增高（大于 10%）；白细胞计数可增高，血小板计数正常。

5. 血清胆红素测定　血清胆红素增高。胆红素 >204μmol/L，以非结合胆红素增高为主。

表 12-2　HDN 血清学"三项试验"组合及临床意义

直接抗球蛋白试验	游离试验	放散试验	意义
阴性	阴性	阴性	排除 HDN
阳性	阴性	阴性	可疑为 HDN
阴性	阳性	阴性	可疑为 HDN
阴性	阴性	阳性	确诊为 HDN
阳性	阴性	阳性	确诊为 HDN
阳性	阳性	阴性	确诊为 HDN
阴性	阳性	阳性	确诊为 HDN
阳性	阳性	阳性	确诊为 HDN

四、诊断与鉴别诊断

(一)诊断

1. 产前诊断　既往有原因不明的死胎、流产史、输血史、新生儿重症黄疸史的孕妇及其丈夫均应进行 ABO 和 Rh 血型检查,以及孕妇血清特异性 IgG 抗体检查。若 IgG 抗 -A 或抗 -B 效价≥1∶64 和 /或孕期 Rh 抗体效价持续上升,提示可能发生 HDN。

2. 产后诊断　新生儿黄疸出现早且呈进行性加深,有母婴血型不合,直接抗球蛋白试验和抗体放散试验中有一项阳性者即可诊断。

(二)鉴别诊断

应注意与新生儿贫血、生理性黄疸及其他血型系统引起的 HDN 进行鉴别。

五、预防与治疗

新生儿溶血病的预防与治疗原则是减少抗体对红细胞的损伤,纠正贫血,防治心力衰竭,降低血清胆红素水平,防治胆红素脑病的发生。

(一)预防措施

1. 妊娠前期准备　若 ABO 血型不合,女方血清 IgG 抗 -A 或抗 -B 效价≥1∶64 和 /或 Rh 血型不合,Rh 血型抗体效价持续上升,应进行适当治疗,近期不宜妊娠。必要时进行临床咨询和实验室检查。

2. 妊娠期及分娩时处理　妊娠期夫妇血型不合者,尤其是有输血史、死胎史及发生重症新生儿溶血症的孕妇,应积极给予相应的治疗措施,预防胎儿或新生儿发生 HDN。分娩时应尽量避免脐带血过多流入胎儿体内。

3. RhD 阴性母亲产后处理　RhD 阴性母亲在流产或分娩 RhD 阳性胎儿(或羊水穿刺检查)后,应于产后 72 小时内注射抗 -D 免疫球蛋白制剂(RhIG),清除妊娠后期或分娩过程进入母体内的 RhD 阳性胎儿红细胞,避免其对母体的免疫刺激和 RhD 血型抗体的产生,可以较好地预防 RhD 血型不合的同种免疫,避免新生儿溶血病的发生。

(二)治疗措施

1. 产前治疗　可通过提前分娩、血浆置换降低母体 IgG 抗体对胎儿红细胞损伤程度,通过宫内输血改善胎儿贫血,药物治疗促进孕妇胆红素的代谢和清除,减轻新生儿黄疸。

2. 新生儿治疗　通过光照疗法降低新生儿血清非结合胆红素浓度,药物治疗促进肝脏对胆红素的摄取和代谢。补充白蛋白、纠正酸中毒可减少血中游离胆红素,减少胆红素脑病的发生。另外,还可通过换血疗法减轻溶血,减少血清游离胆红素,预防胆红素脑病,纠正贫血,防治心力衰竭等。

附　案例分析

案例12-1　母婴ABO血型不合的新生儿溶血病

【病例资料】　患儿母亲，27岁，孕1产1；患儿，男，孕39^{+5}，自然分娩，体重2.7kg，出生72小时全身皮肤黄染，呈进行性加重。母亲血型O型，RhD阳性，需进一步排除患儿是否为HDN。

查体：患儿体温37.1℃，神志清楚，足月新生儿貌，全身皮肤及巩膜中度黄染，无水肿，心肺未见异常。腹平软，肝脾轻度增大。呼吸36次/min，脉搏115次/min，血压65/40mmHg。小便黄，患儿反应稍差，但肌张力等正常。

【实验室检查】　①血常规：白细胞12.5×10^9/L，血红蛋白115g/L，红细胞3.88×10^{12}/L，血小板165×10^9/L，网织红细胞11.6%；②患儿出生72小时胆红素检查：总胆红素306.5μmol/L，非结合胆红素189.2μmol/L；③血型鉴定：患儿A型，RhD（+）；患儿母亲O型，RhD（+）；患儿父亲A型，RhD（+）；④"三项试验"：患儿DAT弱阳性；血清中检出游离IgG型抗-A抗体，效价为128；患儿红细胞放散试验检出IgG型抗-A；⑤意外抗体筛查阴性。

【诊断结果】　母婴血型不合产生IgG抗-A引起的ABO-HDN。

【结果分析】　该案例存在以下情况：①母婴血型不合，A型胎儿从A型父亲遗传获得的A抗原为O型母亲所缺乏，妊娠后期或分娩时胎儿红细胞可进入母体，刺激母体产生免疫性的IgG型抗-A，该抗体可通过胎盘屏障，进入胎儿血循环，引起携带相应抗原的胎儿红细胞破坏。②第一胎发病，由于自然界中广泛存在着A、B抗原物质，持续的免疫刺激使机体产生IgG型抗-A、抗-B，母亲首次妊娠该抗体即可通过胎盘，与胎儿红细胞的相应抗原结合，引起溶血，所以，该案例第一胎发病。③特异性抗体检查结果阳性，患儿为A型，其血清及红细胞放散液均检出IgG型抗-A抗体，游离试验抗体效价为128；患儿DAT呈弱阳性，这与患儿ABO抗原发育不全，通过胎盘的抗-A可被组织和血浆中的可溶性抗原中和有关。④病理性黄疸，该患儿生后3天皮肤及巩膜黄染，主要由于患儿未出生前胆红素主要由母体代偿排泄，患儿刚出生的胆红素可接近正常，出生后，由于新生儿肝脏尚不能处理过多的胆红素，加之，ABO血型不合的红细胞破坏，两种因素叠加会使黄疸逐渐加深。该患儿黄疸在生后3天出现，有别于Rh-HDN的黄疸（24小时内）。综上所述，患儿可以确诊为ABO-HDN。

（马　丽　龚道元）

第二节　自身免疫性溶血性贫血

自身免疫性溶血性贫血（autoimmune hemolytic anemia，AIHA）是由于机体免疫功能紊乱，产生了针对自身红细胞的抗体，通过抗原抗体反应和/或补体参与使红细胞破坏而导致的溶血性贫血，是一类获得性溶血性疾病。该病约占溶血性疾病的1/3，青壮年多见。

一、AIHA的分类

根据抗体作用于红细胞膜所需的最适温度及血清学特征，AIHA可分为温抗体型、冷抗体型和温/冷抗体混合型三类。根据是否存在可导致溶血的其他疾病，AIHA又可分为原发性和继发性两大类。温抗体型占AIHA的70%～80%。冷抗体型包括冷凝集素综合征（cold agglutinin syndrome，CAS），又称冷凝集素病和阵发性寒冷性血红蛋白尿（paroxysmal cold hemoglobinuria，PCH）。另外，温/冷抗体混合型在临床上也可见到，约1/3温抗体AIHA兼有低效价的冷凝集素，20℃时可凝集红细胞，30℃时活性散失。极少数AIHA除温抗体外，尚存在4℃时冷凝集素效价高，30℃甚至37℃仍有凝集现象的高热幅度异常冷凝集素。本章重点介绍温抗体型、冷抗体型AIHA。

1. 温抗体型　主要为IgG类不完全抗体，少数抗体为IgM或IgA。温抗体的靶抗原以Rh抗原最多见。该抗体在37℃时与自身红细胞作用最强。

2. 冷抗体型 冷抗体型中的冷凝集素综合征的自身抗体(冷凝集素),主要为 IgM 类完全抗体,少数为 IgG 或 IgA。IgM 冷凝集素对红细胞 I 或 i 抗原具有特异性。在体外试验中,该抗体在 4℃左右与自身红细胞作用最强。另有一种特殊的冷抗体为 17S 的 IgG,即 D-L 抗体(Donath-Landsteiner antibody),也称冷热抗体,其对红细胞 P 抗原具有特异性。D-L 抗体可诱发阵发性寒冷性血红蛋白尿。

3. 温/冷抗体混合型 同时具有温抗体和冷抗体特性。

二、病因

可按照有无基础疾病进行诊断,原发性 AIHA 找不到明确的原发疾病,原因不明。继发性 AIHA 的病因有以下几方面:

1. 继发性温抗体型 AIHA 常见的病因主要有:①结缔组织疾病,如系统性红斑狼疮(SLE)、类风湿关节炎等;②淋巴增殖性疾病,如淋巴瘤、慢性淋巴细胞白血病、骨髓瘤等;③感染性疾病,如麻疹病毒、EB 病毒、巨细胞病毒、细菌及支原体感染等;④肿瘤,如白血病、胸腺瘤、结肠癌等;⑤其他,如骨髓增生异常综合征(MDS)、溃疡性结肠炎、甲状腺疾病等。

2. 继发性冷抗体型 AIHA 常见的病因主要有病毒、支原体、原虫感染,淋巴增殖性疾病,良性和恶性实体肿瘤。

3. 继发性阵发性寒冷性血红蛋白尿常见的病因主要有梅毒、病毒感染等。

4. 药源性因素如青霉素、头孢菌素、嘌呤类似物、β-内酰胺酶抑制剂等都可引起溶血。

5. 免疫缺陷 常见变异型免疫缺陷病、原发性联合免疫缺陷病。

6. 血型不合的异基因造血干细胞移植/实体器官移植,输血后的同种免疫引起慢性溶血。

三、发病机制

AIHA 发病机制至今尚未阐明,有以下几种解释:①病毒感染、药物因素等可使红细胞膜的抗原性发生改变,导致自身红细胞抗体产生;②淋巴组织感染、肿瘤及免疫缺陷等因素,使机体失去免疫监视功能,无法识别自身细胞,产生自身红细胞抗体;③机体的免疫调节功能紊乱,将红细胞膜抗原识别为非己抗原而产生自身抗体;④遗传基因突变等也可导致机体产生自身红细胞抗体。

1. 温抗体型 主要为 IgG 型抗体,在 37℃最为活跃。与红细胞结合,使抗体的 Fc 端构型发生变化,并激活补体使红细胞膜上黏附一定量的 C3b/C4b,通过肝、脾的单核巨噬细胞系统被吞噬破坏,发生血管外溶血(这也是脾切除治疗该病的依据之一)。此外,通过抗体依赖的细胞毒作用(ADCC)也可引起红细胞破坏。

2. 冷抗体型 主要为 IgM 型冷抗体,在 4℃最为活跃。该 IgM 抗体可活化补体,通过传统的补体激活途径形成 C5～C9 膜攻击复合物,破坏红细胞发生血管内溶血。另外,多数情况下 C3、C4 的补体裂解片段 C3b/C3bi 和 C4b 可通过免疫黏附作用结合红细胞,通过发挥补体的调理作用,促进红细胞在肝脏、脾脏中被 Kupffer 细胞上的 C3b 受体识别并清除,发生血管外溶血。

在冷抗体型 AIHA 中,阵发性寒冷性血红蛋白尿的抗体为 17S 的 IgG,即 D-L 抗体,是一种双向溶血素。D-L 抗体在 20℃以下时容易与红细胞和补体结合(4℃左右作用最强),但该温度下不引起溶血。当温度升高至 37℃左右时,抗体从红细胞上脱落,已结合在红细胞上的补体被激活,导致红细胞破坏,产生急性血管内溶血,引发阵发性寒冷性血红蛋白尿。

四、临床表现

1. 温抗体型 多见于女性。临床表现为多样性,轻重不一。急性型呈现急性溶血性贫血的临床表现,多见于急性病毒感染的患儿。慢性型起病隐匿,患者有头晕、乏力,程度不一的贫血,部分出现轻中度肝脾大、黄疸。继发性 AIHA 常伴有原发疾病的临床表现。少数患者可伴有免疫性血小板减少性紫癜,称为伊文思综合征(Evans 综合征)。

2. 冷抗体型

（1）冷凝集素综合征：以中老年患者多见。寒冷刺激后，机体内冷凝集素可凝集红细胞，导致血液循环障碍，出现发绀，尤以肢体远端、鼻尖、耳垂等处明显。患者常伴肢端麻木、疼痛，遇暖后逐渐恢复。若出现血管内溶血，则可出现一过性发热、寒战及血红蛋白尿。继发于支原体肺炎者，溶血多呈现自限性，随着患者体内冷凝集素滴度在3～4周下降至正常，症状逐渐减轻、消失。继发于淋巴器官肿瘤者，溶血倾向呈慢性过程，并伴有原发疾病的临床表现。

（2）阵发性寒冷性血红蛋白尿：患者暴露于寒冷环境后出现血红蛋白尿，伴寒战、高热、腰背痛，发作后患者虚弱、苍白、轻度黄疸，体检发现轻度肝脾大。少数患者发作前出现寒冷性荨麻疹。总体上，阵发性寒冷性血红蛋白尿的全身症状较冷凝集素综合征为重。

五、实验室检查

1. 温抗体型 AIHA

（1）血常规检查：贫血轻重不一，多呈正细胞正色素性。网织红细胞比例增高，溶血危象时可高达0.50。白细胞及血小板多正常，急性溶血阶段白细胞可增多，外周血涂片可见数量不等的球形红细胞及幼红细胞。10%～20%患者伴有严重的血小板减少，即 Evans 综合征。

（2）骨髓象检查：呈代偿性增生，以幼红细胞增生为主，可达80%，15%的患者幼红细胞呈巨幼样变。再生障碍危象时骨髓增生减低，全血细胞减少，网织红细胞比例减低，甚至缺如。

（3）溶血相关检查：血清总胆红素增高，以非结合胆红素增高为主。尿胆原、粪胆原阳性。血清结合珠蛋白下降或消失。红细胞脆性试验阳性。若出现血管内溶血，则游离血红蛋白增加，出现血红蛋白尿，尿含铁血黄素试验阳性。

（4）抗球蛋白（Coombs）试验：是诊断自身免疫性溶血性贫血的重要实验室指标。其中，直接抗球蛋白试验检测红细胞上的不完全抗体和补体，间接抗球蛋白试验检测血清中的游离抗体。过去常用的 DAT 抗血清因含抗 IgG 和抗 C3，主要检查红细胞上的 IgG 和 C3，对温抗体型 AIHA 的 IgM 和 IgA 型自身抗体不敏感。采用改良 Coombs 试验，不但可检测 IgG 和 C3，还可检测 IgM 和 IgA 自身抗体，并可借助自身抗体类型、分布及组合情况对红细胞自身抗体进行初步分型，辅助预后判断。若检出复合型抗体如 IgG-IgM-C3，预示患者病情严重；若仅检出抗体 C3，则预示病情较轻。另外，直接抗球蛋白试验阴性不能完全排除 AIHA。

2. 冷抗体型 AIHA

（1）冷凝集素综合征：实验室检查患者体内产生 IgM 特异性冷凝集素。一般认为冷凝集素试验阳性，效价增高是本病实验室检查的主要特点。当温度低于20℃时，冷凝集素可凝集患者自身红细胞，4℃时最强，37℃凝集消失。正常人4℃时冷凝集素效价低于1∶64。冷凝集素综合征在4℃时冷凝集素效价通常高于1∶256，甚至高达1∶16 000。有人认为，如果在生理盐水或白蛋白介质中，在30℃时凝集素效价仍高，对冷凝集素综合征诊断价值更大。

（2）阵发性寒冷性血红蛋白尿：通过4℃与37℃两期溶血试验加以检测。阵发性寒冷性血红蛋白尿患者通常表现为冷热溶血试验（D-L 试验）阳性，是诊断本病的重要实验室依据，还可出现 DAT 阳性，血红蛋白尿，尿含铁血黄素试验阳性。

六、诊断及鉴别诊断

（一）诊断

1. 具有温抗体型 AIHA 的临床表现，除外其他类型的溶血，患者近4个月无输血和特殊的药物过敏史，DAT 阳性，可诊断为温抗体型 AIHA。若 DAT 阴性，但临床表现较符合，可除外其他溶血性贫血，肾上腺皮质激素或脾切除治疗有效，也可作为诊断 AIHA 的依据之一。

2. 具有冷凝集素综合征临床表现，冷凝集素试验阳性，DAT 阳性，可诊断为冷凝集素综合征。

3. 具有阵发性寒冷性血红蛋白尿临床表现，冷热溶血试验（D-L 试验）阳性，抗体效价大于1∶40；

反复发作血红蛋白尿或尿含铁血黄素试验阳性；DAT 阳性，为 C3 型，可诊断为阵发性寒冷性血红蛋白尿。

（二）鉴别诊断

AIHA 应注意与以下疾病相鉴别，主要鉴别要点见表 12-3。

表 12-3　AIHA 与其他溶血性疾病的鉴别要点

疾病名称	遗传或获得	溶血部位	病因	实验室检查	治疗
遗传性球形细胞增多症	遗传家族史	血管外	红细胞膜异常	外周血球形红细胞>10%，渗透脆性试验	脾切除
珠蛋白合成障碍性贫血	遗传家族史	血管外	珠蛋白肽链合成减少或异常	血红蛋白(Hb)A$_2$>3.8%，HbF>30%，HbH 或 HbBarts 增加	对症治疗，骨髓移植
阵发性睡眠性血红蛋白尿	获得性	血管内	红细胞膜缺陷，对补体敏感	蔗糖溶血试验(+)，酸溶血试验(+)，Rous 试验(+)，CD59$^-$细胞>10%	对症治疗，雄激素，骨髓移植
自身免疫性溶血性贫血	获得性	血管外（为主）	产生红细胞自身抗体	Coombs 试验(+)	糖皮质激素、免疫抑制剂、脾切除治疗

七、治疗

1. 原发病治疗　病因明确者，去除病因，积极治疗原发病。

2. 糖皮质激素治疗　为温抗体型 AIHA 首选药物。糖皮质激素可抑制抗体产生，降低自身抗体对红细胞抗原的亲和力，减少或抑制巨噬细胞上 IgG 和 C3 受体。

3. 脾切除治疗　对于难治性温抗体型 AIHA，可考虑脾切除，但尚无指标能预示脾切除的疗效。脾切除后感染发生率增高，但不能排除是否与免疫抑制剂有关，其他并发症有静脉血栓、肺栓塞、肺动脉高压等。

4. 免疫抑制剂治疗　对激素和脾切除治疗无效者，可用大剂量静脉注射丙种球蛋白或采用环磷酰胺、硫唑嘌呤、长春新碱等药物抑制自身抗体合成。

5. 血浆置换治疗　可清除部分自身抗体、补体、免疫复合物及胆红素，改善临床症状。血浆置换对 IgM 型冷抗体效果较好（37℃时 80% IgM 型抗体呈游离状态），但对其他吸附在红细胞上的温抗体效果不佳，且置换带入大量补体。

6. 输血治疗　①适应证：AIHA 时输血要慎重，由于存在自身抗体，增加了交叉配血难度，增大了同种抗体所致溶血性输血反应的危险，可引起自身红细胞和献血者红细胞破坏，因此，只有在不输血会危及患者生命时才考虑输注；②血清学注意事项：输血前应检查患者有无自身抗体合并同种抗体，首选 ABO 同型、Rh 血型系统、kidd 血型系统抗原相匹配的悬浮红细胞输注，优于洗涤红细胞；③输血前加用糖皮质激素可减少和减轻输血反应的发生。

八、预防

对于继发 AIHA 的患者，预防原发病十分重要。对于冷凝集素综合征和阵发性寒冷性血红蛋白尿患者，注意保暖和支持治疗，避免寒冷刺激。

（祝丽丽　马　丽）

第三节　药物诱导的免疫性溶血性贫血

药物诱导的免疫性溶血性贫血（drug-induced immune hemolytic anemia, DIHA）是指药物作为半抗原与红细胞膜蛋白或血清内蛋白形成全抗原，诱发机体产生抗体，与红细胞表面的药物进行反应，从而导致红细胞大量破坏，机体发生溶血反应引起的贫血。

一、发病机制

1. 半抗原型 本型由能与红细胞膜蛋白或血清蛋白牢固结合的药物所致,其代表药物是青霉素,也可见于头孢菌素类、四环素和磺胺类等。药物作为半抗原与红细胞膜或血清蛋白形成全抗原,所产生的抗体(通常为 IgG 型)与吸附在红细胞上的药物发生反应,进而损伤破坏有药物结合的红细胞,而对正常红细胞无作用。本病通常见于接受超大剂量青霉素(约 1 000 万~3 500 万 U/d)或伴肾功能不全的患者。发生溶血的患者过去均有服药史,也可能在长期用药过程中发生。溶血常呈亚急性、轻度,停药几天或几周后即缓解。血清学检查抗球蛋白直接、间接试验均呈阳性,通常为 IgG 型。

2. 免疫复合物型 药物首次与机体接触时与血清蛋白结合形成抗原,刺激机体产生抗体,当重复应用该药后,导致药物-抗体(免疫)复合物吸附在红细胞膜上并随后激活补体,破坏红细胞,产生血管内溶血,称为免疫复合物型溶血性贫血。主要有异烟肼、利福平、奎宁、睇波芬、奎尼丁、非那西汀、对氨基水杨酸、柳氮磺吡啶及胰岛素等。患者常有急性发作的血管内溶血,伴有寒战、呕吐及腰痛,部分患者可发生急性肾衰竭、休克及弥散性血管内凝血(DIC)。引起溶血所需药物剂量很小,但必须有既往用药史。

3. 自身抗体型 许多药物可诱发机体产生针对自身红细胞的自身抗体,代表药物是 α-甲基多巴,还有左旋多巴、甲芬那酸、普鲁卡因胺和氯丙嗪等。其作用机制可能是药物改变了红细胞膜 Rh 抗原的蛋白,形成能与 Rh 蛋白起交叉反应的抗体。贫血程度与服用剂量无关,直接抗球蛋白试验显示 IgG 阳性多见,C3 阳性罕见。

4. 非免疫蛋白吸附型 有少于 5% 接受头孢菌素治疗的患者因血浆蛋白对红细胞膜的非特异性吸附,呈现直接抗球蛋白试验阳性,常在用药后 1~2 天发生,但未见溶血性贫血的病例报告。严格地说,此型不属于药物引起的免疫性溶血性贫血。

二、诊断与鉴别诊断

1. 诊断

(1)发病前有用药史,停药后溶血迅速消失,贫血缓解。

(2)有自身免疫性溶血性贫血等证据(血红蛋白下降、胆红素增高等)。

(3)直接抗球蛋白试验阳性。

2. 实验室检查

(1)直接抗球蛋白试验阳性。

(2)骨髓红系增生活跃,以幼红细胞增生为主。

(3)外周血网织红细胞增加。

(4)非结合胆红素增多,乳酸脱氢酶增高,血浆游离血红蛋白增多或出现血红蛋白尿。

3. 鉴别诊断 药物诱导的自身免疫性溶血性贫血需要与自身免疫性溶血性贫血(冷抗体型及温抗体型)、先天性溶血性贫血(如遗传性球形红细胞增多症)和由于红细胞代谢性疾病(如葡萄糖-6-磷酸脱氢酶缺乏症)发生的药物参与的溶血性贫血相鉴别。本病的半抗原型与自身免疫性溶血性贫血的主要区别在于前者血清抗体仅与药物包裹的红细胞发生反应,这一特征加上药物接触史对两者间鉴别诊断具有决定性意义。

三、治疗与预防原则

1. 立即停药 首先应立即停用导致溶血药物,严重溶血者还需监测血细胞比容、网织红细胞计数和 Coombs 试验及抗体效价。

2. 肾上腺皮质激素 对自身抗体型者,若溶血性贫血持续时间达数周甚或数月,应停药并加用肾上腺皮质激素。青霉素引起的贫血较轻,一般无需使用肾上腺皮质激素。

3. 输血 必要时可输注红细胞制剂改善贫血。

4. 其他 皮质激素对免疫复合物型无效,应注意积极处理肾衰竭或 DIC 等并发症。

(祝丽丽 马 丽)

本 章 小 结

免疫性溶血性贫血,是指由于免疫功能紊乱产生某种抗体,与自身红细胞表面的抗原结合或激活补体,引起红细胞过早破坏而导致的一组获得性溶血性贫血。

新生儿溶血病(HDN),也称胎儿新生儿溶血病(HDFN),一般特指母婴血型不合引起的胎儿或新生儿同种免疫性溶血性疾病。ABO 血型不合引起的最多见,Rh 血型不合引起的次之。通常因免疫性的 IgG 型血型抗体通过胎盘屏障,进入胎儿血循环引起 HDN。通常随分娩次数增多,发病率增高,溶血加重。

自身免疫性溶血性贫血是由于机体免疫功能紊乱,产生针对自身红细胞的抗体,吸附于红细胞表面而引起其破坏的溶血性疾病。治疗时除了使用药物治疗外,应用输血治疗需谨慎。由于体内大量的自身抗体可能掩盖同种抗体的存在,对血清学试验应该密切关注,排除干扰。药物诱导的免疫性溶血性贫血是指某些药物作为半抗原与红细胞膜蛋白或血清内蛋白形成全抗原,具有抗原性,诱发抗体产生,与吸附在红细胞表面的药物进行反应,从而破坏有药物结合的红细胞,导致机体发生溶血反应引起贫血。常见药物有青霉素、头孢菌素、异烟肼、利福平、甲基多巴等,停药后溶血消失,贫血缓解。

参考文献

1. 孙晓春，龚道元. 临床输血检验技术. 北京：人民卫生出版社，2014.

2. 胡丽华. 临床输血学检验技术. 北京：人民卫生出版社，2015.

3. 胡丽华. 临床输血学检验技术实验指导. 北京：人民卫生出版社，2015.

4. 尚红，王疏三，申子瑜. 全国临床检验操作规程. 4版. 北京：人民卫生出版社，2015.

5. 龚道元，胥文春，郑峻松. 临床基础检验学. 北京：人民卫生出版社，2017.

6. 龚道元，徐克前，林发全. 医学检验导论. 北京：人民卫生出版社，2016.

7. 岳保红，龚道元. 临床基础检验学实验指导. 北京：人民卫生出版社，2017.

8. 赵树铭，史春梦，李忠俊. 实用临床输血学. 北京：人民卫生出版社，2015.

9. 张印则，徐华，周华友. 红细胞血型检测原理与检测策略. 北京：人民卫生出版社，2014.

10. 王憬惺，严力行. 输血技术. 第3版. 北京：人民卫生出版社，2013.

11. 付涌水. 临床输血. 第3版. 北京：人民卫生出版社，2013.

12. 魏晴. 临床输血指南. 北京：科学出版社，2013.

13. 卢燕雯. 输血科核查制度与检验新规范及主任工作必备手册. 北京：人民卫生出版社，2010.

14. 王憬惺，严力行. 输血技术. 第3版. 北京：人民卫生出版社，2013.

15. 刘景汉. 输血免疫学实验技术. 北京：人民卫生出版社，2011.

16. 兰炯采，贠中桥，陈静娴. 输血免疫血液学实验技术. 北京：人民卫生出版社，2011.

17. 魏亚明. 基础输血学. 北京：人民卫生出版社，2011.

18. 李勇，马严学. 实验血液免疫学血型理论和实验技术. 北京：科学技术出版社，2006.

19. 中华人民共和国国家卫生健康委员会. 国家卫生健康委关于印发血站技术操作规程（2019版）的通知：国卫医函〔2019〕98号.（2019-05-08）. http://www.nhc.gov.cn/yzygj/s7658/201905/bdd4f4ccd15c4201bfb6d9e7492d7fab.shtml.

20. 中华人民共和国国家卫生和计划生育委员会. 献血不良反应分类指南：WS/T 551—2017. 中华人民共和国卫生行业标准，2017.

21. 中华人民共和国国家卫生健康委员会. 内科输血：WS/T 622—2018. 中华人民共和国卫生行业标准，2018.

22. 中华人民共和国国家卫生健康委员会. 全血和成分血使用：WS/T 623—2018. 中华人民共和国卫生行业标准，2018.

23. 中华人民共和国国家卫生健康委员会. 献血反应分类：WS/T 624—2018. 中华人民共和国卫生行业标准，2018.

中英文名词对照索引